von Flüe · Harder: Rektumchirurgie

Springer
*Berlin
Heidelberg
New York
Barcelona
Budapest
Hongkong
London
Mailand
Paris
Santa Clara
Singapur
Tokio*

Markus von Flüe · Felix Harder

Rektumchirurgie

Sphinktererhaltung und Rektumersatz

Unter Mitarbeit von
Christoph Beglinger · Lukas Degen
Richard Herrmann · Christine Landmann

Geleitwort von Christian Herfarth
Zeichnungen von Theo Imholz

Mit 57 zum größten Teil farbigen Abbildungen
und 54 Tabellen

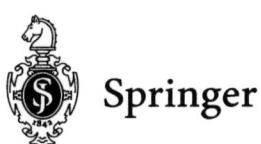 Springer

ISBN-13: 978-3-642-64444-3   e-ISBN-13: 978-3-642-60527-7
DOI: 10.1007/978-3-642-60527-7

Die Deutsche Bibliothek – CIP-Einheitsaufnahme
Flüe, Markus von:
Rektumchirurgie : Sphinktererhaltung und Rektumersatz ; mit
54 Tabellen / Markus von Flüe ; Felix Harder. Unter Mitarb.
von C. Beglinger ... Geleitw. von C. Herfarth. – Berlin ;
Heidelberg ; New York ; Barcelona ; Budapest ; Hongkong ;
London ; Mailand ; Paris ; Santa Clara ; Singapur ; Tokio :
Springer, 1997

NE: Harder, Felix:

Das Werk ist urheberrechtlich geschützt. Die dadurch begründeten Rechte, insbesondere die der Übersetzung, des Nachdrucks, des Vortrags, der Entnahme von Abbildungen und Tabellen, der Funksendung, der Mikroverfilmung oder der Vervielfältigung auf anderen Wegen und der Speicherung in Datenverarbeitungsanlagen, bleiben, auch bei nur auszugsweiser Verwertung, vorbehalten. Eine Vervielfältigung dieses Werkes oder von Teilen dieses Werkes ist auch im Einzelfall nur in den Grenzen der gesetzlichen Bestimmungen des Urheberrechtsgesetzes der Bundesrepublik Deutschland vom 9. September 1965 in der jeweils gültigen Fassung zulässig. Sie ist grundsätzlich vergütungspflichtig. Zuwiderhandlungen unterliegen den Strafbestimmungen des Urheberrechtsgesetzes.

© Springer-Verlag Berlin Heidelberg 1997
Softcover reprint of the hardcover 1st edition 1997

Die Wiedergabe von Gebrauchsnamen, Handelsnamen, Warenbezeichnungen usw. in diesem Werk berechtigt auch ohne besondere Kennzeichnung nicht zu der Annahme, daß solche Namen im Sinne der Warenzeichen- und Markenschutz-Gesetzgebung als frei zu betrachten wären und daher von jedermann benutzt werden dürften. Produkthaftung: Für Angaben über Dosierungsanweisungen und Applikationsformen kann vom Verlag keine Gewähr übernommen werden. Derartige Angaben müssen vom jeweiligen Anwender im Einzelfall anhand anderer Literaturstellen auf ihre Richtigkeit überprüft werden.

Zeichnungen: Theo Imholz, Basel
Einbandgestaltung: Erich Kirchner, Heidelberg
Reproduktion der Abbildungen: Schneider Repro GmbH, Heidelberg
Gesamtherstellung: Appl/Aprinta, Wemding

SPIN 10530895   24/3135 – 5 4 3 2 1 0   Gedruckt auf säurefreiem Papier

Geleitwort

Ein neues Operationsverfahren der kontinenzerhaltenden Chirurgie des Rektums wird vorgestellt. Die Idee, eine restaurative Proktektomie kontinenzerhaltend mit Hilfe des ileozäkalen Darmabschnittes als Ersatzorgan durchzuführen, verblüfft und überzeugt zugleich. Originelles Denken, konsequentes Umsetzen anatomischer Vorstellungen und neurofunktioneller Zusammenhänge, kombiniert mit sorgfältiger klinischer Arbeit können einen neuen Weg für die kontinenzerhaltende Rektumchirurgie aufweisen. Die Tragfähigkeit des Konzeptes bringen allerdings erst Langzeitergebnisse. Mit dem beschriebenen Verfahren erhält die direkte tiefe kolorektale bzw. koloanale Anastomose mit oder ohne Kolonpouch eine durchaus ernstzunehmende Konkurrenz.

Die verschiedenen Fakten der chirurgischen Anatomie und die hiervon abzuleitenden technischen Operationsschritte werden sehr attraktiv gegenübergestellt. Auf der Basis der verschiedenen koloanalen Rekonstruktionen und Beutelbildungen entwickeln die Autoren das Konzept des sog. Blinddarmbeutels, wobei es sich hierbei gar nicht um einen neu zu bildenden Beutel handelt, sondern das an und für sich schon dilatationsfähige Zäkum wird nach Transposition in das kleine Becken als Ersatz des Rektums gewählt. Die entscheidende originelle Idee für den Einsatz eines derartigen Zäkumpouches basiert auf der Beobachtung, daß die Beweglichkeit des Dickdarmes durch ausgedehnte Mobilisierung und Verlagerung aus dem Abdomen in das kleine Becken gestört wird. Die extrinsische Nervenversorgung für die Bewegungskoordination wird bei der Mobilisierung des linken Hemikolons infolge des Absetzens der A. mesenterica caudalis und ihrer Äste unterbrochen. Für das Zäkum kann jedoch die ileokolische Gefäßarchitektur erhalten bleiben, so daß der in das kleine Becken transponierte Blinddarm zusammen mit dem terminalen Ileum vaskulär und neural ungestört versorgt bleibt. Gegenüber den anderen intrapelvinen Reservoirbildungen mit Seit-zu-Seit-Enteroanastomosen zur Unterbrechung einer gerichteten Peristaltik kann die natürliche Blindsackanlage des Zäkums möglicherweise eine bessere Reservoirfunktion als Mastdarmersatz bewirken.

Die Autoren gehen von einem wohlbegründeten klinischen Experiment aus, da die Arbeitshypothese durch den Tierversuch kaum ausreichend belegt werden kann. Hier wird »good clinical practice« für eine typische chirurgische Fragestellung konsequent verfolgt. So sind die Überlegungen zur Überprüfung und Einführung dieses Verfahrens auch gleichzeitig ein Beispiel für direkte operationsbezogene chirurgisch-klinische Forschung.

Bewährt sich das Prinzip, können auch die Indikationen für die Rektumchirurgie erweitert werden. Nicht nur Rektumexstirpationen bei Mastdarmkrebs bis 2–3 cm oberhalb des Schließmuskels können erfolgen, sondern auch Substitutionen des Mastdarms bei schwerer Strahlenproktitis, Mikroangiopathie des Rektums oder anderen seltenen Erkrankungen des Rektums, wie z. B. der Angiomatose.

Die Autoren beweisen mit der Vorlage dieses Operationsverfahrens, daß sich auch noch für schon breit ausgetretene Operationspfade neue Alternativen ergeben können. Sie haben klinisch-wissenschaftlichen Mut, selbstbewußte chirurgische Kompetenz und Konsequenz gezeigt. Die Langzeitbewertung des Verfahrens steht noch aus. Ebenso ist jetzt der Weg frei für Studien zum klinisch-wissenschaftlichen Vergleich mit den anderen kontinenzerhaltenden Operationen.

Ch. Herfarth, Heidelberg

Inhaltsverzeichnis

1	**Einleitung**	1
	Literatur	4
2	**Versuche der chirurgischen Sphinktererhaltung im Laufe der Zeit**	7
	Literatur	8
3	**Karzinologische Grundlagen und Grenzen der Sphinktererhaltung**	9
3.1	Prognostische Faktoren nach kurativer Resektion des Rektumkarzinoms	9
3.1.1	Tumorstadium und Tumorgrading	9
3.1.2	Sicherheitsabstand kaudal des Tumors	10
3.1.3	Resektionsausmaß, lateral und mesorektal	10
3.1.4	Ausmaß der pelvinen Lymphknotenexzision	11
3.1.5	Höhe der Gefäßligatur	12
3.1.6	Intraluminale Anwendung zytotoxischer Substanzen und Anastomosentechnik	13
3.1.7	Perioperative Bluttransfusionen	13
3.2	Rektumresektion mit Erhaltung des Sphinkters (SER) oder abdominoperineale Rektumresektion (APR)?	14
3.2.1	Lokoregionales Rezidiv	14
3.2.2	Langzeitüberlebensrate	15
3.3	Kriterien zur Sphinktererhaltung	16
3.3.1	Allgemeinzustand und Alter	16
3.3.2	Präoperative Sphinkterfunktion	16
3.3.3	Auswirkung der präoperativen Radiotherapie	18
	Literatur	19
4	**Prinzipien und Technik der Rektumresektion unter Berücksichtigung der chirurgischen Anatomie**	23
4.1	Chirurgische Anatomie	24
4.1.1	Das Rektum	24
4.1.2	Die endopelvinen Faszien	25
4.1.3	Die Blutversorgung	26
4.1.4	Der Lymphabfluß	27
4.1.5	Die anorektale Innervation	27
4.2	Total mesorektale Rektumresektion	29
4.2.1	Perioperatives Management	29
4.2.2	Sigmamobilisation und Präparation des lymphovaskulären Stiels	30
4.2.3	Die pelvine Dissektion	31
4.2.4	Die intersphinktäre Resektion	31
	Literatur	33

5	**Präoperatives Staging des Rektumkarzinoms**	35
	L. P. Degen und C. Beglinger	
5.1	Klinisches Staging	35
5.2	Endoskopisches Staging des Primärtumors	35
5.3	Bildgebende Verfahren	35
5.3.1	Sonographie	35
5.3.2	Computertomographie (CT) und Magnetresonanzimaging (MRI)	37
5.4	Karzinoembryonales Antigen (CEA)	38
5.5	Funktionelle präoperative Charakterisierung	38
5.6	Algorithmus des präoperativen Tumorstagings	39
5.7	Wichtiges in Kürze	40
	Literatur	41
6	**Welche Form der adjuvanten Therapie?**	43
	Ch. Landmann und R. Herrmann	
6.1	Radiotherapie	43
6.1.1	Präoperative Radiotherapie	43
6.1.2	Postoperative Radiotherapie	44
6.1.3	Präoperative vs. postoperative Radiotherapie	45
6.1.4	Endokavitäre Brachytherapie	46
6.1.5	Intraoperative Radiotherapie	47
6.2	Chemotherapie und kombinierte Radiochemotherapie	48
	Literatur	49
7	**Gegenüberstellung und funktionelle Analyse der gebräuchlichen Verfahren zum Rektumersatz**	53
7.1	Die »gerade« koloanale Rekonstruktion	54
7.1.1	Technik	54
7.1.2	Morbidität	56
7.1.3	Defäkationsqualität	59
7.1.4	Sphinkterleistung	61
7.1.5	Reservoircharakteristika und Compliance	62
7.1.6	Evakuation	63
7.1.7	Bewertung und Indikation	63
7.2	Die Kolon-J-Pouch-anale Rekonstruktion	64
7.2.1	Technik	64
7.2.2	Morbidität	66
7.2.3	Defäkationsqualität	67
7.2.4	Sphinkterleistung	69
7.2.5	Reservoircharakteristika und Compliance	70
7.2.6	Evakuation	70
7.2.7	Bewertung und Indikation	71
7.3	Die Ileum-J-Pouch-anale Rekonstruktion	71
7.3.1	Technik	73
7.3.2	Morbidität	83
7.3.3	Defäkationsqualität	85
7.3.4	Sphinkterleistung	87
7.3.5	Reservoirkapazität und Compliance	88

7.3.6	Evakuation	89
7.3.7	Bewertung und Indikation	89
	Literatur	90

8 Konzept und funktionelle Analyse der ileozäkalen Interposition als neues Verfahren zum Rektumersatz ... 95

8.1	Konzept der ileozäkalen Interposition	95
8.1.1	Anatomie und Pathophysiologie der Grundidee	95
8.2	Kasuistik und Normkollektiv	98
8.2.1	Patienten	98
8.2.2	Normkollektiv	99
8.3	Untersuchungsprotokoll und Statistik	99
8.3.1	Untersuchungsprotokoll	99
8.3.2	Statistik	101
8.4	Untersuchungstechnik	101
8.4.1	Defäkationsqualität	101
8.4.2	Anale Manometrie	103
8.4.3	Endoanale Sonographie	103
8.4.4	Proktometrographie	103
8.4.5	Defäkographie	104
8.4.6	Kolontransitzeit und Evakuation	104
8.5	Operationstechnik	104
8.6	Ergebnisse	110
8.6.1	Morbidität	110
8.6.2	Funktion nach 6 Monaten	111
8.6.3	Funktion nach 12 Monaten	117
8.6.4	Funktion bei speziellen Indikationen	119
8.7	Bewertung und Indikation	121
8.7.1	Risikoanalyse	121
8.7.2	Defäkationsqualität im Vergleich zu chirurgischen Alternativverfahren	123
8.7.3	Anorektale Funktion im Vergleich zu chirurgischen Alternativverfahren	126
8.7.4	Ileozäkale Interposition als Rektumersatz bei komplizierter Strahlenproktitis	130
8.7.5	Ileozäkale Interposition als Rektumersatz nach vorangegangener kolorektaler Resektion	132
8.7.6	Ileozäkale Interposition nach intersphinktärer Resektion	132
8.7.7	Zusammenfassende Wertung der ileozäkalen Interposition als Rektumersatz	133
	Literatur	134

9 Indikation und Methoden zur rektumerhaltenden Resektion ... 139

9.1	Indikationen zur lokalen Exzision	139
9.1.1	Adenome	139
9.1.2	Karzinome	139
9.2	Methoden	141
9.2.1	Die transanal-lokale Exzision nach Parks	141
9.2.2	Die parasakrale trans-suprasphinktäre Resektion	144
9.2.3	Die transanal-endoskopische Mikrochirurgie	148
	Literatur	152

10	**Diagnostik und Therapie von extraperitonealen Rektumtumoren**	155
	Literatur	156
11	**Totale anorektale Rekonstruktion: Gewinn oder Illusion?**	157
11.1	Technik	157
11.2	Morbidität	159
11.3	Onkologische Sicherheit	159
11.4	Anorektale Funktion	160
11.4.1	Defäkationsqualität	160
11.4.2	Anorektale Physiologie	160
11.5	Lebensqualität	161
11.6	Zusammenfassung	161
	Literatur	161
	Sachverzeichnis	163

Adressen

Autoren

Privatdozent Dr. med. Markus von Flüe
Allgemeinchirurgische Klinik
Departement Chirurgie der Universität Basel
Kantonsspital Basel
CH-4031 Basel

Professor Dr. med. Felix Harder
Allgemeinchirurgische Klinik
Departement Chirurgie der Universität Basel
Kantonsspital Basel
CH-4031 Basel

Coautoren

Professor Dr. med. Christoph Beglinger
Abteilung für Gastroenterologie
Departement Innere Medizin der Universität Basel
Kantonsspital Basel
CH-4031 Basel

Dr. med. Lukas Degen
Abteilung für Gastroenterologie
Departement Innere Medizin der Universität Basel
Kantonsspital Basel
CH-4031 Basel

Professor Dr. med. Richard Herrmann
Abteilung für Onkologie
Departement Innere Medizin der Universität Basel
Kantonsspital Basel
CH-4031 Basel

Privatdozentin Dr. med. Christine Landmann
Institut für Radio-Onkologie
Departement Medizinische Radiologie der Universität Basel
Kantonsspital Basel
CH-4031 Basel

KAPITEL 1

Einleitung

Das Rektumkarzinom ist häufig und nimmt zu: Im Jahre 1992 wurden in den Vereinigten Staaten ungefähr 45 000 neue Rektumkarzinome entdeckt [1], 1985 waren es 42 000 [2]. In Nordamerika und in Europa wird mit etwa 15 Neuerkrankungen pro 100 000 Einwohner und Jahr gerechnet. Nur ca. 40 % dieser Karzinome werden in einem frühen Tumorstadium (T1 oder T2, N0) diagnostiziert und haben somit eine gute Heilungschance. Überlebenschance und rezidivfreie Zeit hängen von multiplen Faktoren [3-6] ab:

- Qualität der chirurgischen Therapie (Wahl der Operationsart, Resektionsausmaß und -technik, Erfahrung des Operateurs und der Institution)
- Tumorspezifische Faktoren (Stadium, Differenzierungsgrad, DNS-Ploidie, vaskuläre und perineurale Invasion, Fixation des Tumors)
- Art, Zeitpunkt und Qualität der adjuvanten Therapie (Dosis und Applikationsart der adjuvanten Radiotherapie bzw. Radiochemotherapie) [7-11]

Unter Karzinomen des gesamten Dickdarms nimmt das Rektumkarzinom aus *anatomischen* und *funktionellen* Gründen eine Sonderstellung ein. Anatomisch liegen 2/3 des Rektums, d. h. das mittlere (7,5-12 cm ab Linea anocutanea: LAC) und distale Rektumdrittel (4-7,5 cm ab LAC) extraperitoneal und werden lateral durch das kleine Becken und distal durch den anorektalen Kontinenzapparat begrenzt. So beschränken fest vorgegebene Grenzen das Resektionsausmaß nach lateral und distal. Dazu kommt ein komplexes Lymphabflußsystem, welches je nach Lage und Größe des Tumors (Lymphgefäßobstruktion) kranial, kaudal und lateral drainieren kann. Diese vorgegebenen Faktoren erklären teilweise den Unterschied im Verlauf dieser Karzinome gegenüber jenen weiter proximal gelegener kolorektaler Karzinome. Bei vergleichbarem Tumorstadium ist das lokoregionäre Rezidivrisiko der Rektumkarzinome höher als das der Kolonkarzinome und beträgt im Stadium III bis zu 50 % [12]. Diese fortgeschrittenen Karzinome im extraperitonealen Rektum eignen sich je nach Lokalisation und Differenzierungsgrad nicht in jedem Fall für eine kontinenzerhaltende Behandlung und bedeuten ein permanentes Kolostoma.

Dem intensiven Wunsch, ein permanentes Stoma zu vermeiden, konnte in den letzten Jahren, dank neueren *tumorbiologischen, diagnostischen* und *chirurgischtechnischen* Erkenntnissen, vermehrt entsprochen werden, ohne dabei die Radikalität zu schmälern. Dies zeigt sich in den Serien von Parc u. Heald [8, 13], wo die abdominoperineale Amputation noch bei 20 bzw. 11 % der Rektumkarzinome notwendig wurde. Demgegenüber sank in der älteren Studie von Lockhart-Mummary et al. [14] die Rate abdominoperinealer Amputationen bei 3163 Patienten zwischen 1948 und 1972 von 83,1 % auf 58,9 %.

Klinisch und molekularbiologisch konnten spezifische Abläufe (Adenom-Karzinom-Sequenz) in der kolorektalen Karzinogenese identifiziert werden [15]. Für die Entstehung der hereditären und nicht-hereditären Karzinome ließen sich verantwortliche Gene (*APC-Gene*) lokalisieren (*Chromosom 5q21*) und die Rolle der Onkogene (*ras, p53 und DCC*) bei der kolorektalen Karzinogenese wurde klar [16-19].

Die *diagnostische Sicherheit* in der präoperativen Festlegung des Tumorstadiums hat dank der endorektalen Sonographie (EUS) bedeutend zugenommen [20]. Sie erlaubt in 80-94 % der Fälle, die Tumorpenetrationstiefe [21, 22] und in 72-83 % der Fälle den Lymphknotenbefall [23, 24] präoperativ korrekt festzulegen, was zunehmend eine stadiengerechte Behandlung zuläßt. Ultraschallgezielte Feinnadelaspirationen von Lymphknoten werden zukünftig die Stagingsicherheit noch verbessern [25]. Die Radioimmunoszintigraphie zur Entdeckung und präoperativen Stadieneinteilung kolorektaler Karzinome wurde ausgiebig geprüft und weist im Vergleich zur endorektalen Sonographie ein limitiertes Auflösungsvermögen auf [26, 27]. Sie bleibt vorerst noch der klinischen Forschung vorbehalten.

Chirurgisch-technisch konnte den letzten 20 Jahren das Behandlungsspektrum zur kontinenzerhaltenden Tumorentfernung im mittleren und distalen Rektumdrittel erweitert werden. Neue Techniken und ein besseres Verständnis chirurgischer und onkologischer Gegebenheiten haben hier die Erhaltung einer bemerkenswerten Defäkationsqualität erlaubt. Obwohl die abdominoperineale Rektumamputation noch den chirurgisch-onkologischen Maßstab darstellt, können die

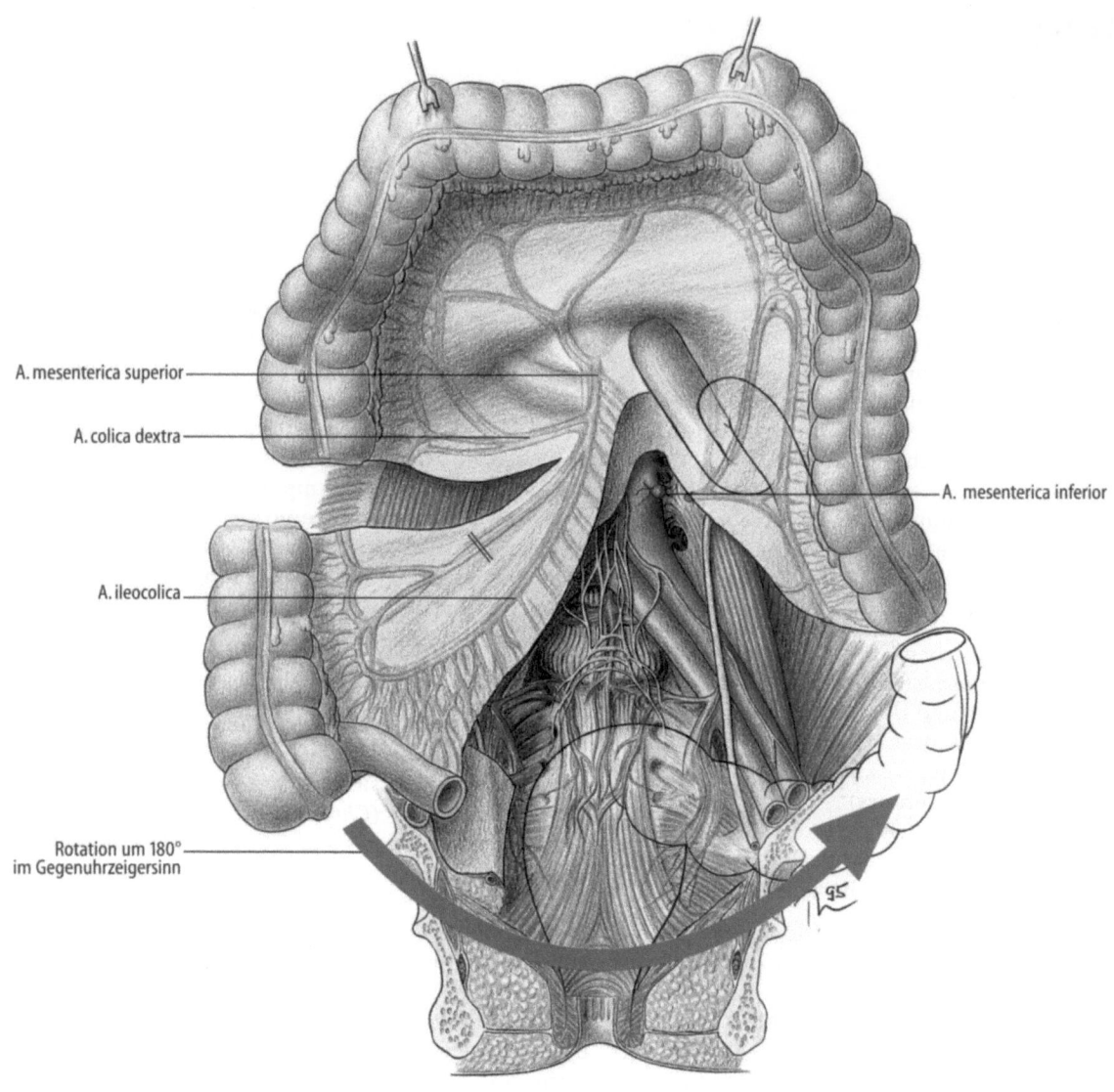

Abb. 1.1. Ileozäkales Segment

meisten Karzinome zwischen 4 und 12 cm ab LAC sphinktererhaltend operiert werden [28]. Die entscheidenden Fragen betreffen:

Resektionsmethode, Resektionsausmaß und Rekonstruktionsart

- *Die Resektionsmethode* wird maßgeblich von präoperativ erfolgtem Staging und Tumorlage festgelegt [29]. Die prognostisch relevanten pathologischen Kriterien (Größe, Penetrationstiefe, Lymphknotenbefall, Differenzierungsgrad, Sicherheitsabstand) [30–32] entscheiden das Vorgehen bezüglich primärer Operation oder neoadjuvanter Therapie [33]. Gutartige präkanzeröse (villöse, tubulovillöse) Rektumtumoren und »Low-risk- pT1-Karzinome« können mittels der transanal lokalen Exzision nach Parks [34], der transanal endoskopischen Mikrochirurgie nach Buess [35] oder durch den parasakralen Zugang nach Mason [36, 37] entfernt werden. Die fortgeschrittenen Karzinome erfordern entweder eine sphinktererhaltende total mesorektale Resektion oder gar eine abdominoperineale Rektumamputation mit Verlust des Kontinenzorgans.
- *Das Resektionsausmaß* hat einen ausreichenden distalen Sicherheitsabstand [38, 39] und die Ausdehnung der lateralen und mesorektalen Resektionsgrenzen zu berücksichtigen [8, 40]. Ob eine erweiterte pelvine

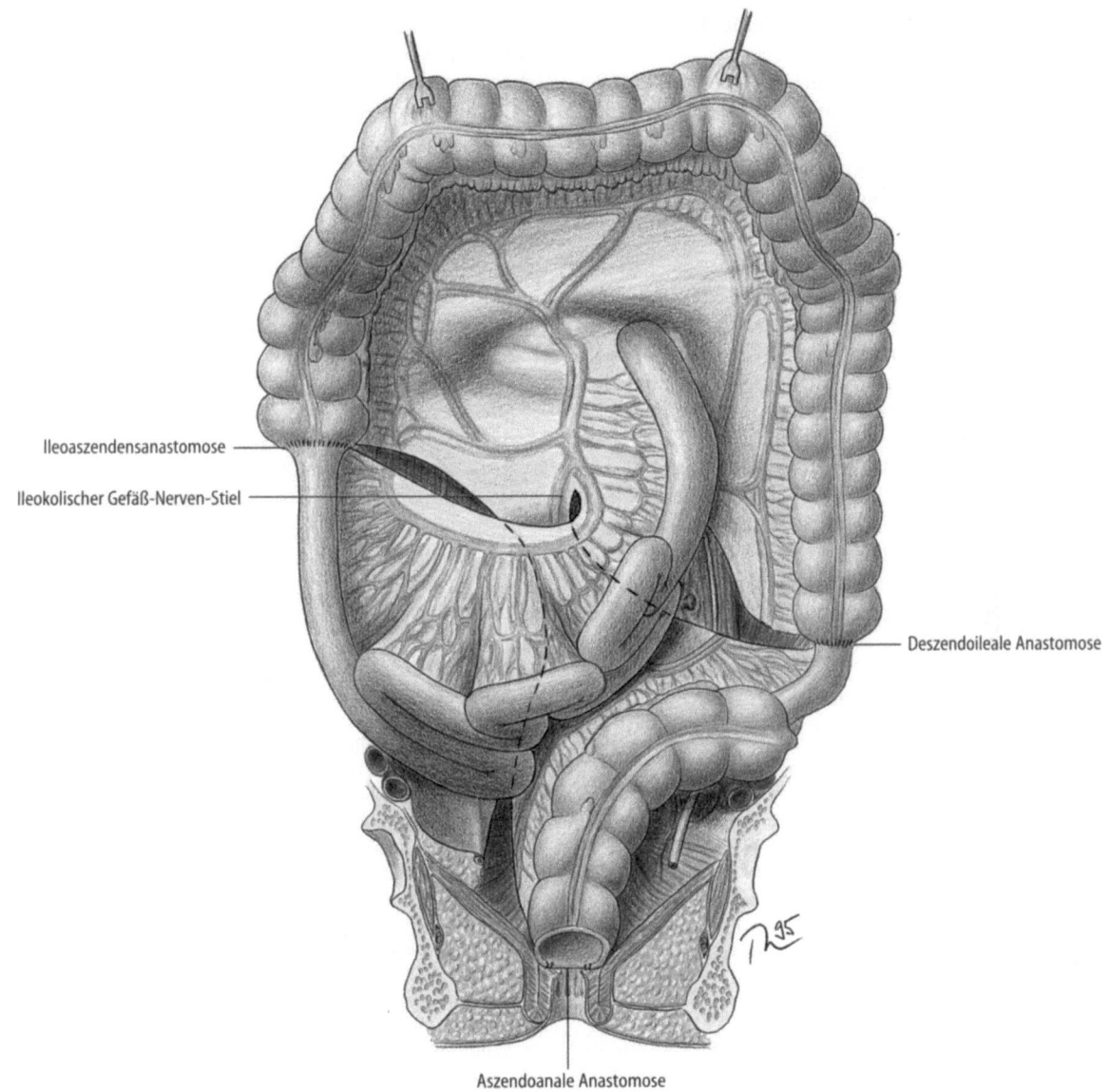

Abb. 1.2. Ileozäkale Interposition zwischen Sigma und Anus

Lymphadenektomie [41–43] und die aortennahe Ligatur der A. mesenterica superior [44] notwendig sind und bei welchem Tumorstadium ein Einfluß auf lokoregionäres Rezidiv und rezidivfreies Überleben zu erwarten ist, bleiben noch offen.

• Drei *Rekonstruktionsarten* sind nach sphinktererhaltender totaler Rektumresektion zu unterscheiden:

Die von Parks [45] entwickelte »gerade« koloanale Anastomose verbindet das Colon descendens mit dem Analkanal auf Höhe der Linea dentata. Um die Nachteile der verminderten Reservoirkapazität und der erhöhten Stuhlfrequenzen zu vermindern, konstruierten Lazorthes und Parc [46, 47], in Anlehnung an das Ileum-J-Reservoir, mit dem Colon descendens bzw. sigmoideum ein J-förmiges Reservoir und anastomosierten es mit dem Analkanal. Dieser Eingriff ist beim Rezidiv- und metachronen Rektumkarzinom nach früher stattgehabter anteriorer Rektumresektion infolge reduzierter Länge des verbleibenden Kolons selten möglich. Hier bietet die durch von Flüe u. Harder [48] publizierte ileozäkale Interposition eine zweite Chance zur Sphinktererhaltung mit guter Defäkationsqualität. Dabei wird ein ileozäkales Segment isoliert, um 180° im Gegenuhrzeigersinn um den ileokolischen Gefäß-Nerven-Stiel rotiert und ins kleine Becken verlagert (Abb. 1.1). Zwei Anastomosen verbinden Colon descendens und Ileum, bzw. Zäkum und Analkanal (Abb. 1.2).

Die proximale Passage wird durch eine Ileoaszendostomie wiederhergestellt.

Infolge ausgezeichneter Erfahrung mit diesem Reservoirtyp als Rektumersatz und auf der Suche nach einem idealen, d.h. physiologischen Neorektum wurde die Indikation zur ileozäkalen Interposition (Zäkumreservoir) auf koloanale Rekonstruktionen nach primärer totaler mesorektaler Resektion beim Karzinom bis 5 cm ab LAC ausgeweitet.

Es handelt sich um eine zusätzliche Technik und somit um eine Erweiterung der Optionen zur koloanalen Rekonstruktion nach totaler Rektumresektion. Diese neue, transanal einfach zugängliche anatomische Situation ermöglicht es ferner, die Pathophysiologie der ileozäkalen Region beim Menschen exakt zu untersuchen. Besonders interessieren die Reservoirkapazität und die Compliance des Zäkums und die möglichen Auswirkungen auf Kontinenzleistung und Defäkation. Es werden Resultate der anorektalen Funktion nach ileozäkaler Interposition als Rektumersatz beim Menschen präsentiert. Die Eigenschaften des Zäkums als Rektumersatz und die Pathophysiologie der neu geschaffenen Situation wurde erst kürzlich zum ersten Mal beschrieben und wird z.Z. bereits an mehreren Kliniken im In- und Ausland untersucht.

Dieses Buch hält in einem *ersten allgemeinen Teil* die karzinologischen und chirurgisch-technischen Grundlagen fest, welche einen sphinktererhaltenden Eingriff beim Karzinom des mittleren und distalen Rektumdrittels rechtfertigen und ermöglichen.

In einem *zweiten Teil* werden die Untersuchungstechniken und deren diagnostische Sicherheit diskutiert. Dabei soll ein Abklärungsalgorithmus das Notwendige vom Wünschbaren differenzieren. Spektrum, Wirkungsweise und Indikation von neoadjuvanten, adjuvanten und additiven Therapiearten werden bewußt vor dem chirurgisch-technischen Teil behandelt.

Der *dritte Teil* befaßt sich mit den etablierten und den neueren technischen Verfahren, vergleicht ihre funktionellen Leistungen (Kontinenz und Defäkation) und ihre Sicherheit [29, 48–51].

In einer kritischen Analyse sphinktererhaltender Vorgehen werden die folgenden Fragen beantwortet:

1. Welche karzinologischen und funktionellen Grundlagen limitieren die Sphinktererhaltung?
2. Welche chirurgischen Prinzipien der Rektumresektion sind unter Berücksichtigung der chirurgischen und der funktionellen Anatomie von Bedeutung?
3. Sind die z.Z. verfügbaren Techniken zur koloanalen Rekonstruktion mit einer verhältnismäßig tiefen Letalität und Morbidität durchführbar?
4. Rechtfertigen die funktionellen Resultate die Anwendung neuerer sphinktererhaltender Methoden?

Der *technische Teil* analysiert Sicherheit, anorektale Funktion und Lebensqualität nach den möglichen Verfahren (gerade koloanale Rekonstruktion, Kolon-J-Pouch, Ileum-J-Pouch und ileozäkale Interposition) als Rektumersatz. Folgende Fragen werden beantwortet:

1. Sicherheit der Operation?
2. Kapazität und Compliance der diversen Verfahren zum Rektumersatz im Vergleich zum normalen Rektum?
3. Defäkationsleistung bzw. Lebensqualität?
4. Auswirkungen der Rekonstruktionstechnik auf die anorektale Physiologie?
5. Die Reservoirkonstruktion im Vergleich zur geraden koloanalen Anastomose?
6. Indikationen für das Zäkumreservoir?
7. Was impliziert die ileozäkale Interposition zukünftig?

Literatur

1. American Cancer Society (1992) CA. Cancer J Clin: 42–30
2. Silverberg E (1985) Cancer statistics. Cancer 35: 19–35
3. Fielding LP, Phillips RKS, Fry JS (1986) The prediction of outcome after curative resection for large bowel cancer. Lancet 2: 904–907
4. Feil W, Wunderlich M, Kovatz E (1988) Factors influencing the development of local recurrence after radical anterior resection. Int J Colorectal Dis 3: 195–200
5. Fielding LP, Fenoglio-Preiser CM, Freedman LS (1992) The future of prognostic factors in outcome prediction for patients with cancer. Cancer 70: 2367–2377
6. Durdey P, Williams NS (1985) The effect of malignant and inflammatory fixation of rectal carcinoma on prognosis after rectal excision. Br J Surg 71: 787–790
7. Williams NS, Dixon MF, Johnston D (1985) The outcome following sphincter-saving resection and abdominoperineal resection in low rectal cancer. Br J Surg 72/8: 595–598
8. Heald RJ, Ryall RDH (1986) Recurrence and survival after total mesorectal excision for rectal cancer. Lancet 1: 1479–1482
9. Mohiuddin MGJ (1987) High dose preoperative radiation and sphincter preservation in the treatment of rectal cancer. Int J Radiat Oncol Biol Phys 13: 839–842
10. Pahlmann L, Glimelius B (1990) Pre- or postoperative radiotherapy in rectal and rectosigmoid carcinoma. Ann Surg 211: 187–195
11. Frykholm GJ, Glimelius B, Pahlman L (1993) Preoperative or postoperative Irradiation in Adenocarcinoma of the rectum: Final treatment results of a randomized trial and an evaluation of late secondary effects. Dis Colon Rectum 36: 564–572
12. Rich T, Gunderson LL, Lew R (1983) Patterns of recurrence of rectal cancer after potentially curative surgery. Cancer 52: 1317–1329

13. Parc R, Berger A, Tiret E, Frileux P, Nordlinger B, Hannoun L (1987) Anastomose coloanale avec reservoir dans le traitement du cancer du rectum. Ann Gastroenterol Hepatol (Paris) 23(6): 329-331
14. Lockhart-Mummary HE, Ritchie JK, Hawley PR (1976) The results of surgical treatment for carcinoma of the rectum at St. Marks Hospital from 1948 to 1972. Br J Surg 63: 673-677
15. Fearon ER (1994) Molecular genetic studies of the adenoma-carcinoma sequence. Adv Intern Med 39: 123-147
16. Rubinfeld B, Souza B, Albert I et al. (1993) Association of the APC gene product with Catenin. Science 75: 631-639
17. Su LK, Vogelstein B, Kinzler F (1993) Association of the APC tumor suppressor protein with catenins. Science 262: 1734-1737
18. Pfeifer M (1993) Cancer, catenins, and cuticle pattern: a complex connection. Science 262: 1667-1668
19. Hamelin R, Laurent-Puig P, Olschwang S et al. (1994) Association of p53 mutations with short survival in colorectal cancer. Gastroenterology 106: 42-48
20. Hawes RH (1993) New staging techniques. Endoscopic ultrasound. Cancer 71: 4207-4213
21. Jochem RJ, Reading CC, Dozois RR, Carpenter HA, Charboneau W (1990) Endorectal ultrasonographic staging of rectal carcinoma. Mayo Clin Proc 65: 1571-1577
22. Accarpio G, Scopinaro G, Claudiani F, Davini D, Mallarini G, Saitta S (1987) Experience with local rectal cancer excision in light of two recent preoperative diagnostic methods. Dis Colon Rectum 30: 296-298
23. Herzog U, von Flüe M, Tondelli P, Schuppisser JP (1993) How accurate is endorectal ultrasound in the preoperative staging of rectal cancer? Dis Colon Rectum 36: 127-134
24. Beynon J, Mortensen NJ, Foy DM, Channer JL, Virjie J (1989) Preoperative assessment of mesorectal lymph node involvement in rectal cancer. Br J Surg 76: 276-279
25. Milsom JW, Czyrko C, Hull TL, Strong SA, Fazio VW (1994) Preoperative biopsy of pararectal lymph nodes in rectal cancer using endoluminal ultrasonography. Dis Colon Rectum 37: 364-368
26. McKearn TJ (1993) Radioimmunodetection of solid tumors. Cancer 71: 4302-4313
27. Ryan JW (1993) Immunoscintigraphy in primary colorectal cancer. Cancer 71: 4217-4224
28. Pappalardo G, Ciccone AM (1993) Sphincter saving procedures for carcinoma of the middle and lower rectum. Coloproctology 4: 234-239
29. von Flüe M, Rothenbühler JM, Helwig A, Beglinger C, Stalder GA, Harder F (1995) Sphinktererhaltende Chirurgie bei Tumoren des mittleren und distalen Rektum: Methoden, Indikation und Grenzen. Schweiz Med Wochenschr 125: 278-294
30. Graham RA, Garnsey L, Jessup JM (1990) Local excision of rectal carcinoma. Am J Surg 160: 306-312
31. DeCosse JJ, Wong RJ, Quan SHQ, Friedman NB, Sternberg SS (1989) Conservative treatment of distal rectal cancer by local excision. Cancer 63: 219-223
32. Welch JP, Welch CE (1993) Cancer of the Rectum: Where are we? Where are we going? Arch Surg 128: 697-702
33. Willett CG, Lewandrowski K, Donnelly S et al. (1992) Are there patients with stage I rectal carcinoma at risk for failure after abdominoperineal resection?. Cancer 69: 1651-1655
34. Parks AG, Stuart AE (1973) The management of villous tumours of the rectum. Br J Surg 60: 688-695
35. Mason AY (1970) Surgical access to the rectum-a transsphincteric exposure. Proc R Soc Med 65: 1
36. Buess G, Theiss R, Gunther M, Hutterer F, Hepp M, Pichlmaier H (1984) Endoscopic operative procedure for the removal of rectal polyps. Coloproctology 5: 254-261
37. Buess G, Mentges B, Manncke K, Starlinger M, Becker HD (1992) Technique and results of transanal endoscopic microsurgery in early rectal cancer. Am J Surg 163: 63-70
38. Quirke P, Durdey P, Dixon MF, Williams NS (1986) Local recurrence of rectal adenocarcinoma due to inadequate surgical resection: histopathological study of lateral tumor spread and surgical excision. Lancet 1: 996
39. Williams NS, Dixon MF, Johnston D (1983) Reappraisal of the 5 centimetre rule of distal excision for carcinoma of the rectum: a study of distal intramural spread and of patients survival. Br J Surg 70: 150-154
40. MacFarlane JK, Ryall RDH, Heald RJ (1993) Mesorectal excision for rectal cancer. Lancet 341: 457-460
41. Hojo K, Koyama Y, Moriya Y (1982) Lymphatic spread and its prognostic value in patients with rectal cancer. Am J Surg 144: 350-353
42. Moriya Y, Hojo K, Sawada T, Koyama Y (1989) Significance of lateral node dissection for advanced rectal carcinoma at or below the peritoneal reflection. Dis Colon Rectum 32: 307-315
43. Moreira LF, Hizuta A, Iwagaki H, Tanaka N, Orita K (1994) Lateral lymph node dissection for rectal carcinoma below the peritoneal reflection. Br J Surg 81: 293-296
44. Pezim ME, Nicholls RJ (1984) Survival after high or low ligation of the inferior mesenteric artery during curative surgery for rectal cancer. Ann Surg 200: 729-733
45. Parks AG (1972) Transanal technique in low rectal anastomosis. Proc Roy Soc Med 65: 975-976
46. Lazorthes F, Fages P, Chiotasso P, Lemozy J, Bloom E (1986) Resection of the rectum with construction of a colonic reservoir and colo-anal anastomosis for carcinoma of the rectum. Br J Surg 73: 136-138
47. Parc R, Tiret E, Frileux P, Moszkowski E, Loygue J (1986) Resection and colo-anal anastomosis with colonic reservoir for rectal carcinoma. Br J Surg 73: 139-141
48. von Flüe M, Harder F (1994) A new technique for pouch-anal reconstruction after total mesorectal excision. Dis Colon Rectum 37: 1160-1162
49. Huber AK, von Flüe M (1990) Parasacral surgery for curative treatment of rectal cancer. Int J Colorect Dis 6: 86-88
50. von Flüe M, Rothenbühler JM, Hellwig A, Beglinger C, Harder F (1994) Die colo-j-pouch-anale Rekonstruktion nach totaler Rektumresektion: funktionelle Aspekte. Schweiz Med Wochenschr 124: 1056-1063
51. von Flüe M, Harder F (1994) Transanal endoskopische Mikrochirurgie: Indikation und Technik. Schweiz Med Wochenschr 124: 1800-1806

KAPITEL 2

Versuche der chirurgischen Sphinktererhaltung im Laufe der Zeit

John Arderne soll als erster in England 1367 Fistel- und Hämorrhoidalleiden *(Treatises of Fistula in Ano, Hemorrhoids and Clysters, published 1910)* operativ behandelt haben. Schon Arderne machte auf die Bedeutung der heute noch entscheidend wichtigen digitalen Rektaluntersuchung zur Palpation eines Rektumtumors aufmerksam.

Die Rektumresektion

1874 veröffentlichte Kocher seine Methode zur Exstirpation des Rektums nach vorheriger Exzision des Steißbeins [1] 1880 wurde dieser Zugang durch Kraske und Kocher perfektioniert. Seither wird diese Technik nach Kraske benannt [2]. 1908 beschrieb der britische Chirurg William Ernest Miles [3] die kombinierte abdominoperineale Resektion des Rektums. Dieser Eingriff bleibt ein Meilenstein in der Geschichte der kolorektalen Chirurgie. Henri Hartmann [4] aus Frankreich berichtete 1923 über eine neue Resektionsmethode obstruierender Tumoren des distalen Kolons. Heute ist die Hartmann-Operation einer der häufigsten Eingriffe bei schwerer Sigmadivertikulitis. 1934 veröffentlichte Kirschner [5] aus Deutschland die kombinierte synchrone abdominoperineale Rektumamputation mit zwei Operationsteams. Devine 1937 [6] und Lloyd-Davis 1939 [7] verhalfen zur weiteren Entwicklung und Verfeinerung dieses Verfahrens.

Die koloanale Rekonstruktion

Das Konzept der koloanalen Rekonstruktion stammt aus dem letzten Jahrhundert. Hochenegg [8, 9] verlagerte als erster das Kolon bis zum Anus und entwickelte die abdominoanale Pull-through-Methode 1888. Es wurde aber bald über schlechte funktionelle Resultate berichtet. Die Morbidität, speziell die Kolonnekroserate, war hoch. Die Methode schaffte daher den Durchbruch nicht, ebenso nicht die von Nissen schon 1933 [10] und von Ravitch u. Sabiston 1947 [11] vorgestellte ileoanale Rekonstruktion nach Stripping der Rektummukosa zur Vermeidung eines permanenten Ileostomas bei Patienten mit familiärer Polyposis coli und Colitis ulcerosa.

Parks berichtete 1972 [12] über eine neue Technik der koloanalen Rekonstruktion nach vorgängiger endoanaler Mukosektomie zur Therapie des tiefsitzenden Rektumkarzinoms im mittleren und distalen Drittel, d. h. bei einem Tumorunterrand zwischen 3 und 11 cm ab Linea dentata. Von 70 untersuchten Patienten blieben über 90 % kontinent, 10 % erlitten ein lokoregionäres Rezidiv und die krankheitsfreie Dreijahresüberlebensrate betrug 70 %, vergleichbar mit Resultaten nach abdominoperinealer Resektion (APR).

Die Erstbeschreibung eines Reservoirs geht auf Parks u. Nicholls 1978 [13] zurück, welche über die Konstruktion eines Ileumreservoirs berichteten, um die Stuhlfrequenz nach ileoanaler Rekonstruktion zu vermindern. Dieselbe Idee übernahm dann Lazorthes von Toulouse [14] 10 Jahre später, indem er nach totaler Rektumresektion die koloanale Rekonstruktion mit einem vorgeschalteten Kolon-J-Reservoir ergänzte. Damit ließ sich bei 20 Patienten die Stuhlfrequenz senken, ohne eine erhöhte Morbidität und Mortalität zu riskieren.

1994 publizierten von Flüe u. Harder [15] einen neuen Reservoirtyp, die ileozäkale Interposition als Rektumersatz bei Patienten mit Rezidiv- oder metachronem Rektumkarzinom nach vorhergehender vorderer oder tiefer vorderer Rektumresektion. Das ileozäkale Segment wurde erstmals 1986 durch die Mainzer Urologen Hohenfellner et al. [16] als Blasenersatz nach totaler Zystoprostatektomie verwendet. Dabei werden Zäkum und 2 terminale Ileumschlingen zur Reservoirkonstruktion eröffnet, longitudinal zu einer S-Pouch vernäht und am Appendixstumpf mit der Pars membranacea der Urethra vereint (Mainz-Pouch). Aufgrund der guten Resultate mit dem Mainz-Pouch wurde in der Folge auch die Vagina mit dem isolierten Zäkum ersetzt [17]. Das Ileum wird nahe der ileozäkalen Klappe durchtrennt, ca. 15 cm Zäkum/Aszendens werden am Mesenterium gestielt und ins kleine Becken verlagert. Das Aszendens wird als neuer Introitus vaginae mit der Vulva anastomosiert. Der Ersatz von Blase und Rektum mit Mainz-Pouch bzw. Kolon-J-Pouch wurde durch japanische Chirurgen 1991 erstmals beschrieben [18].

Literatur

1. Kocher T (1874) Die Extirpation nach vorheriger Excision des Steissbeins. Zentralbl Chir 1: 145–147
2. Perry EG, Hinrichs B (1989) A new translation of Professor Dr. P. Kraske's Zur Exstirpation hochsitzender Mastdarmkrebse. Aust N Z J Surg 59: 421–424
3. Miles WE (1908) A method of performing abdominoperineal excision for carcinoma of the rectum and of the terminal portion of the pelvic colon. Lancet 2: 1812–1813
4. Hartmann H (1923) Nouveau procède d'ablation des cancers de la partie terminale du colon pelvien. Congr Fr Chir 30: 411
5. Kirschner M (1934) Das synchrone kombinierte Verfahren bei der radikalen Behandlung des Mastdarmkrebses. Arch Klin Chir 180: 296
6. Devine H (1937) Excision of the rectum. Br J Surg 25: 351
7. Lloyd-Davis OV (1939) Lithotomy-Trendelenburg position for resection of rectum and lower pelvic colon. Lancet 2: 74
8. Hochenegg J (1888) Die sakrale Methode der Extirpation von Mastdarmkrebsen nach Prof. Kraske. Wiener Klin Wochenschr 1: 254
9. Hochenegg J (1900) Meine Operationserfolge bei rectum carcinoma. Wiener Klin Wochenschr 13: 394–404
10. Nissen R (1933) Die ileoanale Anastomose. Zentralbl Chir 15: 88
11. Ravitch MM, Sabiston DC (1947) Anal ileostomy with preservation of the sphincter. A proposed operation in patients requirung total colectomy for benign lesions. Surg Gynecol Obstet 84: 1095–1099
12. Parks AG (1972) Transanal technique in low rectal anastomosis. Proc Roy Soc Med 65: 975–976
13. Parks AG, Nicholls RJ (1978) Proctocolectomy without ileostomy for ulcerative colitis. Br Med J 2: 85–88
14. Lazorthes F, Fages P, Chiotasso P, Lemozy J, Bloom E (1986) Resection of the rectum with construction of a colonic reservoir and colo-anal anastomosis for carcinoma of the rectum. Br J Surg 73: 136–138
15. von Flüe M, Harder F (1994) A new technique for pouch-anal reconstruction after total mesorectal excision. Dis Colon Rectum 37: 1160–1162
16. Thüroff JW, Alken P, Riedmiller H, Jacobi GH, Hohenfellner R (1988) 100 cases of Mainz pouch: continuing experience and evolution. J Urol 140: 283–288
17. Hohenfellner R, Fisch M, Stöckle M, Wammack R (1995) Harnableitung und Scheidenersatz. In: Hirsch HA, Käser O, Jklé FA (Hrsg) Atlas der gynäkologischen Operationen. Thieme, Stuttgart New York , S 561–563
18. Katsuyoshi H, Terukazu M, Nishiyama T, Washiyama K (1991) Supralevator pelvic exenteration with colonic j-pouch-anal anastomosis and Mainz pouch operation with anastomosis to the urethra. Dis Colon Rectum 34: 1131–1134

KAPITEL 3

Karzinologische Grundlagen und Grenzen der Sphinktererhaltung

Sphinktererhaltende Eingriffe beim Rektumkarzinom zwischen 5 und 12 cm ab LAC gehen an die Grenzen des karzinologisch und funktionell Vertretbaren. Es gilt, pathologische, anatomische und funktionelle Kriterien zu definieren, welche die SER rechtfertigen. Diese basieren auf prognostisch relevanten tumorspezifischen und chirurgisch-technischen Faktoren, sowie der neuromuskulären und damit funktionellen Integrität des Kontinenzapparates. Die abdominoperineale Rektumamputation gilt allgemein als Vergleichsbasis zur Beurteilung der onkologischen und sozioökonomischen Resultate nach sphinktererhaltender Resektion vergleichbarer Tumoren.

3.1 Prognostische Faktoren nach kurativer Resektion des Rektumkarzinoms

In den letzten Jahren wurden viele tumorpathologische, perioperativ-therapeutische und chirurgisch-technische Faktoren auf ihre mögliche prognostische Relevanz hin untersucht. Zuverlässige prognostische Faktoren erleichtern die operative Verfahrenswahl und erlauben die Selektion jener Patienten, welche von einer adjuvanten Therapie profitieren können. Mangels idealer präoperativer Stagingmethoden sind bisher v. a. histopathologische Parameter am resezierten Präparat untersucht worden. Penetrationstiefe des Tumors, Anzahl befallener Lymphknoten und Differenzierungsgrad des Tumors beeinflussen das Behandlungsresultat der Patienten und werden generell als prognostische Faktoren akzeptiert [1–3]. Diese reflektieren das Krankheitsstadium zum Zeitpunkt der Operation und sind durch den Therapeuten nicht beeinflußbar.

Weitere Faktoren von möglicherweise prognostischer Signifikanz sind: distaler Sicherheitsabstand, laterales und mesorektales Resektionsausmaß, Höhe der Ligatur der A. mesenterica inferior, Ausmaß der pelvinen Lymphadenektomie, intraluminale Anwendung zytotoxischer Substanzen, Anastomosentechnik, perioperative Bluttransfusionen und intraoperative Tumorverschleppung. Diese Faktoren sind durch den Therapeuten beeinflußbar und können somit teilweise zum Behandlungserfolg beitragen.

Nachfolgend wird die Relevanz dieser Faktoren auf Lokalrezidiv und Langzeitüberleben der Patienten mit R0- reseziertem Rektumkarzinom analysiert.

3.1.1 Tumorstadium und Tumorgrading

Einfluß auf die Fünfjahresüberlebensrate

- Die Penetrationstiefe des Tumors und der Lymphknotenbefall korrelieren in monofaktoriellen Studien klar mit der Fünfjahresüberlebensrate [4]. Auch in den multifaktoriellen Regressionsanalysen nach dem Cox-Modell behält das TN-Tumorstadium prognostische Relevanz [5, 6].
- Die Tumorpenetration in ein benachbartes Organ (pT4), die Lokalisation und der Differenzierungsgrad des Tumors sind weitere prognostische Faktoren in Regressionsanalysen.
- Die *Penetration in ein anderes Organ* war in der Studie von Hugier et al. [5], unabhängig vom Lymphknotenbefall, mit einer geringeren Überlebensrate verbunden.
- *Tumoren des distalen Rektums* hatten in der Arbeit von Freedman et al. [6] eine schlechtere Prognose als Tumoren im mittleren und proximalen Drittel.
- *Wenig differenzierte Tumoren* (Brother-Grading 3 und 4) hatten im Vergleich zu mäßig und gut differenzierten Tumoren (Brother-Grading 1 und 2) in der gleichen Studie eine schlechte Prognose.
- Keine gesicherte prognostische Relevanz haben venöse und perineurale Tumorinfiltrationen. Während einige Autoren [6, 7] eine lebensverlängernde Korrelation fanden, konnten multivariate Analysen [8] dies nicht bestätigen.

Einfluß auf das lokoregionale Rezidiv

- Tumorbefall sämtlicher Rektumwandschichten (pT3), Lymphknotenbefall und niedriger Differenzierungsgrad korrelieren mit erhöhtem lokoregionärem Rezidiv [4, 9]. Die multivariate Cox-Analyse

prognostischer Faktoren führt zu divergenten Resultaten, die durch Patientenselektion und variable adjuvante Therapieschemen bedingt sind.
- *Perineurale Tumorinfiltration, Lymphknotenbefall* und *Penetrationstiefe* der Rektumwand wurden durch die meisten Autoren [10-12] als unabhängige prädiktive Variablen für ein Lokalrezidiv bestätigt. Neben der Penetrationstiefe ist auch eine Tumorlokalisation im kaudalen Rektumdrittel (unter 5 cm ab LAC) [13, 14] mit einer erhöhten Rezidivrate verbunden.

ZUSAMMENFASSUNG
Das lokoregionale Rezidivrisiko kurativ operierter Rektumkarzinome beträgt für pT_2-Tumoren um die 10%, für $pT_3 N_0$ (Stadium II) und $pT_2 N_1$ (Stadium III) zwischen 20 und 30%. Sie steigt für $pT_3 N_{1+2}$-Tumoren auf 45-65% [15-17]. Daraus folgt, daß für Risikogruppen mit Tumorstadium II/III und undifferenziertem Karzinom (G 3/4) eine adjuvante Therapie zu diskutieren ist.

3.1.2
Sicherheitsabstand kaudal des Tumors

Während in den 80er Jahren ein distaler Sicherheitsabstand (SA) von über 5 cm gefordert wurde [18], zeigten die Arbeiten der letzten Jahre, daß die distale intramurale und extramurale lymphatische oder vaskuläre Streuung selten 1,5 cm überschreitet [19-21].
Eine erste wegweisende Arbeit war die von Williams u. Dixon [22], welche bei 50 Patienten mit einem tiefsitzenden Rektumkarzinom eine kurative abdominoperineale Rektumamputation durchführten und dabei feststellten, daß 90% der Tumoren distal intraluminal innerhalb 1 cm streuen, 10% über 1 cm und nur 6% über 2 cm.
Die NSABP-Studie von Wolmark u. Fisher [23] unterstützt diese Resultate, indem sie keinen signifikanten Überlebensvorteil für Patienten mit einem distalen Sicherheitsabstand über 3 cm fand. Jedoch war die lokale Rezidivrate in der Gruppe mit SA unter 2 cm signifikant höher als in der Gruppe mit einem Abstand von mehr als 3 cm.
Pollett u. Nicholls [24] zeigten, daß die Überlebensrate und die lokoregionäre Rezidivrate praktisch identisch sind, ob das Rektum 2-3 cm oder über 3 cm unterhalb des Tumorunterrandes abgesetzt wird. Zur Zeit gibt es noch keine prospektiv randomisierte Studie, welche diese retrospektiven Daten bestätigt.
Ein wichtiger Faktor liegt in der Standardisierung der Meßmethode [25, 26], da die Distanz wesentlich variiert, je nachdem ob am Rektum in situ, am frischen exhärierten oder am formalinfixierten Operationspräparat gemessen wird.

ZUSAMMENFASSUNG
Heute gilt ein *distaler Sicherheitsabstand von 2 cm* am eröffneten frischen Operationspräparat als gerechtfertigt. Ausnahmen bilden undifferenzierte und T_3-Karzinome am anorektalen Übergang. Diese erfordern eine präoperative Radiotherapie mit intersphinktärer Rektumresektion und Sicherheitsabstand von 3 cm zur Linea dentata.

3.1.3
Resektionsausmaß, lateral und mesorektal

Neben dem distalen Sicherheitsrand dürfen eine weit laterale und eine mesorektale Dissektion nicht vernachlässigt werden. Quirke u. Dixon [9] haben in einer histopathologischen Untersuchung gezeigt, daß das Lokalrezidiv gut mit tumorbefallenen lateralen Rändern korreliert, unabhängig von Resektionstyp, Tumorstadium oder Differenzierungsgrad. Bei 27% von 52 Patienten fand sich eine laterale Streuung. Von diesen entwickelten 86% ein lokoregionäres Rezidiv gegenüber 3% bei den 38 Patienten ohne laterale Streuung.
Neben der lokalen Tumorausbreitung ist das Lymphabstromgebiet von Bedeutung. Der Lymphabfluß unterhalb des Levatoransatzes folgt entlang der Haemorrhoidalis-inferior-Gefäße zur Inguina. Bei supraanalen Tumoren führt er nach lateral über die iliakale Achse, weil die letzten 2-3 cm Rektum kein dorsales Mesorektum haben, sondern einzig von lateral versorgt werden. Kaudale Rektumtumoren werden zudem nach kranial entlang der A. rectalis superior direkt zum paraaortalen Netz drainiert.
Der Terminus »*Mesorektum*« existiert in der anatomischen Literatur nicht. Heald et al. [27] beschrieben diesen Begriff 1982 erstmals und bezeichneten damit das retrorektale bzw. laterale Fettgewebe, welches, eingescheidet durch die viszerale Rektumfaszie, perirektale Gefäße, Nerven und lymphatisches Gewebe enthält. Wegen der distalen lymphatischen und vaskulären Streuung mit Ablagerung von Tumorsatelliten empfiehlt Heald die totale Exzision des Mesorektums für alle extraperitoneal lokalisierten Rektumkarzinome [28]. Die dadurch erreichte lokoregionäre Rezidivrate von 4% nach 5 Jahren ist einzigartig in der Literatur [29], wenn man bedenkt, daß diese Patienten keine adjuvante Therapie erhielten. Obwohl diese prospektive Studie nicht kontrolliert ist, wirft sie berechtigterweise viele Fragen bezüglich der Qualität der chirurgischen Technik auf und läßt vermuten, daß der *Chirurg einen weiteren prognostischen Faktor* darstellt [30-32].

ZUSAMMENFASSUNG

Eine koloanale Rekonstruktion auf Höhe der Linea dentata ist zu verantworten, wenn der Abstand von Tumorunterrand zur Linea dentata mindestens 3 cm beträgt und die chirurgischen Prinzipien der totalen mesorektalen und weit lateralen Rektumdissektion gewährleistet sind.

Eine Ausnahme bilden die großen, wenig differenzierten Karzinome im distalen Rektumdrittel mit Penetration aller Wandschichten, welche entweder mit 40 Gy vorbestrahlt und intersphinktär reseziert werden müssen oder nicht sphinktererhaltend operiert werden dürfen.

3.1.4
Ausmaß der pelvinen Lymphknotenexzision

Unter erweiterter pelviner Lymphadenektomie versteht man die Resektion der endopelvinen Faszie mit iliakaler und paraaortaler bzw. -kavaler Lymphadenektomie. Hojo et al. [35] entfernen zusätzlich die Aa. iliacae internae beidseitig. Die radikale abdominopelvine Lymphadenektomie (RLA) soll alles potentiell betroffene Lymphgewebe entfernen, um die Lokalrezidivrate weiter zu senken und das Überleben zu verlängern. Dieser Eingriff gefährdet das perivaskuläre autonome Nervennetz von Plexus pelvinus und hypogastricus. Die Folgen sind erhöhte Morbidität (Tabelle 3.1), insbesondere postoperative Sexual- und Blasenstörungen, welche in bis zu 76 bzw. 80% der Fälle beschrieben wurden (Tabelle 3.2).

An spezialisierten Zentren mit großer Erfahrung in der Technik der RLA sind Operationszeit, Blutverlust und Hospitalisationszeit nicht wesentlich länger als bei konventioneller Resektion [15, 36, 38, 39]. Die Schonung des Plexus hypogastricus und die selektive Erhaltung eines S4-Nervenstranges unilateral scheinen die Morbidität zu vermindern [36].

Trotzdem ist die Morbidität der radikalen Lymphadenektomie nur mit einem rezidivfreien Überlebensgewinn der Patienten zu rechtfertigen. Ob dies zutrifft, kann momentan nur aufgrund retrospektiver, nicht randomisierter Arbeiten beurteilt werden (Tabelle 3.3).

Moreira [33] behandelte 95 Patienten mit einer erweiterten Lymphadenektomie und 89 Patienten ohne Lymphadenektomie und konnte dabei für kein Tumorstadium eine signifikante Erhöhung der Fünfjahresüberlebensrate nachweisen.

Die Gruppe von Hojo und Moriya [38, 39] berichtete über 232 Patienten (33 Dukes-A-, 84 Dukes-B- und 114 Dukes-C-Stadium) mit pelviner Lymphadenektomie (davon 178 mit Erhaltung der A. iliaca interna: »conventional resection« und 53 mit Entfernung der A. ilia-

Tabelle 3.1.
Morbidität und Mortalität nach konventioneller (KLA) und radikaler (RLA) Lymphadenektomie

Autor	Patienten (n)		Komplikation	Morbidität (%)		Mortalität (%)	
	KLA	RLA		KLA	RLA	KLA	RLA
Glass[34] 1985	2266	75		86	69		2.7
Hojo[35] 1989	245	192	Anastomosenleck	16.9*	22.8*	1.2	2.1
			Pelviner Infekt	8.2	6.8		
			Ileus	4.1	4.2		
			Gesamt	29.2*	33.8*		
Michelassi[36] 1992	10	17		40	47.1	0.0	0.0
Enker[37] 1992							

* P-Wert signifikant.

Tabelle 3.2.
Impotenz und »postoperative Blasenkomplikationen« nach konventioneller (KLA) und radikaler (RLA) Lymphadenektomie

Autor	Patienten (n)		Impotenz (%)		Blasenkomplikationen (%)	
	KLA	RLA	KLA	RLA	KLA	RLA
Glass[34] 1985	2266	75			34	26
Hojo[35] 1989	245	192	37.5*	76*	48*	80*
Michelassi[36] 1992	10	17	33		10*	18*
Enker[37] 1992			13			

* P-Wert signifikant.

Tabelle 3.3. Lokalrezidivrate und Fünfjahresüberleben nach konventioneller (KLA) und radikaler (RLA) Lymphadenektomie

Autor	Patienten (n)		Tumor Stadium	Lokalrezidiv (%)		Fünfjahresüberleben (%)	
	KLA	RLA	Dukes	KLA	RLA	KLA	RLA
Glass[34] 1985	2266	75	A–C	–	13.6	56.6	54.5
Michelassi[40] 1988	73	64	A–C	16.4	9.4	–	–
Hojo[35] 1989	245	192	A	5.2	0	91.1	94.3
			B	21.9	6.3	74.2	88.1
			C	32.8*	23.6*	43.2*	61.3*
Moriya[39] 1989	102	102	A–C	17	12	67.4	75.8
			B			83	86.7
			C			43.7	68
Moreira[33] 1994	83	95	A–C	16	7	72	76

* P-Wert signifikant.

ca interna: »extended resection«). Die rezidivfreie Fünfjahresüberlebensrate im Dukes-C-Stadium betrug für »conventional resection« 43,7% und für »extended resection« 68%. Diese Differenz war statistisch nicht signifikant. Diese allerdings retrospektive Studie konnte nur für die gesamte Gruppe mit Tumorstadium III gegenüber historischen Vergleichsgruppen eine verminderte lokoregionäre Rezidivrate und eine erhöhte Überlebensrate nachweisen [41]. Die Morbidität war hoch (Tabelle 3.2) [35].

ZUSAMMENFASSUNG
Eine radikale pelvine Lymphadenektomie par principe, d.h. Ausräumung der iliakalen und sakralen Lymphknoten (Befall zwischen 10,5 und 20%) [38], kann nicht empfohlen werden, da nach aortoiliakaler Dissektion bis zu 80% Blasen- und Sexualstörungen persistieren und die retrospektiven Daten zudem keinen klaren Überlebensvorteil zeigen. Ein weiterer Grund liegt in den durch Krook et al. [42] kürzlich publizierten Daten nach konventioneller Lymphadenektomie und adjuvanter Chemoradiation, welche ebenbürtige Resultate in bezug auf rezidivfreies Überleben aufweisen [43, 44]. Diese Resultate der North Central Cancer Treatment Group (NCCTG) wurden durch McFarlane et al. [29] mit den Daten nach alleiniger total mesorektaler Exzision (TME) beim fortgeschrittenen Rektumkarzinom (Dukes B2 und C) verglichen. Die Überlebensrate und die Rezidivraten nach TME waren bei vergleichbaren Stadien besser als die der adjuvanten Therapiegruppe. Die Fünfjahreslokal- bzw. Gesamtrezidivrate nach TME betrug 5 bzw. 22%. In der adjuvanten NCCTG-Serie traten mit Chemoradiation in 13,5% bzw. 41,5% der Fälle Lokal- bzw. Gesamtrezidive auf und nach alleiniger Radiotherapie 25% bzw. 62,7%. Die rezidivfreie Fünfjahresüberlebensrate betrug in der TME-Gruppe 78%. Dazu kommen Morbidität und negativer Einfluß auf das funktionelle Resultat nach Chemoradiation. Die Resultate unterstützen zwar, daß die Qualität des chirurgischen Eingriffs eine relevante Variable ist, sie zeigen aber auch, daß der Schlüssel zu besseren Resultaten nicht in der gefährlichen radikalen Lymphadenektomie liegt.

3.1.5
Höhe der Gefäßligatur

Kontrovers ist ebenfalls die Frage, wie zentral die Ligatur des lymphovaskulären Stieles erfolgen soll: direkt am Abgang der A. mesenterica inferior (AMI) aus der Aorta oder am Abgang der A. rectalis superior (ARS). Randomisierte Studien zu dieser Frage liegen nicht vor und die neueren retrospektiven Arbeiten zeigen keinen Überlebensvorteil der Patienten nach zentraler Ligatur der Arterie (Tabelle 3.4).

Pezim u. Nicholls [47] kontrollierten am St. Mark's Hospital London die Krankengeschichten von 1370 Patienten mit Rektum-/Rektosigmoidkarzinom zwischen 1953 und 1972. 784 Patienten hatten eine »low ligation« und 586 Patienten eine »high ligation« der AMI. In dieser retrospektiven Arbeit resultierte kein Überlebensvorteil für Patienten mit »high ligation« der AMI.

Surtees et al. [33] kontrollierten 250 Patienten mit Stadium-III-(Dukes-C-)Rektumkarzinom. Patienten mit positiven Lymphknoten 1–12 (tumornah), welche eine »high ligation« der AMI erhielten, hatten gegenüber den Patienten mit positiven Lymphknoten am Abgang der AMI mit »low ligation« keinen Überlebensvorteil.

Tabelle 3.4.
Fünfjahresüberleben nach Rektumresektion mit »High- und low-AMI-Ligation«

Autor	Tumorstadium (Dukes)	Fünfjahresüberleben (%) low	high	Überlebensvorteil (%)	p
Rosi[45] 1962	A–C	66.4	73.2	6.8	–
Grinnell[46] 1965	A–C	–	–	5.7	NS
	C	–	–	7.3	NS
Pezim[47] 1984	B	89.8	86.3	–	NS
	C	57.6	48.6	–	NS
Surtees[33] 1990	C				NS

ZUSAMMENFASSUNG

Die meisten Autoren bevorzugen heutzutage trotzdem die aortennahe Ligatur der AMI. Sie erleichtert technisch die Resektion des gesamten lymphovaskulären Stiels des proximalen Rektums und distalen Sigmas (Ro-Resektion). Erst prospektiv randomisierte Daten werden uns sagen, ob zukünftig ohne Nachteil am Abgang der A. rectalis superior ligiert werden darf.

3.1.6
Intraluminale Anwendung zytotoxischer Substanzen und Anastomosentechnik

Die Annahme, daß sich abgeschilferte kolorektale Tumorzellen auf der Mukosa und besonders der Anastomose implantieren und zu einem lokalen Rezidiv führen, ist bis jetzt wissenschaftlich nicht sauber belegt [48]. Berichte über Tumorrezidive in Hämorrhoiden [49] und Analfisteln [50] unterstützten die Hypothese der Tumorzellimplantation.

Mehrere Autoren [51, 52] stellten fest, daß abgeschilferte Tumorzellen in 70% der Patienten biochemisch lebensfähig bleiben bzw. in vitro wachsen. Rosenberg et al. [53] konnten letzteres nicht bestätigen, obwohl eine Vielzahl biochemischer Kultivierungsmethoden angewandt wurde.

Schon 1938 wurde vermutet [54], daß sich vom Tumor abgeschilferte Zellen in der Anastomose implantieren können. Dies führte zur weitverbreiteten Anwendung von intrarektalen zytotoxischen Substanzen nach distalem Abklemmen des Tumors und intraoperativer Ausspülung [55]. Am Tiermodell [56] konnten jodgetränkte Katgutfäden die Implantation von abgeschilferten Tumorzellen an der Anastomose verhindern. Andererseits zeigten kürzliche Daten [57], daß monofiles Nahtmaterial ein geringeres Implantationsrisiko aufweist als geflochtenes Material.

Nachdem retrospektive Arbeiten [58, 59] über Tumorimplantation in Stapleranastomosen keine schlüssigen Resultate zeigten, konnten Akyol et al. [60] in einer prospektiven Arbeit an 294 randomisierten Patienten (Handnaht vs. Staplernaht) zeigen, daß diejenigen mit Staplernaht eine niedrigere Rezidivrate und tumorspezifische Letalität aufwiesen. Eine Erklärung ließ sich jedoch nicht finden. Auch werden keine Angaben gemacht, ob vor Klammerverschluß intraluminal mit zytotoxischen Substanzen gespült wurde.

Kolorektale Tumorzellen sind durch Betadine und Chlorhexidin nachweislich zu zerstören. Der Einfluß der *Anastomosentechnik* und der intrarektalen *Irrigation* auf das lokale Rezidiv kann mit den z. Z. verfügbaren Studien nicht beantwortet werden. Somit bleiben prospektiv randomisierte Arbeiten abzuwarten, welche die rektale Irrigation mit Betadine gegen ein Plazebospülmittel nach Exklusion des oral gelegenen Tumors mit Klemme oder Klammernaht kontrollieren und die verschiedenen Anastomosentechniken mit genügender Fallzahl miteinander vergleichen.

ZUSAMMENFASSUNG

Mit den z. Z. verfügbaren Daten läßt sich die Möglichkeit einer Tumorzellimplantation nicht ganz ausschließen. Die Rektumlavage mit zytotoxischen Agenzien nach Tumorexklusion ist somit weiterhin zu empfehlen.

3.1.7
Perioperative Bluttransfusionen

1973 wiesen Opelz et al. [61] nach, daß bei nierentransplantierten Patienten das Allograftüberleben signifikant besser war, wenn die Patienten präoperativ eine Bluttransfusion erhielten. Diese Beobachtung führte zur Frage, ob die perioperative Applikation von Bluttransfusionen beim kolorektalen Karzinom einen Einfluß auf die Prognose hat.

Bluttransfusionen erzeugen eine Zunahme der CD-8-Lymphozyten [62], stimulieren die Produktion verschiedener Antikörper [63], unterdrücken die Aktivität der natürlichen Killerzellen [64] und unterstützen die

Ausschüttung von Prostaglandin-E2 der Monozyten [65], welche die Interleukin-2-Produktion und eine Immunantwort hemmen [66, 67].

Viele klinische Studien untersuchten während der letzten Dekade, ob bei Patienten mit kolorektalem Karzinom eine Korrelation zwischen Bluttransfusionen und Prognose besteht. Francis [68] sammelte in einer Übersichtsarbeit die klinischen Daten von 31 Studien. 14 Arbeiten fanden eine signifikant prognoseverschlechternde Korrelation (p < 0.05), 17 Arbeiten zeigten keine Korrelation. Die neueste Arbeit von Tang et al. [69] untersuchte den Transfusionseffekt retrospektiv an 725 Patienten mit kolorektalem Karzinom Dukes B und C (Follow-up: 5-11 Jahre). Bei Patienten mit Kolonkarzinom und Dukes-C-Rektumkarzinom war kein negativer Transfusionseffekt zu sehen (Cox-Regressionsanalyse). Patienten mit Dukes-B-Rektumkarzinom zeigten eine signifikante Assoziation. In dieser Untergruppe zeigten Transfusionen und Operationsverfahren keine Korrelation (SER/APR). Eine 7tägige, sofort einsetzende, intraportale adjuvante Chemotherapie nach kurativer Resektion kolorektaler Karzinome reduzierte das relative Rezidiv- und Letalitätsrisiko im nicht transfundierten Patienten signifikant im Vergleich zum transfundierten Patienten, welcher diese Chemotherapie nicht erhielt [70]. Alle diese Arbeiten sind retrospektiv, nicht randomisiert und die Transfusionsindikationen sind verschieden.

ZUSAMMENFASSUNG
Ob Bluttransfusionen einen gegenteiligen Effekt auf die Prognose kolorektaler Karzinome haben, kann z. Z. nicht definitiv beurteilt werden. Laufende prospektiv randomisierte Arbeiten werden diese Frage beantworten können.

3.2
Rektumresektion mit Erhaltung des Sphinkters (SER) oder abdominoperineale Rektumresektion (APR)?

Die Frage, ob eine sphinktererhaltende Resektion durchgeführt werden darf oder ob amputiert werden muß, kann momentan nur mit retrospektiven bzw. prospektiven, nicht kontrollierten onkologischen Daten beantwortet werden. Deshalb muß die Indikation zur Sphinktererhaltung streng gehandhabt werden und es gilt, notfalls den definitiven Entscheid intraoperativ zu fällen. Entscheidend ist die Qualität des präoperativen Stagings mit dem Ziel, dem Patienten einen planbaren kurativen Eingriff zu bieten. Die Verfahrenswahl darf nicht allein den Wunsch des Patienten berücksichtigen, welcher ein permanentes Kolostoma oder einen großen Eingriff vermeiden möchte. Nach dem präoperativen Aufklärungsgespräch muß dem Patienten klar sein, daß die endgültige Entscheidung zur Sphinktererhaltung erst intraoperativ getroffen werden kann.

3.2.1
Lokoregionales Rezidiv

Williams [18] fand 1984 in einer Sammelstatistik (Tabelle 3.5) beim Lokalrezidiv keinen signifikanten Unterschied zwischen APR und SER.

Prospektive Daten nicht kontrollierter Multicenterstudien [23, 71, 72] fanden in 18% bzw. 13% Lokalrezidive nach SER im Vergleich zu 12% bzw. 5% nach APR. Diese Resultate waren grenzwertig signifikant (p = 0,02). Neville et al. [15] wiederum konnten in einer multizentrischen retrospektiven Arbeit keinen signifikanten Unterschied zwischen APR (19% Rezidive) und SER mit manueller (17% Rezidive) bzw. maschineller Anastomose (24% Rezidive) finden.

In neueren unkontrolliert prospektiven Studien [73-76] variiert die Lokalrezidivrate nach SER wegen Karzinom im mittleren und distalen Drittel zwischen 4% [29, 77] und 17% [78]. Jedoch sind die untersuchten Kollektive bezüglich Follow-up-Bereich, adjuvanter Therapie, chirurgischer Technik, Erfahrung des Operateurs und Selektion der riskanten Stadien, d. h. Ausschluß des Stadiums I, nicht einheitlich und somit begrenzt aussagefähig.

ZUSAMMENFASSUNG
Die gesammelten unkontrollierten Daten zeigen, daß beim Rektumkarzinom 5-10 cm ab LAC die sphinktererhaltende Resektion und die APR dasselbe Rezidivrisiko und dieselbe Langzeitüberlebensrate aufweisen. Resektionsausmaß und chirurgische Prinzipien der Rektumresektion sind bei beiden Operationen während der abdominalen Phase bis zum Beckenboden gleich. Somit ließen sich keine anatomischen bzw. chirurgisch-technischen Gründe für ein unterschiedliches Rezidiv- bzw. Überlebensverhalten finden.

Ausschlaggebend für den intraoperativen Entscheid zur SER sind der Abstand vom Tumorunterrand zur Linea dentata (3 cm), der Ausschluß der Sphinkterinfiltration (EUS), der Differenzierungsgrad (hoch/mäßig) und die Fixation des Tumors.

Autor	Tumorlokalisation (ab LAC) (cm)	APR (%)	SER (%)
Deddish & Sterns[79] 1961	6–10 retrospektiv	46	55
Patel[80] 1977	<10 retrospektiv	16	16
Strauss[81] 1978	7–15 retrospektiv	15	12
Jones u. Thomson[82] 1982	<15 retrospektiv	8.5	13
Williams u. Johnston[83] 1984	7,5–12 retrospektiv	8.5	11
Phillips[71] 1984	<15 prospektiv nicht kontrolliert	12	18
Wolmark u. Fisher[23] 1986	<15 prospektiv nicht kontrolliert	5	13

Tabelle 3.5. Lokalrezidivrate nach APR und SER

Autor	Tumorlokalisation (ab LAC) (cm)	APR (%)	SER (%)
Deddish & Sterns[79] 1961	6–10 retrospektiv	62	65
Patel[80] 1977	<10 retrospektiv	56	64
Strauss[81] 1978	7–15 retrospektiv	44	55
Jones u. Thomson[82] 1982	<15 retrospektiv	52	67
Williams u. Johnston[83] 1984	7,5–12 retrospektiv	62	74

Tabelle 3.6. Fünfjahresüberleben nach APR und SER

3.2.2 Langzeitüberlebensrate

Zur Beurteilung der Fünfjahresüberlebensrate nach APR und SER gibt es z. Z. keine kontrollierten prospektiven Studien. Daraus resultieren dieselben Probleme bezüglich Relevanz und Deutung der Daten wie bei der Beurteilung des Lokalrezidivs.

In großen Sammelstatistiken [18] von über 2000 Patienten beträgt die alterskorrigierte Fünfjahresüberlebensrate nach APR zwischen 44 und 62 % gegenüber 55–74 % nach SER (Tabelle 3.6).

In der NSABP-Studie (prospektiv, nicht kontrolliert) von Wolmark u. Fisher [23] zeigt sich zwischen der Rektumamputation und der koloanalen Rekonstruktion bezüglich krankheitsfreiem Überleben beim Tumorstadium II und III kein statistisch signifikanter Unterschied.

Eine klare *Indikation zur APR* bilden somit die *Tumoren zwischen 0–5 cm ab LAC*, außer den gut differenzierten pT1-Karzinomen unter 3 cm oder in Ausnahmefällen pT2- bzw. Low-risk-Karzinomen bei Hochrisikopatienten, die transanal lokal exzidiert oder mittels transanal endoskopischer Mikrochirurgie (TEM) entfernt werden können. Große wanddurchbrechende, fixierte und entdifferenzierte Karzinome des mittleren Rektumdrittels eignen sich nicht für einen kontinenzerhaltenden Eingriff und sollten daher präoperativ einer Radiotherapie mit anschließendem Restaging zugeführt werden. In dieser Situation genügt ein distaler Sicherheitsabstand von 2 cm nicht, da das Risiko eines lokoregionären Rezidivs um ein Vielfaches erhöht ist.

Eine zusätzliche Indikation zur APR kann sich bei *lokoregionären Rezidivtumoren* nach tiefer vorderer Resektion ergeben, wo der Rektalbefund häufig nur die »Spitze des Eisbergs« zeigt. Bei vorbestrahlten Patienten mit Rezidivoperation hat der Eingriff eine hohe Morbidität und kann technisch unmöglich sein. Die rezidivfreie Zeit beträgt nur in Ausnahmefällen über 2 Jahre.

3.3
Kriterien zur Sphinktererhaltung

Neben karzinologischen Parametern zur Entscheidungsfindung spielen Allgemeinzustand des Patienten, Alter, Körperbau und Zustand des analen Sphinkters eine Rolle. Mögliche Störungen des Kontinenzapparates als Folge einer präoperativen Strahlentherapie sind weitere limitierende Faktoren.

3.3.1
Allgemeinzustand und Alter

Das Operationsrisiko bei APR und SER ist gering. Die Krankenhausletalität beträgt in unserem Krankengut 0% [84] und liegt in der Literatur unter 2% [74, 78, 85]. Die perioperative Morbidität beträgt zwischen 13 und 30% [74, 78, 84, 85]. Präoperativ können die meist betagten Patienten durch eine exakte Risikokalkulation (Lungenfunktion evtl. Dipyridamol- Szintigraphie) zuverlässig eingeschätzt und entsprechend auf den Eingriff vorbereitet werden. Da sich der Eingriff vorwiegend im Unterbauch abspielt, ist das Operationstrauma besser erträglich als bei gleich ausgedehnter Dissektion im Oberbauch.

Bei adipösen, pyknischen Männern mit vergrößerter Prostata kann die Dissektion im kleinen Becken technisch sehr schwierig sein, verhindert jedoch nie einen sphinktererhaltenden Eingriff, da die Anastomose transanal angefertigt werden kann. Sollten Habitus und Anatomie bei großem Tumor tief im Rektum eine Dissektion von abdominal her verhindern und ist der Tumor karzinologisch kurativ operabel, kann der abdomino-parasakral suprasphinktäre Zugang einen direkten Einblick in die supralevatorische Region erlauben.

Das Alter des Patienten hat für sich alleine keinen Einfluß auf die Entscheidung zur Sphinktererhaltung. Huguet et al. [85] erzielten bei Patienten über 70 Jahre in 16 von 19 Fällen ein gutes funktionelles Resultat nach koloanaler Anastomose. In unserem Krankengut [84, 86] sind über 90% der Patienten > 70 Jahren nach koloanaler Rekonstruktion vollständig kontinent. Diese Patienten profitieren von einer SER, da ein Kolostoma im fortgeschrittenen Alter nicht leicht zu handhaben ist.

3.3.2
Präoperative Sphinkterfunktion

Der anorektale Apparat ist eine anatomisch-funktionelle Einheit, die dank optimalen Zusammenspiels neuromuskulärer Reflexe Kontinenz und Defäkation steuert. Daraus resultieren: Perzeption, Retention und Exkretion. Die exakte Befragung der Patienten bezüglich Kontinenzleistung, Stuhlschmieren tags bzw. nachts, Stuhlfrequenz, Stuhlform, Warnungsperiode und Diskriminationsvermögen zwischen Gas und Stuhl ergibt die verläßlichste Aussage über den momentanen Zustand des anorektalen Apparates. Die digitale Prüfung des Sphinkterdruckes, die anorektale Manometrie und die endoanale Sonographie können nur noch zur Objektivierung der anamnestisch erhobenen Kontinenzleistung beitragen.

Das Resultat einer SER ist weitgehend von der sensomotorischen Integrität und der darauf folgenden Leistung des analen Sphinkters abhängig. Eine weitere Rolle spielen Verlust von Reservoirkapazität und Compliance, welche nach Rektumersatz mit Sigma erst nach ca. 1 Jahr wieder zunehmen [87]. Die Kombination postoperative Sphinkterinsuffizienz und verminderte Reservoirkapazität führt zu einem *perinealen Stoma*, welches bezüglich Morbidität, Kontrollierbarkeit und Lebensqualität eine ganz *schlechte Lösung* darstellt [88].

Zusätzlich müssen die funktionellen Auswirkungen der intersphinktären Resektion und der Analdilatation berücksichtigt werden:

Liegt der Tumorunterrand 5 cm ab LAC, kann der distale Sicherheitsabstand nur erreicht werden, wenn das Rektum intersphinktär auf Höhe der Linea dentata reseziert wird. Dieser wohl kurative Eingriff geht an die chirurgisch-technischen Grenzen der Sphinktererhaltung. Denn neben der partiellen Sphincter-ani-internus-(SAI-)Resektion ist zur transanalen Anastomose eine maximale Dehnung des Analkanals notwendig. Zudem haben betagte Patienten oftmals eine latente anale Inkontinenz aufgrund einer Sphinkteratonie [85]. Die anorektale Empfindung und der Inhibitionsreflex sind erhalten, der willkürliche Sphinkterpreßdruck jedoch vermindert. Auch der Ruhetonus und somit die Feinkontinenz (zu 80% durch den Sphincter ani internus erbracht [89]) sind erhalten. Die anorektale Empfindung, d.h. eine integre Diskriminationsfähigkeit mit genügender Warnungsperiode, wird durch die hochsensible Übergangszone (innerhalb 2 cm oberhalb der Linea dentata) gewährleistet. Diese Zone zusammen mit den proximalen 2/3 des SAI müssen bei der intersphinktären Rektumresektion entfernt werden [90]. Der Endzustand muß theoretisch zu meßbarer Verminderung von Ruhedruck, Diskriminationsvermögen und Vorwarnzeit führen. Die Folgen sind Stuhlschmieren oder gar partielle Stuhlinkontinenz, v. a. nachts bei Ausfall der Willkürreaktion oder bei betagten Menschen mit verminderter Willkürkontraktion [91]. Verlust der Rektumampulle und Ersatz mit Sigma oder Colon descendens (geringe Kapazität und Compliance) führen zu Überlaufinkontinenz, welche auch ohne partielle Internusresektion nur eine Teilinkontinenz bedingt [92].

Daraus ergeben sich für die präoperative Indikationsstellung folgende Fragen:
1 Erhöht die peroperative Dehnung des Analkanals das Inkontinenzrisiko?
2. Ist die intersphinktäre Resektion bezüglich der postoperativen Kontinenzleistung zu rechtfertigen?
3. Können aufgrund der präoperativen Sphinkterdruckmeßwerte die Patienten mit erhöhtem postoperativem Inkontinenzrisiko ausgewählt werden?

1. Dilatation des Analkanals?

Zur koloanalen Rekonstruktion ist eine längerdauernde Analkanaldehnung mit Gelpi-Retraktoren oder Lone-Starr-Retraktor notwendig. Diese führen zu Rissen im dünnen SAI (endosonographisch 2–3 mm dick) mit dem Risiko der postoperativen Feinkontinenzstörung. Speakmann et al. [93] untersuchten 12 Patienten nach analer Dilatation und konnten bei einem Patienten mit Inkontinenz einen SAI-Defekt nachweisen.

In einer anderen retrospektiv kontrollierten Serie (mittlere Nachbeobachtungszeit 90 Monate) [94] hatten 27 von 100 Patienten nach analer Dilatation eine intermittierende partielle anale Inkontinenz. Auch bei Multipara wurde nach analer Dilatation ein erhöhtes Inkontinenzrisiko gefunden [95].

Im Vergleich transanale Staplernaht (Analdilatation minimal und kurz) mit transanaler Handnaht (Dilatation maximal und lang) lag der anale Ruhedruck bei der ersten Gruppe höher (81,3 mm Hg vs. 50 mm Hg: p < 0,03) und kein Patient brauchte Einlagen. In der zweiten Gruppe hatten 14 % Schmieren am Tag und 28 % in der Nacht [96].

Eine Vergleichsuntersuchung transanale vs. transabdominale Mukosektomie bei Patienten mit restaurativer Proktokolektomie (Dilatationszeit von 72 min vs. 19 min) zeigte einen signifikant tieferen analen Ruhedruck bei der ersten Gruppe mit endoanalem Verfahren [97].

Horgan et al. [98] untersuchten 20 Patienten nach transanaler EEA-Staplernaht im distalen Rektum mittels Manometrie (prä- bzw. postoperativ und 6 Monate postoperativ) und 11 Patienten mittels intraoperativer Manometrie und 6 mittels präsakraler Nervenstimulation. SRP und SPP waren postoperativ vermindert und erholten sich nicht nach 6 Monaten. Der peroperativ gemessene SRP war nach EEA-31-Stapleranastomose signifikant vermindert, wogegen »high ligation« der AMI, Rektummobilisation und Rektumtranssektion keinen Einfluß hatten. Stimulation des pelvinen Plexus nach Rektummobilisation produzierte in 4 von 6 Fällen eine transiente Hemmung des SRP, welcher sich nach 20 s wieder erholte. Diese Autoren postulieren ein direktes Trauma am SAI, bedingt durch die transanale Dilatation (Stapler?). Diese Auffassung wurde durch andere Autoren nicht unterstützt [99].

Am Tiermodell (Windhunde) scheint der postoperative Ruhedruck nach transanaler Handanastomose im Vergleich zur Stapleranastomose signifikant tiefer zu sein [100].

ZUSAMMENFASSUNG

Die Analkanaldilatation muß als wesentlicher Faktor für den postoperativen Abfall des Ruhedruckes bewertet werden. Ob dieser Abfall zur Kontinenzstörung führt, ist weitgehend davon abhängig, inwieweit die übrigen kontinenzsteuernden Parameter (Übergangszone, partieller Internusverlust, Reservoirfunktion) intakt sind und somit kompensieren können.

2. Intersphinktäre Resektion?

Dieser Resektionstyp erlaubt die sphinktererhaltende Resektion distalster Tumoren mit Unterrand zwischen 4 und 5 cm ab LAC und villöser Adenome bis 1 cm ab LAC, vorausgesetzt, die prognostisch relevanten karzinologischen Kriterien sind erfüllt. Dabei werden die obersten 2/3 des inneren Analkanals bis zur Linea dentata durch das intersphinktäre Spatium entfernt. Funktionell werden Sensibilitäts- und Ruhedruckzone partiell reduziert zusammen mit Verminderung der Reservoirkapazität nach Rektumresektion.

Kusunoki et al. [101] prüften im Rahmen einer Pilotstudie 4 Resektionstypen des SAI (einseitig proximal bis zur Linea dentata, LDA, zirkulär proximal bis LDA, einseitig total bis LAC, beidseitig total bis LAC). Dabei zeigte sich, daß die zirkuläre Internusresektion bis zur LDA manometrisch wie funktionell ein gutes Kontinenzresultat ergibt. Das Rektum wurde standardisiert mit einer Kolon-J-Pouch zur Kapazitätserhöhung ersetzt.

Schiessel et al. [102] untersuchten 38 Patienten nach intersphinktärer Resektion. Der Sphinkterruhedruck blieb 2 Jahre postoperativ signifikant tiefer (98,1 vs. 35,1 cm H_2O). Der Sphinkterpreßdruck war transient vermindert. Die Kontinenzleistung wurde bei allen Patienten als befriedigend beurteilt. Eine weitere Studie

[76] berichtete über 66 Patienten mit intersphinktärer koloanaler Anastomose (CAA) (Follow-up: 3–13 Jahre), wovon 85% ein gutes funktionelles Resultat erzielten. In dieser Arbeit wurde die unterste Resektionsgrenze bei 3 cm ab LAC gesetzt und nur hoch- und mäßiggradig differenzierte Karzinome (G1/G2) intersphinktär reseziert.

ZUSAMMENFASSUNG

Die intersphinktäre Resektion des SAI bis zur LDA ist aus funktioneller Sicht gerechtfertigt, wenn die präoperativen Sphinkterdruckwerte normal waren. Bei betagten Patienten oder Multipara mit einem grenzwertigen Sphinkterpreßdruck sollte keine intersphinktäre Resektion gewagt werden. Die totale Internusresektion ist möglich, die Kontinenzleistung aber vermindert. Sie ist aus karzinologischen Gründen nur beim Tumorstadium I, G1/G2, zu vertreten.

3. Präoperative anale Manometrie?

Die Frage der präoperativ durchzuführenden analen Manometrie zur Selektion der Patienten mit erhöhtem postoperativem Inkontinenzrisiko wird in der Literatur kontrovers diskutiert.

Einige Autoren [103] sind der Meinung, daß der geschulte Finger eines erfahrenen Untersuchers den Sphinkterruhe- und Preßdruck exakt beurteilen könne, während andere [104] die Notwendigkeit einer präoperativen Manometrie zur Selektion der Patienten mit hypotonem Sphinkter betonen und eine SER bei Patienten mit pathologischen Sphinkterdruckwerten strikte ablehnen. Weitere Verfechter dieser Meinung [100] beurteilen die präoperative anale Manometrie als das beste Mittel zur Identifikation der postoperativ kontinenzgefährdeten Patienten. In der Heidelberger Serie [105] konnte damit bei 9,1% der Patienten nach IPAA eine drohende Inkontinenz vor Stomaverschluß diagnostiziert werden. Diese profitierten von Biofeedbacktraining und kontinenzunterstützenden Maßnahmen. Das Stoma konnte zu einem späteren Zeitpunkt zurückverlagert werden.

Church et al. [106] untersuchten 150 Patienten (134 ileoanale, 16 koloanale Anastomosen). Präoperativ und 6 Wochen postoperativ wurde eine anale Manometrie durchgeführt. Patienten mit hohem präoperativem Sphinkterruhedruck zeigten postoperativ einen signifikant stärkeren Abfall als Patienten mit präoperativ geringgradig hypotonem Sphinkter. Somit scheint die anale Dilatation für den normalen Sphinkter ein stärkeres Trauma zu bedeuten als für den geschwächten Sphinkter. Daraus schließen die Autoren, daß der präoperative Meßwert nicht als Selektionskriterium zum Ausschluß einer SER ausschlaggebend sein dürfe.

Denn klinisch kontinente Patienten könnten trotz präoperativer Sphinkterhypotonie ein gutes funktionelles Resultat erreichen und von einer SER profitieren. Im Gegensatz dazu seien erhöhte präoperative Sphinkterdruckwerte keine Garantie für ein postoperativ gutes funktionelles Resultat.

ZUSAMMENFASSUNG

Die anale Manometrie stellt kein absolut zuverlässiges Mittel zur Objektivierung der Kontinenzleistung dar. Die z. Z. verfügbaren Daten erlauben keine Selektion der postoperativ kontinenzgefährdeten Patienten aufgrund der präoperativen Manometrieresultate. Ihr Einsatz ist erforderlich: in Zweifelsfällen, bei Multipara, zur Qualitätskontrolle vor und nach Eingriffen am Sphinkter und wissenschaftlich zur Objektivierung der Druckverhältnisse verschiedener Einflüsse auf den Sphinkter. Zur Beurteilung der Kontinenzleistung im klinischen Alltag sind exakter Fragebogen und digitale Untersuchung ebenso hilfreich.

3.3.3 Auswirkung der präoperativen Radiotherapie

Die neoadjuvante, d. h. präoperative Radiotherapie mit 40 Gy innerhalb von 6 Wochen appliziert, verfolgt zwei Ziele: Steigerung der Anzahl kurativ operabler Patienten und Senkung der lokoregionären Rezidivrate [107, 108]. Die gleichzeitig verabreichte Chemotherapie (neoadjuvante Chemoradiotherapie) scheint in retrospektiven Studien [43, 109, 110] die Durchführbarkeit sphinktererhaltender Eingriffe gegenüber der alleinigen Radiotherapie zu erweitern. Wie stark die präoperative Radiotherapie mit nachfolgender koloanaler Anastomose den Kontinenzapparat beeinträchtigt, ist z. Z. wenig untersucht. Die Auswirkungen der kombinierten Chemoradiation sind nicht bekannt.

Eine Arbeit [107] berichtete über 21 Patienten (Phase I/II) mit präoperativ applizierter Radiotherapie mit 46 Gy auf das kleine Becken. In 89% der Fälle wurde ein gute Kontinenzleistung erhoben (Follow-up: 29 Monate/10–60). Andere Autoren [111] applizierten bei 181 Patienten eine präoperative Radiotherapie (Einzeldosen: 5 Gy) mit nachfolgender Rektumresektion und tiefer Anastomose. Außer gelegentlichem Schmieren traten keine Kontinenzprobleme auf.

Präoperative Strahlentherapie in Form von intraluminaler Brachytherapie [112] gefolgt von Rektumresektion mit Kolon-J-Pouch analer Rekonstruktion wurde erst kürzlich publiziert. Drei Gruppen wurden kontrolliert: Gruppe I war Kontrollgruppe, Gruppe II erhielt 30 Gy und Gruppe III 80 Gy. Bei der Gruppe III trat eine signifikante Verminderung des Ruhedruckes und Zunahme analer Inkontinenz auf. Die Gruppe mit 30 Gy hatte keine Kontinenzprobleme.

ZUSAMMENFASSUNG

Das Ausmaß der Kontinenzstörung ist abhängig von Dosis und Applikationsart der präoperativen Radiotherapie. Die funktionellen Auswirkungen können mit den z. Z. verfügbaren Daten nicht zuverlässig beurteilt werden. Dazu bedürfte es prospektiver Daten, welche die Kontinenzleistung unter gleichen Rahmenbedingungen (Operationsart, adjuvanter Therapieart und Untersuchungsmethoden) vor und nach Radiotherapie und nach der koloanalen Rekonstruktion erfaßten.

Literatur

1. Fielding LP, Phillips RKS, Fry JS (1986) The prediction of outcome after curative resection for large bowel cancer. Lancet 2: 904–907
2. Feil W, Wunderlich M, Kovatz E (1988) Factors influencing the development of local recurrence after radical anterior resection. Int J Colorectal Dis 3: 195–200
3. Wiggers T, Arends JW, Volovics A (1988) Regression analysis of prognostic factors in colorectal cancer after curative resections. Dis Colon Rectum 31: 33–41
4. Herrera L, Brown MT (1994) Prognostic profile in rectal cancer. Dis Colon Rectum 37: 1–5
5. Hugier M, Depoux F, Houry S, Mauban S (1990) Adenocarcinoma of the rectum treated by abdominoperineal Excision: multivariate analysis of prognostic factors. Int J Colorectal Dis 5: 144–147
6. Freedman LS, Macaskill P, Smith AN (1984) Multivariate analysis of prognostic factors for operable rectal cancer. Lancet 29: 733–736
7. Horn A, Dahl O, Morild I (1990) The role of venous and neural invasion on survival in rectal adenocarcinoma. Dis Colon Rectum 33: 598–601
8. Minsky BD, Mies C, Recht A, Richt A, Chaffey JT (1988) Resectable adenocarcinoma of the rectosigmoid and rectum. II. The influence of blood vessel invasion. Cancer 61: 1417–1424
9. Quirke P, Durdey P, Dixon MF, Williams NS (1986) Local recurrence of rectal adenocarcinoma due to inadequate surgical resection: histopathological study of lateral tumor spread and surgical excision. Lancet 1: 996
10. Horn A, Dahl O, Morild I (1991) Venous and neural invasion as predictors of recurrence in rectal adenocarcinoma. Dis Colon Rectum 34: 798–804
11. Bosset JF, Ardez-Dindre F, Pelissier E, Mantion G, Camelot G, Gillet M (1986) Facteurs anatomo-pathologiques de pronostic des cancers du rectum. Etude mono et multifactorielle. Gastroenterol Clin Biol 10: 728–135
12. Domergue J, Rouanet P, Daures JP, Kasse A, Dubois JB, Joyeux H (1988) Cancer du rectum: traitment par association radio chirurgicale de 328 malades. Etude mono et multifactorielle des facteurs de pronostic. Gastroenterol Clin Biol 12: 797–802
13. Elias D, Henry-Amar M, Lasser P, Gareer W, Bognel C (1985) Cancer du rectum: facteurs prédictifs de la survenue des rézidives loco-régionales. Etude multifactorielle. Gastroenterol Clin Biol 9: 776–781
14. de la Rochefordiere A, Salmon RJ, Asselain B, Mosseri V, Girodet J, Durand JC (1990) Récidives locales des cancers du rectum. Analyse multidimensionelle des facteurs anatomo-cliniques et rôöe de l'irradiation. Gastroenterol Clin Biol 14: 619–625
15. Neville R, Fielding PL, Amendola C (1987) Local tumor recurrence after curative resection for rectal cancer. A ten hospital review. Dis Colon Rectum 30: 12–17
16. McDermott FT, Hughes ESR, Pihl E, Johnson WR, Price AB (1985) Local recurrence after potentially curative resection for rectal cancer in a seiries of 1008 patients. Br J Surg 72: 34–37
17. Bosset JF, Pavy JJ, Pelissier E, Gillet M, Mantion G, Arbez-Gindre F (1991) Radiothérapie externe adjuvante des cancers du rectum. Analyse et résultats des essais contrôlés. Gastroenterol Clin Biol 14: 619–625
18. Williams NS (1984) The rationale for preservation of the anal sphincter in patients with low rectal cancer. Br J Surg 71: 575–581
19. Williams NS, Dixon MF, Johnston D (1985) The outcome following sphincter-saving resection and abdominoperineal resection in low rectal cancer. Br J Surg 72/8: 595–598
20. Welch JP, Welch CE (1993) Cancer of the Rectum: Where are we? Where are we going? Arch Surg 128: 697–702
21. Lazorthes F, Voigt JJ, Roques J, Chiotasso P, Chevreau P (1990) Distal intramural spread of carcinoma of the rectum correlated with lymph node involvement. Surg Gynecol Obstet 170: 45–48
22. Williams NS, Dixon MF, Johnston D (1983) Reappraisal of the 5 centimetre rule of distal excision for carcinoma of the rectum: a study of distal intramural spread and of patients survival. Br J Surg 70: 150–154
23. Wolmark N, Fisher B (1986) An analysis of survival and treatment failure following abdominoperineal and sphincter-saving resection in Dukes' B and C rectal carcinoma. A report of the NSABP clinical trials. Ann Surg 204: 480–489
24. Pollett WG, Nicholls RJ (1983) The relationship between the extent of distant clearance and survival and local recurrence rates after low anterior resection for carcinoma of the rectum. Ann Surg 70: 159–163
25. Weese JL, O'Grady MG, Ottery FD (1986) How long is the five centimeter margin? Surg Gynecol Obstet 1163: 101–103
26. Sondenaa A, Kjellevold KH (1990) A prospective study of the length of the distal margin after low anterior resection for rectal cancer. Int J Colorectal Dis 5: 103–105
27. Heald RJ, Husband EM, Ryall RDH (1982) The mesorektum in rectal cancer surgery. The clue to pelvi recurrence? Br J Surg 69: 613–616
28. Karanjia ND, Schache DJ, North WRS, Heald RJ (1990) Close shave in anterior resection. Br J Surg 77: 510–512
29. MacFarlane JK, Ryall RDH, Heald RJ (1993) Mesorectal excision for rectal cancer. Lancet 341: 457–460
30. Wolff BG (1992) Lateral margin of resection in adenocarcinoma of the rectum. World J Surg 16: 467–469
31. Fielding LP (1993) Mesorectal excision for rectal cancer. Lancet 341: 471–472
32. Cawthorn SJ, Parums DV, Gibbs NM, A'Hern RP, Caffarey SM, Broughton CI (1990) Extent of mesorectal spread and involvement of lateral resection margin as prognostic factor after surgery for rectal cancer. Lancet 335: 1055–1059

33. Surtees P, Ritchie JK, Phillips RKS (1990) High versus low ligation of the inferior mesenteric artery in rectal cancer. Br J Surg 77: 618–621
34. Glass R, Ritchie J, Thompson H, Mann C (1985) The results of surgical treatment of cancer of the rectum by radical resection and extended abdominoiliac lymphadenectomy. Br J Surg 72: 599–601
35. Hojo K, Sawada T, Moriya Y (1989) An analysis of survival and voiding, sexual function after wide iliopelvic lymphadenectomy in patients with carcinoma of the rectum, compared with conventional lymphadenectomy. Dis Colon Rectum 32: 128–133
36. Michelassi F, Block G (1992) Morbidity and Mortality of wide pelvic lymphadenectomy for rectal adenocarcinoma. Dis Colon Rectum 35: 1143–1147
37. Enker WE (1992) Potency,cure, and local control in the operative treatment of rectal cancer. Arch Surg 127: 1396–1402
38. Hojo K, Koyama Y, Moriya Y (1982) Lymphatic spread and its prognostic value in patients with rectal cancer. Am J Surg 144: 350–353
39. Moriya Y, Hojo K, Sawada T, Koyama Y (1989) Significance of lateral node dissection for advanced rectal carcinoma at or below the peritoneal reflection. Dis Colon Rectum 32: 307–315
40. Michelassi F, Block G, Vannucci L, Montag A, Chappell R (1988) A 5-to 21 – year follow-up and analysis of 250 patients with rectal adenocarcinoma. Ann Surg 208: 379–389
41. Harnsberger JF, Vernava AM, Longo WE (1994) Radical abdominopelvic lymphadenectomy: Historic perspective and current role in the surgical management of rectal cancer. Dis Colon Rectum 37: 73–87
42. Krook J, Moertel C, Gunderson L (1991) Effective surgical adjuvant therapy for high-risk rectal carcinoma. N Engl J Med 324: 709–715
43. Minsky B, Cohen A, Enker W et al. (1994) Preoperative 5-Fluorouracil,low-dose leucovorin, and concurrent radiation therapy for rectal cancer. Cancer 73: 273–278
44. Marks G, Mohiuddin M, Masoni L (1993) The reality of radical sphincter preservation surgery for cancer of the distal 3 cm of rectum following high-doseradiation. Int J Radiat Oncol Biol Phys 27: 779–783
45. Rosi P, Cahill W, Carey J (1962) A ten year study of hemicolectomy in the treatment of carcinoma of the left half of the colon. Surg Gynecol Obstet 114: 14–24
46. Grinnell R (1965) Results of ligation of the inferior mesenteric artery at the aorta in resections of carcinoma of the descending and sigmoid colon and rectum. Surg Gynecol Obstet 120: 1031–1036
47. Pezim ME, Nicholls RJ (1984) Survival after high or low ligation of the inferior mesenteric artery during curative surgery for rectal cancer. Ann Surg 200: 729–733
48. Umpleby HC, Williamson RCN (1987) Anastomotic recurrence in large bowel cancer. Br J Surg 74: 873–878
49. Killingback M, Wilson E, Hughes ESR (1965) Anal metastases from carcinoma of the rectum and colon. Aust N Z J Surg 34: 178–187
50. Guiss RL (1954) The implantation of cancer cells within a fistula in ano. Surgery 36: 136–139
51. Umpleby HC, Fermor B, Symes MO (1984) Viability of exfoliated colorectal carcinoma cells. Br J Surg 71: 659–663
52. Skipper D, Cooper AJ, Marston JE (1987) Exfoliated cells and in vitro growth in colorectal cancer. Br J Surg 74: 1049–1052
53. Rosenberg IL, Russell CW, Giles GR (1978) Cell viability studies on the exfoliated colonic cancer cells. Br J Surg 65: 188–190
54. Gordon-Watson C (1938) Origin and spread of cancer of the rectum in relation to surgical treatment. Lancet 1: 239–245
55. Umpleby HC, Williamson RNC (1984) The efficacy of agents employed to prevent anastomotic recurrence in colorectal carcinoma. Ann R Coll Surg Engl 66: 192–194
56. Cohn IJ, Corley RG, Floyd CE (1963) Iodized suture for control of tumor implantation in a colonic anstomosis. Surg Gynecol Obstet 116: 366–370
57. McGregor JR, Galloway DJ, McCulloch P (1989) Anastomotic suture materials and implantation metastasis: An experimental study. Br J Surg 76: 331–334
58. Rosen CB, Beart RW, Ilstrup DM (1985) Local recurrence of rectal carcinoma after handsewn and stapled anastomoses. Dis Colon Rectum 28: 305–309
59. Gertsch P, Baer HU, Kraft R (1992) Malignant cells are collected on circular staplers. Dis Colon Rectum 35: 238–241
60. Akyol AM, McGregor JR, Galloway DJ (1991) Recurrence of colorectal cancer after sutured and stapled large bowel anastomosis. Br J Surg 78: 1297–1300
61. Opelz G, Sengar DPS, Mickey MR (1973) Effect of blood transfusions on subsequent kidney transplants. Transplant Proc 5: 253–259
62. Tait BD, d'Apice AJF, Morrow L (1984) Changes in suppressor cell activity in renal dialysis patients after blood transfusions. Transplant Proc 16: 995–997
63. Reed E, Hardy M, Brensliver J (1987) Anti-idiotypic antibodies to HLA and their influence on patient sensitization. Transplant Proc19: 762–763
64. Kaplan J, Sarnaik S, Jitlin J (1995) Diminished helper/suppressor lymphocyte ratios and natural killer activity in recipients of repeated blood transfusions. Blood 64: 308–310
65. Lenhard V, Gemsa D, Opelz G (1985) Transfusion-induced release of prostaglandin E2 and its role in the activation on T suppressor cells. Transplant Proc 17: 2380–2382
66. Gascon P, Zoumbos NC, Young NS (1984) Immunologic abnormalities in patients receiving multiple blood transfusions. Ann Intern Med 100: 173–177
67. Guillou PJ 1987) Potential impact of immunobiotechnology on cancer therapy. Br J Surg 74: 705–710
68. Francis DMA (1991) Relationship between blood transfusion and tumor behavior. Br J Surg 78: 1420–1428
69. Tang R, Wang JY, Chien CRC, Chen JS, Lin SE, Fan HA (1993) The association between perioperative blood transfusion and survival of patients with colorectal cancer. Cancer 72: 341–348
70. Harder F, Laffer U, Berres M, Jäggi P, Metzger U (1990) Nach kurativer Resektion kolorektaler Carcinome wirkt die portale Chemotherapie vor allem beim nicht-bluttransfundierten Patienten. Chirurg 61: 280–285
71. Phillips RKS, Hittinger R, Blesovsky L, Fry JS, Fielding LP (1984) Local recurrence following curative surgery for large bowel cancer. I. The overall picture. Br J Surg 71: 12–16

72. Phillips RKS, Hittinger R, Blesovsky L, Fry JS, Fielding LP (1984) Local recurrence following curative surgery for large bowel cancer II. The rectum and rectosigmoid. Br J Surg 71: 17-20
73. Schumpelik V, Braun J (1991) Rectumresektion mit coloanaler Anastomose Ergebnisse der Kontinenz und Radikalität. Chirurg 62: 25-31
74. Hautefeuille P, Valleur P, Perniceni T et al. (1988) Functional and oncologic results after coloanal anastomosis for low rectal carcinoma. Ann Surg 207: 61-64
75. Paty PB, Enker WE (1992) Coloanal anastomosis following low anterior resection. Hepatogastroenterology 39: 202-206
76. Braun J, Treutner KH, Winkeltau G, Heidenreich U, Lerch MM, Schumpelick V (1992) Results of intersphincteric resection of the rectum with direct coloanal anastomosis for rectal carcinoma. Am J Surg 163: 407-412
77. Heald RJ, Ryall RDH (1986) Recurrence and survival after total mesorectal excision for rectal cancer. Lancet I: 1479-1482
78. Benchimol D, Chazal M, Mouroux J et al. (1994) Résultats carcinologiques et fonctionnels de l'anastomose colo-anale directe après exérèse totale du rectum pour cancer. Ann Chir 48: 596-603
79. Deddish MR, Stearns MW (1961) Anterior resection for carcinoma of the rectum and rectosigmoid. Ann Surg 154: 961-966
80. Patel SC, Tovee BE, Langer B (1977) Twenty-five years of experience with radical surgical treatment of carcinoma of the extra-peritoneal rectum. Surgery 82: 460-465
81. Strauss RJ, Friedman M, Platt M, Wise L (1978) Surgical treatment of rectal carcinoma: results of anterior resection versus abdominoperineal resection at a community hospital. Dis Colon Rectum 21: 269-275
82. Jones PF, Thomson HJ (1982) Long term results of a consistent policy of sphincter preservation in the treatment of carcinoma of the rectum. Br J Surg 69: 564-568
83. Williams NS, Johnston D (1984) Survival and recurrence after sphincter saving resection and abdominoperineal resection for carcinoma of the middle third of the rectum. Br J Surg 71: 278-282
84. von Flüe M, Rothenbühler JM, Helwig A, Beglinger C, Stalder GA, Harder F (1995) Sphinktererhaltende Chirurgie bei Tumoren des mittleren und distalen Rektum: Methoden, Indikation und Grenzen. Schweiz Med Wochenschr 125: 278-294
85. Huguet C, Harb J, Bona S (1990) Coloanal anastomosis after resection of low rectal cancer in the elderly. World J Surg 14: 619-623
86. von Flüe M, Rothenbühler JM, Hellwig A, Beglinger C, Harder F (1994) Die colo-j-pouch-anale Rekonstruktion nach totaler Rektumresektion: funktionelle Aspekte. Schweiz Med Wochenschr 124: 1056-1063
87. Paty BP, Enker WE, Cohen AM, Minsky BD, Friedlander-Klar H (1994) Long-term functional results of coloanal anastomosis for rectal cancer. Am J Surg 167: 90-95
88. Goligher JC (1990) Commentaires de l'article de Cl. Huguet. World J Surg 14: 623
89. Kamm MA, Van der Sijp J, Lennard-Jones JE (1992) Colorectal and anal motility during defacation. Lancet 339: 820
90. Kusunoki M, Shoji Y, Yanagi H et al. (1991) Function after anoabdominal rectal resection and colonic J pouch-anal anastomosis. Br J Surg 78: 1434-1438
91. Parks AG, Percy JP (1977) Resection and sutured coloanal anastomosis for rectal carcinoma. Br J Surg 64: 596-599
92. Habr Gama A (1991) A preservacçao do aparelho esfincteriano no tratamento do cancer do reto - necassaria ou desejavel? Rev Bras Colo Proc 11: 45-47
93. Speakman CTM, Burnett SJD, Kamm MA, Bartram CI (1991) Sphincter injury after anal dilatation demonstrated by anal endosonography. Br J Surg 78: 1429-1430
94. McDonald A, Smith A, McNeill A, Finlay IG (1992) Manual dilatation of the anus. Br J Surg 79: 1381-1382
95. Snooks SJ, Swash M, Mathers SE (1990) Effect of vaginal delivery on the pelvic floor: a 5 years follow-up. Br J Surg 77: 1358-1360
96. Lavery I, Tuckson WB, Fasley KA (1989) Internal anal sphincter function after total abdominal colectomy and stapled ileal pouch-anal anastomosis without mucosal proctectomy. Dis Colon Rectum 32: 950-953
97. Keighley MRB (1988) Abdominal mucosectomy reduces the incidence of soiling and sphincter damage after restorative proctocolectomy and j-pouch. Dis Colon Rectum 30: 386-390
98. Horgan PG, O'Connell PR, Shinkwin CA, Kirwan WO (1989) Effect of anterior resection on anal sphincter function. Br J Surg 76: 783-786
99. Pedersen IK, Christiansen J, Hint K, Jensen P, Olson J, Mortensen PE. Anorectal Function after low anterior resection for carcinoma. Ann Surg 1988; 204: 133-135.
100. Molloy RG, Moran KT, Coulter J, Kirwan WO (1992) Mechanism of sphincter injury following low anterior resection. Br J Surg 77: 1421
101. Kusunoki M, Shoji Y, Yanagi H, Fujita S, Hatada T (1992) Modified anoabdominal rectal resection and colonic J-pouch anal anastomosis for lower rectal carcinoma: Preliminary report. Surgery 112: 876-883
102. Schiessel R, Karner Hanusch J, Herbst F, Teleky B, Wunderlich M (1994) Intersphincteric resection for low rectal tumours. Br J Surg 81: 1376-1378
103. Orrom WJ, Williams JG, Rothenberger DA, Wong WD (1990) Portable anorectal manometry. Br J Surg 77: 876-877
104. Wunderlich M, Teleky B, Schiessel R (1986) Sphinkterfunktion nach coloanaler Anastomose. Langenbecks Arch Chir 367: 259-269
105. Kroesen AJ, Stern J, Buhr HJ, Herfarth C (1995) Kontinenzstörungen nach ileoanaler Pouchanlage - diagnostische Kriterien und therapeutische Folgerungen. Chirurg 66: 385-391
106. Church JM, Saad R, Schröder T et al. (1993) Predicting the functional result of anastomosis to the anus: the paradox of preoperative anal resting pressure. Dis Colon Rectum 36: 895-900
107. Minsky BD, Cohen AM, Enker WE, Sigurdson E (1992) Phase I/II trial of pre-operative radiation therapy and coloanal anastomosis in distal invasive resectable rectal cancer. Int J Radiat Oncol Biol Phys 23: 387-392

108. Frykholm GJ, Glimelius B, Pahlman L (1993) Preoperative or postoperative Irradiation in Adenocarcinoma of the rectum: Final treatment results of a randomized trial and an evaluation of late secondary effects. Dis Colon Rectum36: 564–572
109. Moertel CG (1994) Chemotherapy for colorectal cancer. N Engl J Med 330: 1136–1142
110. Shumate CR, Rich TA, Skibber JM, Ajani JA, Ota DM (1993) Preoperative Chemotherapy and radiation therapy for locally advanced primary and recurrent rectal carcinoma. A report of surgical morbidity. Cancer 71: 3690–3696
111. Marks G, Mohiuddin M, Borenstein BD (1985) Preoperative radiation therapy and sphincter preservation by the combined abdomino-trtanssacral technique for selected rectal cancer. Dis Colon Rectum 28: 565–571
112. Kusunoki M, Shoji Y, Yanagi H et al. (1993) Anorectal function after preoperative intraluminal brachytherapy and colonic J pouch-anal anastomosis for rectal carcinoma. Br J Surg 80: 933–935

KAPITEL 4

Prinzipien und Technik der Rektumresektion unter Berücksichtigung der chirurgischen Anatomie

Das Anorektum liegt anatomisch weitgehend extraperitoneal und geht kaudal fließend in eine dynamische trichterförmige Muskelplatte (Levator) über, welche perineal durch eine zweite plane Muskelplatte (Perineum) abgedeckt wird. Rektales Fettgewebe und intrapelvine Gefäß-Nerven-Strukturen werden durch dünne Faszienschichten überzogen, welche aneinander haften und dem Chirurgen als Leitstrukturen zum Auffinden der richtigen Dissektionsebene dienen. Zudem bieten diese Faszien natürliche Grenzen gegen die Tumorausbreitung. Die exakte Kenntnis dieser Schichten erlaubt eine blutarme Dissektion, ohne perioperativen Transfusionsbedarf, mit minimalem Operationsrisiko.

Operativ bedingte Komplikationen betreffen besonders den extraperitonealen Teil, also die Entfernung des mittleren und distalen Rektums. Hämorrhagie, Rektumperforation, sexuelle Störungen und Lokalrezidive können die Folgen einer unsachgemäßen Rektumdissektion sein.

Die *pelvine Hämorrhagie* tritt in der Literatur zwischen 1,3 und 5% [1] auf und ist meist Folge der Eröffnung der kaudalen präsakralen Faszie mit Verletzung des venösen präsakralen Plexus.

Die *peroperative Rektumperforation* und Karzinomzelldissemination tritt in großen Serien bis zu 21% [2] auf und beeinflußt Überleben und lokoregionales Rezidiv, insbesondere bei tumornaher Perforation. In einer Serie von 1360 Patienten [3] mit Rektumresektion wegen Karzinoms fand sich bei 8,7% eine intraoperative Rektumperforation. 39% der betroffenen Patienten (Perforation gilt als T4) hatten ein lokales Rezidiv, verglichen mit 12,9% der Patienten ohne Perforation. Die Fünfjahresüberlebensrate war 44% mit Perforation und 70% ohne Perforation.

Störungen der Sexualität treten nach totaler Rektumresektion bei 5–50% der Männer auf [4–6]. Die Inzidenz steigt nach erweiterter pelviner Lymphadenektomie bis zu 100% [4, 7]. Dabei ist sowohl die parasympathisch gesteuerte Erektion wie auch die sympathisch kontrollierte Ejakulation betroffen. Erektionsstörungen treten nach APR häufiger auf als nach SER. Eine kürzliche Literaturzusammenstellung der Chirurgie beim tiefen Rektumkarzinom bei 641 Männern durch Walsh u. Schlegel [8] zeigt, daß die erektile Dysfunktion nach APR in 46% der Fälle auftrat und nach SER in 15%. Ejakulationsstörungen traten nach APR in 35% der Fälle und nach SER in 44% auf. Im Gegensatz dazu traten Erektionsstörungen nach 1300 Proktektomien wegen entzündlicher kolorektaler Erkrankung nur bei 5% der Männer und Ejakulationsstörungen in 6% auf. Diese Differenz ist auf das beschränkte Resektionsausmaß bei benignen Erkrankungen zurückzuführen.

Permanente Blasenlähmungen treten nach APR zwischen 7 und 59% auf [4, 9] und sind ebenso Folge direkter Schädigung der mit dem extraperitonealen Rektum eng benachbarten vegetativen Nerven.

Das Lokalrezidiv nach Rektumresektion wegen Karzinoms ist hauptsächlich abhängig von tumorbiologischen Eigenschaften und von der Ausdehnung (Staging) des Tumors zum Zeitpunkt der Operation. Rezidivraten bis 30% werden berichtet [11–14].

Tabelle 4.1. Therapie des Rektumkarzinoms im Laufe der Zeit (%)

Therapie	1985	1988	1990
Anzahl der Fälle	4683	7357	11603
Chirurgie allein	55.9	52.0	51.4
Chirurgie/Radiotherapie	19.7	15.3	11.3
Chirurgie/Chemotherapie	3.4	4.8	6.7
Chirurgie/Radiotherapie/Chemotherapie	5.0	10.7	17.2
Radiotherapie	4.2	3.6	2.7
Chemotherapie	1.1	1.6	1.1
Radiotherapie/Chemotherapie	2.9	4.8	4.4
Keine Therapie	7.8	7.2	5.2
Gesamt	100.0	100.0	100.0

Trotz Zunahme und vielversprechender Resultate der multimodalen Therapie in den letzten Jahren (Tabelle 4.1) bleibt die kurative Rektumresektion Hauptpfeiler des Behandlungskonzepts (*86,6 %* der Fälle wurden 1990 operiert) [10]. Chirurgische Technik und Erfahrung des Operateurs sind prognostisch relevante Faktoren [15].

Obwohl das Lokalrezidiv in der Regel die biologische Aktivität des Karzinoms reflektiert, ist die Rezidivrate bei Tumoren im mittleren und distalen Rektumdrittel durch eine totale Resektion des Mesorektums mit weit lateraler Resektion niedrig [16–19].

Dieses Kapitel beschreibt die anatomischen Grundlagen und die chirurgisch-onkologisch relevanten Operationsschritte der totalen Rektumresektion als Voraussetzung zu *anatomiegerechter* und *schonender Operationstaktik* mit dem Ziel, genannte *Risiken zu reduzieren*.

4.1 Chirurgische Anatomie

4.1.1 Das Rektum

Das Rektum beginnt auf Höhe des Promontoriums und endet am anorektalen Übergang, d. h. an der Stelle, wo der M. levator ani in die Längsmuskulatur des Rektums einstrahlt. Diese setzt sich im intersphinktären Raum des Sphinkterapparates fort. Das Rektum hat eine Länge von 12–15 cm und verläuft dorsal in seiner ganzen Länge extraperitoneal auf dem Sakrum. Ventral verlaufen nur die kaudalen 10 cm extraperitoneal. Diese haben engen Kontakt mit Blase, Samenblase und Prostata beim Mann, und mit Zervix und Vaginahinterwand bei der Frau. Das extraperitoneale Rektum ist mit endopelvinen Faszien (parietal und viszeral) überzogen, welche als Leitstrukturen die pelvinen Dissektionsebenen definieren.

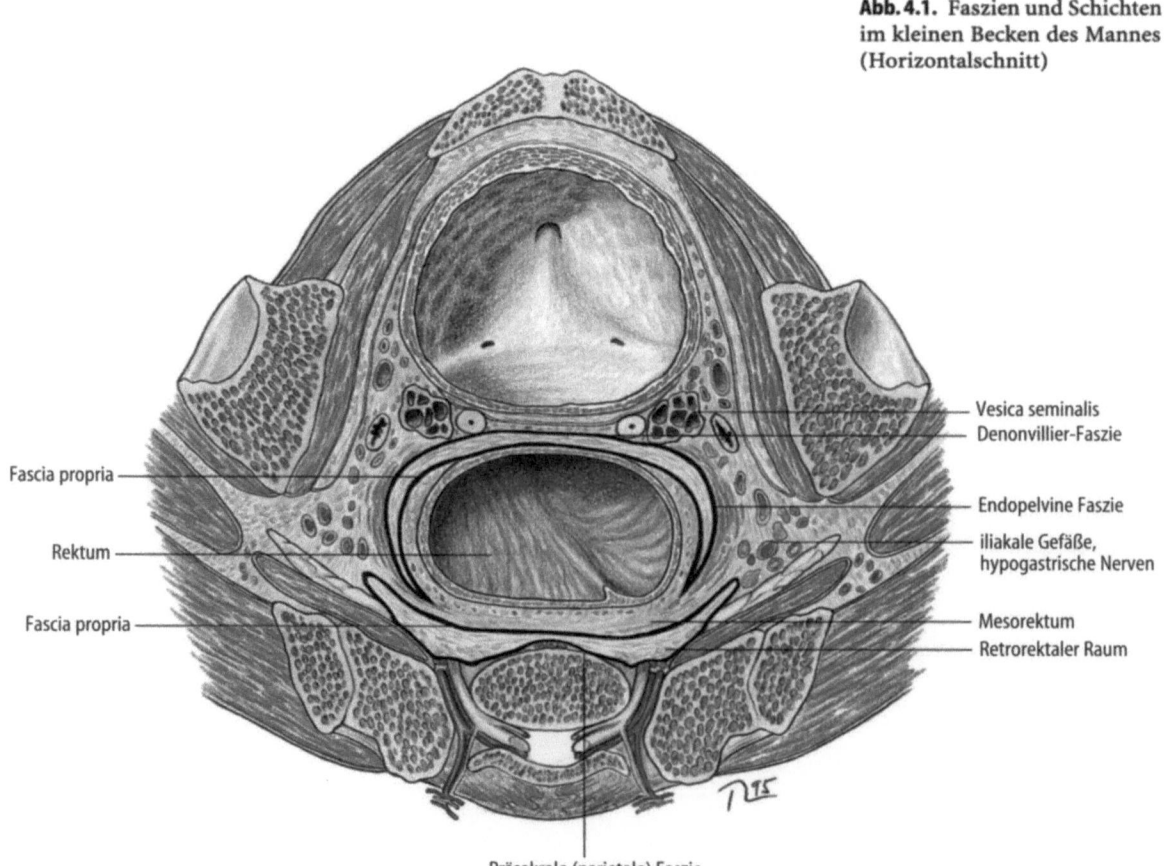

Abb. 4.1. Faszien und Schichten im kleinen Becken des Mannes (Horizontalschnitt)

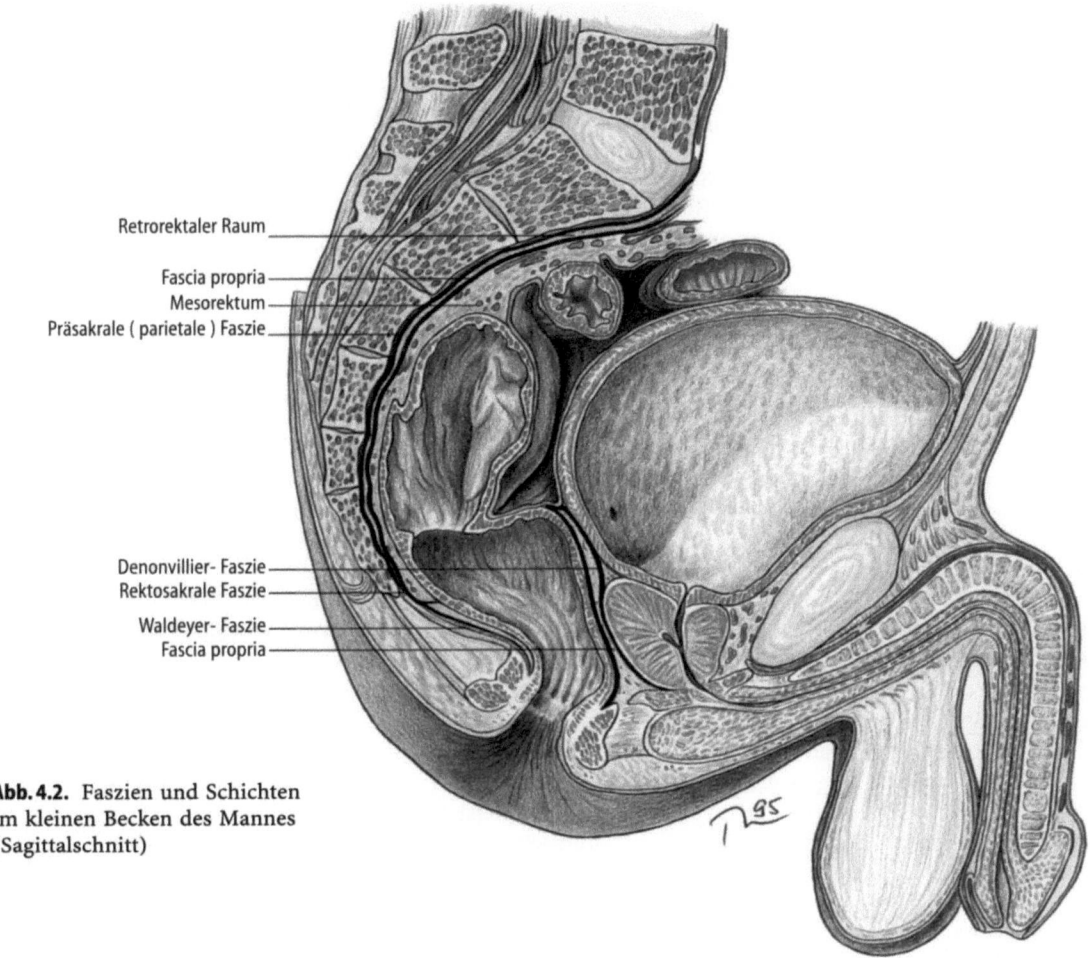

Abb. 4.2. Faszien und Schichten im kleinen Becken des Mannes (Sagittalschnitt)

4.1.2
Die endopelvinen Faszien

Parietale pelvine Faszien

Die *parietale pelvine Faszie* (Abb. 4.1 und 4.2) bedeckt die Beckenseitenwand mit den darin enthaltenen Gefäßen und vegetativen Nerven, das Sakrum und den Beckenboden (M. levator ani). Sie verschmilzt in Höhe des Os coccygis mit der Fascia pelvina visceralis, welche das Mesorektum zusammenhält [20].

Die *präsakrale (parietale) Faszie* ist eine straffe Bindegewebeschicht, welche die präsakralen Nerven und leicht verletzbaren zarten Venen des präsakralen Plexus überdeckt. Lateral wird sie dünn und geht posterolateral in die viszerale Faszie (Fascia propria) des Rektums über. Der apikale Teil dieser Faszie schützt den Plexus hypogastricus superior mit den hypogastrischen Nerven, welche lateral nach ventral verlaufen. Kaudal geht diese Faszie ins Lig. anococcygeum über und bedeckt lateral den M. rectococcygeus [21].

Die rektosakrale Faszie ist unterschiedlich ausgebildet und liegt in der Horizontalebene zwischen Sakrum (dorsal Höhe L4) und Rektum (3–5 cm oberhalb des anorektalen Übergangs), wo sie mit der viszeralen Rektalfaszie zusammentrifft. Distal davon fehlt das dorsale Mesorektum. Wegen unterschiedlicher Fasziendicke ist die dorsale Fixation des Rektums nicht immer offensichtlich.

Der Begriff *Waldeyer-Faszie* wird in der Literatur unterschiedlich verwendet. Waldeyer beschrieb alle pelvinen Faszien ohne spezielle Gewichtung der präsakralen Faszie [21]. Heutzutage wird unter »Waldeyer-Faszie« meist der dem Lig. anococcygeum aufliegende parietale Faszienteil, welcher kaudal den retrorektalen Raum begrenzt, verstanden.

Die viszeralen pelvinen Faszien

Von chirurgischer Bedeutung sind die Fascia propria des Rektums und die Denonvillier-Faszie (Abb. 4.1 und 4.2).

Die *Fascia propria* umfaßt dorsal und lateral das Mesorektum, d. h. Fettgewebe, welches Blutgefäße, Nerven und Lymphbahnen/-knoten enthält. Kaudal geht diese Faszie ca. 2–3 cm oberhalb des anorektalen Übergangs in die rektosakrale parietale Faszie über. Kranial ist sie am rektosigmoidalen Übergang nicht mehr zu finden.

Der *retrorektale Raum* liegt zwischen der präsakralen Faszie und der Fascia propria. Dieser gefäß- und nervenfreie Raum bietet die ideale Präparationsschicht. Die laterale Begrenzung bilden die lateralen Ligamente (Ailerons latéraux) und die kaudale Begrenzung bildet die rektosakrale Faszie. Kranial posterolateral liegen unter der parietalen endopelvinen Faszie die iliakalen Gefäße und die hypogastrischen Plexusfasern. Eine Präparation unter dieser Faszie kann zu Gefäß- und Nervenverletzungen führen. Einige splanchnische Nerven verlaufen im posterolateralen retrorektalen Raum und können an der viszeralen Faszie anhaften.

Als *Mesorektum* wird das lymph- und blutgefäßreiche Fettgewebe dorsal und lateral des Rektums bezeichnet. Es enthält die Ausläufer der A. mesenterica inferior. Gegenüber dem retrorektalen Raum ist es durch die viszerale Rektumfaszie abgetrennt. Das Mesorektum ist ein chirurgischer Begriff und anatomisch nicht etabliert [22]. Es beinhaltet keine wichtigen Nerven und kann ohne funktionelle Folgen entfernt werden. Die *chirurgische Bedeutung* liegt in der mesorektalen Tumorstreuung bösartiger anorektaler Tumoren [23]. Damit ist die diskontinuierliche Tumorausbreitung gemeint. Es handelt sich um Tumorsatelliten, d. h. nur mikroskopisch sichtbare isolierte Tumorknoten außerhalb von Lymphknoten. Diese entwickeln sich aus Tumorabsiedlungen innerhalb von Lymphbahnen, kleinen Venen oder Perineuralräumen. Die Satelliten finden sich in der Submukosa, der Muscularis propria und am häufigsten im perirektalen Mesorektum lateral oder kaudal des Tumors. Daraus ergeben sich Konsequenzen für die chirurgische Technik: »Close shave in total mesorectal excision« [17], d.h. mit anderen Worten: *Das Mesorektum soll bei allen extraperitoneal lokalisierten Rektumkarzinomen komplett entfernt werden!*

Die Denonvillier-Faszie [24] wurde erstmals beim Mann beschrieben und bedeutet die zarte Faszie zwischen Prostata bzw. Samenblase und Rektum. Diese liegt frontal zwischen M. levator ani und rektovesikalem Peritoneum (vordere Umschlagfalte). Zwischen Faszie und Rektumvorderwand findet sich der supralevatorische Raum (Denonvillier-Raum). Bei der Frau entspricht die Faszie dem Septum rectovaginale. Die Konsistenz dieser Faszie variiert zwischen zerreißlich zart und straffer Membran. Die Präparation kann, abhängig von Tumorlage und /-penetration, ventral oder dorsal der Faszie erfolgen. Dorsal liegt die Faszie lose dem Rektum auf, während sie ventral der Samenblase und Prostata adhärenter anliegt und vaskuläre Verbindungen aufweist.

Die *lateralen Ligamente* entstehen auf Höhe des 3. Sakralsegments und strahlen von posterolateral ins Rektum ein. Sie enthalten meist feine vegetative Nervenfasern und Bindegewebe. In ca. 25% der Fälle kann unilateral eine akzessorische A. rectalis media enthalten sein [25]. Die A. rectalis media verläuft kaudal auf dem M. levator ani und strahlt von ventrolateral ins Rektum ein. Die Durchtrennung der lateralen Ligamente provoziert selten eine Blutung und kann ohne Ligaturen erfolgen.

4.1.3
Die Blutversorgung

Das Rektum wird durch 3 Hauptarterien versorgt: A. rectalis superior, media und inferior. Alle 3 Gefäße sind chirurgisch relevant. Besondere Beachtung gebührt den präsakralen Venen, welche bei Verletzung zu unstillbarer Blutung führen können.

Die *A. rectalis superior* ist die kaudale Verlängerung der A. mesenterica inferior und beginnt an der Kreuzungsstelle der A. iliaca communis. Nach Abgang einiger sigmoidaler Äste versorgt sie das obere Rektumdrittel. Meist verläuft sie im Mesorektum zweigeteilt und kann ins distale Rektumdrittel auslaufen. Gemäß Ayoub [25] gibt es keine extramuralen Verbindungen zu den Endästen der A. mesenterica superior.

Die *A. rectalis media* erreicht die Rektumwand ventrolateral auf Höhe des M. levator ani und liegt unterhalb der lateralen Ligamente. Sie ist in etwa 10% inkonstant angelegt [26] und ihre Bedeutung umstritten. Bei insuffizienter A. rectalis superior ist sie zur genügenden proximalen Rektumdurchblutung vital. Zur Versorgung des distalen Rektums ist eine suffiziente A. rectalis inferior ausreichend.

Die *A. rectalis inferior* verläuft unterhalb des M. levator ani, d.h. außerhalb des kleinen Beckens. Sie durchquert die Fossa ischiorectalis und versorgt den Sphincter ani externus von lateral. Sie entspringt der A. pudendalis, einem Ast der A. iliaca interna. Intramurale Verbindungen zur A. rectalis superior wurden nachgewiesen [25].

Die *präsakralen Venen* sind geschützt durch die präsakrale Faszie. Neuere anatomische Untersuchungen [27] haben gezeigt, daß in ca. 16% der untersuchten Leichenbecken Venenverbindungen zu intrasakralen Venenplexus bestehen. Die Verbindung erfolgt durch 2–5 mm durchmessende Foramina zwischen 3. und 5. Sakralsegment. Bei Verletzung der präsakralen Venen retrahieren diese in die Foramina und erschweren die Blutstillung.

4.1.4
Der Lymphabfluß

Der Lymphabfluß geschieht über ein großes zusammenhängendes Netz hauptsächlich in 4 Richtungen. Unterhalb des M. levator ani im Bereich des Anus erfolgt die Lymphdrainage in die inguinalen Lymphknoten. Der Analkanal drainiert entlang der A. rectalis inferior bzw. pudenda und der distale Teil des Rektums entlang der A. rectalis media in die iliakalen und später paraaortalen Lymphstationen. Die oberen und z. T. mittleren Rektumabschnitte drainieren entlang der A. rectalis superior direkt in die paraaortalen Lymphbahnen. Die Tumorausbreitung in regionale Lymphknoten findet hauptsächlich in kranialer Richtung statt. Tumorblockaden der proximalen Lymphbahnen führen zu retrogradem Lymphfluß mit Metastasierung der perirektalen Lymphknoten distal des Tumors [28–30]. Dieser Metastasierungstyp kommt bei weit fortgeschrittenen (pN2,3) und High-grade-Tumoren (wenig differenziert) vor.

4.1.5
Die anorektale Innervation

Drei größere Komplexe bilden das neurale Netzwerk zur autonomen Versorgung der Beckenviszera: der Plexus hypogastricus superior (PHS), die hypogastrischen Nerven (HN) und der Plexus pelvinus (PP) [31] (Abb. 4.3).

Abb. 4.3. Anorektale Innervation

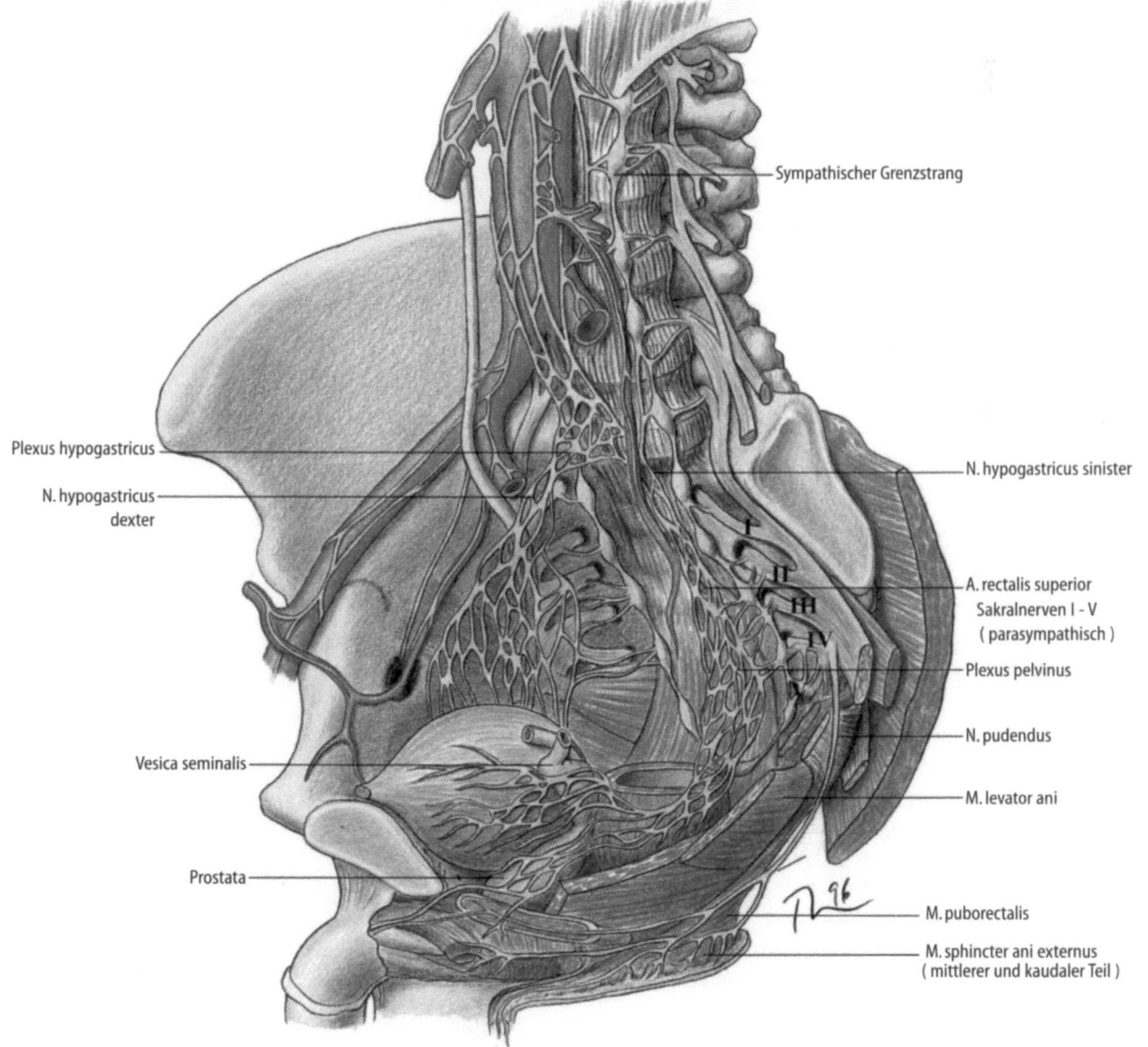

Der *Plexus hypogastricus* ist ein Netzwerk von sympathischen prä- und postganglionären Fasern. Diese fließen mit viszeralen afferenten Fasern unterhalb der Aortenbifurkation zusammen (Abb. 4.3). Kranial gibt es Verbindungen zu präaortalen sympathischen Hauptstämmen, welche dicht der Aorta anliegen und bei Dissektion der AMI zu schonen sind. Die sympathischen Nerven bilden kaudal des Plexus auf Höhe des Promontoriums die hypogastrischen Nerven, welche in der Schicht zwischen präsakraler Faszie und Fascia propria des Rektums verlaufen.

Die *hypogastrischen Nerven* gehören zum sympathischen Nervensystem und verbinden den PHS mit den parasympathischen splanchnischen Nerven des PP. Sie verlaufen seitengleich gebündelt ca. 1–2 cm medial des Ureters entlang Sakrum und Beckenseitenwand. Kranial sind sie nahe der A. rectalis superior und kleben an der viszeralen Fascia propria des Rektums. Von kranial nach kaudal gesehen bilden die HN zusammen mit den parasympathischen Fasern auf Höhe des PP ein »Y«, wozu die HN den lateralen Schenkel, der Parasympathikus den medialen Schenkel und der PP als breite Faserfläche die Basis bildet [32]. Diese Fasern ziehen von lateral herkommend zu Prostata, Blase, Urethra und Penis mit einigen posteromedialen Ästen zum distalen Rektum.

Der *Plexus pelvinus* besteht aus genannten HN und den parasympathischen Nerven (Nn. erigentes), welche dem 2., 3. und 4. Sakralsegment entstammen. Sie durchbohren relativ lateral die endopelvine parietale Faszie und bilden den PP auf Höhe des distalen Rektums. Somit sind diese Nerven bei weit lateraler Dissektion der kaudalen »ailerons latéraux« gefährdet. Die oberflächliche Schicht besteht aus HN- und PP-Fasern, die zum Rektum ziehen [32]. Die tieferen Schichten versorgen Blase und Sexualorgane. Sie sind lateral zusammen mit den Arteriae-iliacae-internae (AII)-Gefäßen weitgehend durch die endopelvine Faszie geschützt (Abb. 4.1 und 4.2). Sie ziehen von lateral (horizontale Sicht) nach ventrokaudal und erreichen ventral der Denonvillier-Faszie die Samenblasen bzw. Prostata und obere Harnröhre. Diese Nerven stehen in enger Beziehung zur Rektumvorderwand. Zu starke Traktion am Rektum resultiert in postoperativen parasympathischen Funktionsstörungen. Die tiefsten Schichten des PP bilden den Plexus pudendus und sacralis, welche Sphinkter und distale Urethra versorgen.

Die *somatischen pelvinen* Nerven entspringen den Sakralsegmenten 3, 4 und gelegentlich 5. Sie verlaufen unter der endopelvinen Faszie auf dem M. levator ani und versorgen zusammen mit dem Plexus sacralis den M. levator ani und den Analkanal (Abb. 4.3). S3-Äste verlaufen relativ lateral, dagegen stehen S4-Äste ventral in enger Beziehung zum Rektum.

Der N. pudendus wird aus Ästen von S3 und S4 gebildet (Abb. 4.4). Er verläßt zusammen mit den Vasa pudenda das kleine Becken am lateralen Oberrand

Abb. 4.4. Innervation von Sphinkter und Beckenboden

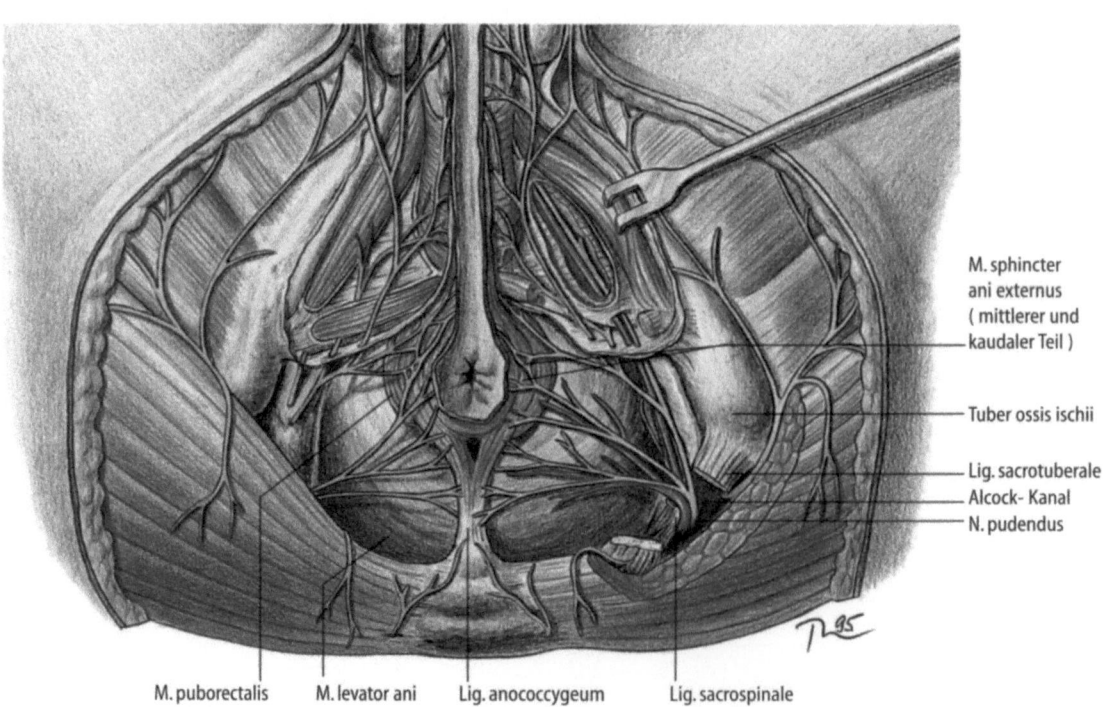

des Lig. sacrospinale bzw. auf Höhe der Spina ischiadica und verläuft im »Alcock-Kanal«, gebildet aus dem Lig. sacrotuberale und der Spina ischiadica. Infralevatorisch strahlt er in den Sphinkter ein und versorgt den kaudalen Teil des M. puborectalis und den SAE. Der kraniale Teil des M. puborectalis und der M. levator ani werden von Nerven aus dem Plexus sacralis versorgt.

4.2
Total mesorektale Rektumresektion

Das Ziel der chirugischen Therapie beim Rektumkarzinom ist es, eine kurative Tumoreradikation, d.h. eine Ro-Situation zu schaffen (Ro: makro- und mikroskopisch kein Residualtumor). Die Verwirklichung dieser Absicht ist abhängig von Tumorausdehnung, -biologie, Beckenanatomie des Patienten, tumorbedingten Veränderungen der Anatomie und Können des Operateurs. Die totale mesorektale Rektumresektion wird von Heald et al. seit 1982 propagiert [17, 19, 23]. Diese Methode berücksichtigt das pathologisch-anatomische Tumorverhalten, indem sie durch total mesorektale und weit laterale Exzision des ganzen Rektums mögliche perirektale Tumorsatelliten entfernt (»The holy plane of dissection«). Die dadurch erreichten Resultate sind ausgezeichnet (Lokalrezidivrate: 3,6%) [18]. Obwohl auch diesen Resultaten bekannte fundamentale Interpretationsschwierigkeiten wegen möglichem Einfluß aufgrund präoperativer bzw. postoperativer Patientenselektion, Berücksichtigung epidemiologischer Faktoren, Klassifikationsnomenklatur und Definitionsproblem der Ro-Resektion anzulasten sind [33, 34], wurden derart gute Resultate bisher durch keine andere Therapieform erreicht. Deshalb gilt diese Resektionsform z.Z. als chirurgischer Standard unabhängig von der gewählten adjuvanten Therapie.

Nachfolgend werden perioperatives Management und operative Technik der sphinktererhaltenden totalen Rektumresektion beim Rektumkarzinom im mittleren und distalen Drittel beschrieben. Es handelt sich um die an unserer Klinik standardisierte Methode [35]. Wegen des erhöhten Komplikationsrisikos (Sexualität!) wird das Vorgehen am Mann illustriert.

4.2.1
Perioperatives Management

Präoperativ, nach erfolgtem Tumorstaging (s. Kap. 5) beurteilen Operateur und Anästhesist den Patienten hinsichtlich metabolischer und organspezifischer Risiken sowie Ernährungszustand. Der Patient wird über Art des Eingriffs, damit verbundene Risiken und Prognose informiert. Der Stomatherapeut erklärt Konsequenzen und Nachsorge des temporären Kolostomas und zeichnet die Lokalisation des geplanten Stomas an der Bauchdecke ein. Danach erfolgt die präoperative Kolonlavage mit 3-4 l Fordtran-Lösung. Patienten mit stenosierendem Rektumkarzinom und Kolonileus bzw. -subileus erfordern primär ein Transversostoma rechts zur kolorektalen Entlastung. Tumorstaging und konventionelle Dickdarmvorbereitung (Einläufe und Laxativa) erfolgen nach Sanierung der Ileuskrankheit.

Vor Einleiten der Anästhesie wird eine Hämodilution bis Hb 10 g % durchgeführt. Perioperative Transfusionen von Fremdblut werden nur bei tumorbedingter oder anders begründeter Anämie appliziert. Die Antibiotikaprophylaxe wird mit einer Cephalosporin/Metronidazol-Kombination durchgeführt. Diese wird intraoperativ nach 4 h einmalig wiederholt. Die Thromboembolieprophylaxe erfolgt durch subkutane Applikation von Heparin am Vorabend. Nach Einleiten einer kombinierten Anästhesie (Peridural- und Intubationsanästhesie) wird der Patient auf einem Operationstisch mit beweglichen Beinstützen in Steinschnittlage (SSL) gebracht. Ein Blasenkatheter von 30 Charr wird zur späteren Spülung mit zytotoxischer Betadinelösung (Jodpovidone) transanal ins Rektum eingelegt.

Die mediane Laparotomie von einer Handbreit unterhalb des Xiphoids bis zur Symphyse mit Linksumschneidung des Nabels bietet die beste Übersicht und Handlungsfreiheit. Bei adipösen Männern kann der Zugang zum kleinen Becken durch quere Inzision der Rectus-abdominis-Sehne ein- oder beidseitig verbessert werden. Ein selbsthaltendes Retraktionssystem (Oktopus) erleichtert die Arbeit des Operationsteams. Die routinemäßige Anlage eines suprapubischen Blasenkatheters (Cystofix) hat besonders bei Männern die postoperativen Komplikationen von seiten der ableitenden Harnwege (Urininfekte, Urethrastrikturen) reduziert.

Das intraoperative Tumorstaging besteht aus Inspektion des Peritoneums, Palpation von Lage und Verschieblichkeit des Primärtumors mit abhängigen Lymphstationen und intraoperativer Sonographie der Leber. Letztere erhöht die diagnostische Sicherheit für Lebermetastasen um ca. 20% gegenüber der abdominalen Sonographie [36]. Eine Leberresektion in gleicher Sitzung wird nur bei solitären, peripher lokalisierten Metastasen, die durch Wedgeresektion entfernt werden können, durchgeführt. Handelt es sich um multiple oder relativ zentrale Metastasen, begrenzt auf eine Leber, erfolgt 3 Monate später ein Restaging mit formaler Leberresektion, sofern kontralateral und extrahepatisch kein Tumor zu sehen ist.

4.2.2
Sigmamobilisation und Präparation des lymphovaskulären Stiels

Der Dünndarm wird freipräpariert und in den rechten Oberbauch verlagert. Die Präparation erfolgt mit einem elektrischen Kauter mit apikal kleiner Kugel auf langem Stiel und hoher Leistung (299 W). Die Disseketionsebenen eröffnen sich aufgrund der lokalisierten Umgebungshitze. Die direkte Berührung ist nur zur Blutstillung oder Durchtrennung straffer Ligamente notwendig. Diese Präparationstechnik erfordert Vorsicht und Erfahrung, da andernfalls Kauterisationsschäden auftreten (Ureter, vegetatives Nervensystem etc.). Das Colon sigmoideum wird nach rechts angehoben und die laterale peritoneale Umschlagfalte (»white line«) angespannt und inzidiert. Es eröffnet sich die Ebene zwischen Mesosigma medial und Spermatikagefäßen lateral (Abb. 4.5).

In dieser Schicht wird nach medial der Ureter und die Aorta mit Abgang der AMI dargestellt und nach apikal bis zur Flexura duodenojejunalis (Treitz) freipräpariert. Auf dieser Höhe besteht das Mesokolon aus einer dünnen durchsichtigen Peritonealschicht (Fenster), welche inzidiert wird.

Die Präparation *des lymphovaskulären Stiels* in der richtigen Ebene ist einfacher, wenn nun das proximale Rektum auf Höhe des Promontoriums von der präsakralen Faszie gelöst wird. Dazu wird das Peritoneum pararektal beidseitig und der Denonvillier-Raum ventral eröffnet (Abb. 4.1 und 4.2). Der Zugang in den retrorektalen Raum erfolgt pararektal rechts unterhalb des Promontoriums. Durch Retraktion des Rektums nach ventral und links eröffnet sich das alveoläre Gewebe des Spatium retrorectale zwischen Präsakralfaszie und Fascia propria fast von selbst. Der rektosigmoidale Übergang wird angeschlungen und nach links retrahiert, worauf der lymphovaskuläre Stiel auf der endopelvinen Faszie von kaudal nach kranial bis zum Abgang der AMI ohne Schädigung der sympathischen periaortalen Nerven und ohne Blutverlust freigelegt wird. Nach aortennaher Ligatur der AMI und Ligatur der VMI am Pankreasunterrand ist die Lymphadektomie im Abflußgebiet der A. mesenterica inferior komplett. Die beiden Ligaturen werden für den Pathologen

Abb. 4.5. Dissektionsebene und Eingang in das kleine Becken

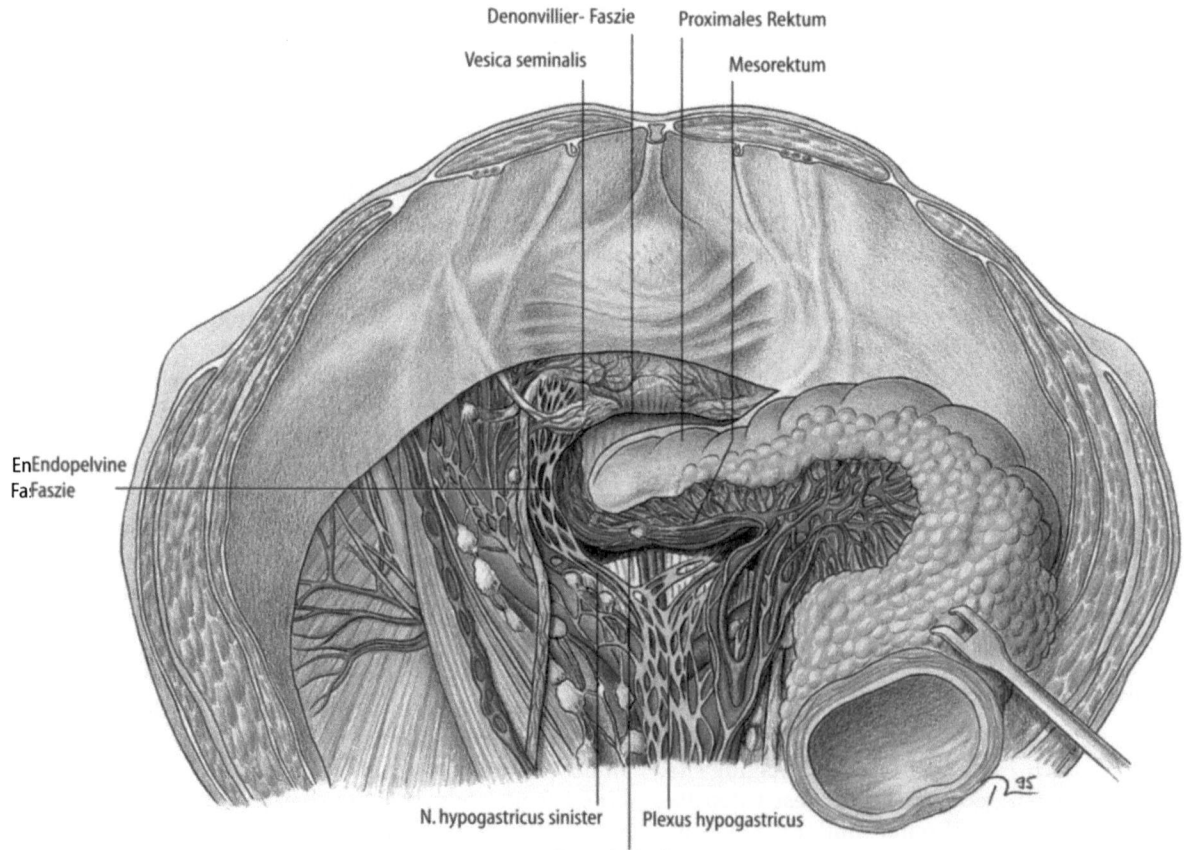

separat bezeichnet. Kavale und paraaortale Lymphknotendissektion gehören zur erweiterten Lymphadenektomie (Kap. 3.1.4) und gelten heutzutage nicht als Standard. Zum Abschluß dieser Operationsphase wird das Colon sigmoideum bis zum gewählten Transsektionspunkt skelettiert und mit dem GIA-Klammerapparat durchtrennt. Dieser Schritt erleichtert die folgende pelvine Dissektion.

4.2.3
Die pelvine Dissektion

Unter pelviner Dissektion verstehen wir die total mesorektale Präparation des Rektums bis zum anorektalen Übergang. Diese Operationsphase wird durch Anwendung eines Lichtsaugers (Kombinationsgerät mit den Funktionen: apikale Lichtquelle, Saugrohr, Spülrohr) und spezieller Rechtwinkelhaken (St. Marks) zur Retraktion von Blase, Samenblasen und Prostata nach ventral wesentlich vereinfacht. Sie erfolgt in 3 Dissektionsschritten: präsakrale, laterale und ventrale Dissektion.

1. *Präsakrale Dissektion*: Das angeschlungene proximale Rektum wird nach ventral angehoben und der zuvor präparierte Eingang in den retrorektalen Raum (Präsakralraum) nach kaudal bis zur rektosakralen Faszie auf Höhe S4 erweitert. Proximal können die NH an der Fascia propria des Rektums adhärent sein. Diese sind vorsichtig abzuschieben und auf die Präsakralfaszie zu verlagern. Nach Durchtrennung der rektosakralen Faszie auf Höhe S4 kann das Rektum besser gestreckt und aus dem kleinen Becken gehoben werden. Dies wird noch vereinfacht nach lateraler Dissektion. Die präsakrale Dissektion endet auf Höhe der Steißbeinspitze, wo parietale (präsakrale) und viszerale (propria) Faszie miteinander verlötet sind.

2. *Laterale Dissektion*: Nach dorsaler Mobilisation werden ventral durch das zuvor freigelegte Spatium rectovesicale die Samenblasen unter Schonung der Denonvillier-Faszie präpariert. Ausgehend von prärektalem und präsakralem Spatium und Traktion des Rektums nach lateral und oben werden die lateralen Ligamente angespannt und nahe der Beckenwand über der endopelvinen Faszie durchtrennt. Die autonomen Nerven liegen hier unter der endopelvinen Faszie, welche die iliakalen Gefäßäste überdeckt. Diese Nerven sind weiter kaudal durch radikale Resektion des M. levator ani (APR) gefährdet, weil an dieser Stelle der Plexus pelvinus bzw. sacralis nach ventral in Richtung der Endorgane verläuft. Dies erklärt, weshalb die APR im Vergleich zur SER signifikant häufiger mit Sexual- und Blasenstörungen [4, 5] einhergeht. Die intersphinktäre Resektion schont den Levatormuskel und hat eine geringe Morbidität [37–39]. Die erweiterte radikale Lymphadenektomie zerstört das an der Beckenseitenwand lokalisierte neurale Netzwerk weitgehend und hat eine hohe Morbidität (Kap. 3.1.4). Diese muß bei der Indikationsstellung gegen die fragliche Verbesserung von Lokalrezidivrate und Überleben (nichtrandomisierte Studien) abgewogen werden [40].

3. *Ventrale Dissektion*. Diese folgt der Denonvillier-Faszie als Leitstruktur. Wird diese verletzt, resultieren Blutungen aus Samenblasen bzw. Vaginahinterwand. Ist die richtige Ebene freigelegt, gelingt die Präparation bis unterhalb der Prostata leicht. Kaudal sollte stumpf präpariert werden, da die autonomen Nerven der Prostata und der Plexus cavernosus eng benachbart sind. Liegt das Karzinom an der Rektumvorderwand, hat die ventrale Dissektion aus karzinologischen Gründen ventral der Denonvillier-Faszie zu erfolgen. Dazu muß sie kranial der Samenblasen inzidiert und die Ebene zwischen Samenblasen und Faszie bis unterhalb des Tumors präpariert werden. Genügend unterhalb des Tumors wird die Faszie nach dorsal inzidiert und die Dissektion im weniger gefährlichen prärektalen Raum zu Ende geführt. Zu starke Traktion nach dorsal muß an dieser Stelle vermieden werden, da es leicht zu Einrissen an der Rektumvorderwand kommt.

Das Rektum ist nun zirkulär bis auf den M. levator ani mobilisiert. An dieser Stelle ist kein Mesorektum mehr zu finden. Der Muskelschlauch ist genügend dünn, um eine quere Klammernaht sicher anzubringen. Vorerst werden M. puborectalis und Eingang zum intersphinktären Raum dargestellt. Der Sicherheitsabstand zum Tumorunterrand muß mindestens 2 cm betragen. Er wird bimanuell mit einem Finger transanal geprüft. Das Rektum wird direkt unterhalb des Tumors mit dem PLI (3 M) quer geklammert. Der Assistent führt von transanal eine Rektumlavage mit Betadinelösung durch. Das Rektum wird jetzt entweder supraanal quer geklammert und zur zirkulären Klammeranastomose vorbereitet (»double stapling technique«) oder auf Höhe des M. puborectalis offen quer durchtrennt zur intersphinktären Resektion oder Mukosektomie von transanal.

4.2.4
Die intersphinktäre Resektion

Nach Präparation von Rektum und M. puborectalis wird lateral und dorsal der intersphinktäre Raum, d. h. die Ebene zwischen SAI und SAE, freigelegt (Abb. 4.6 und 4.7).

Anatomisch wird dieser Raum durch eine zarte längsverlaufende Bindegewebe-Muskel-Schicht gebildet. Es handelt sich um longitudinale Ausläufer der

32 Kapitel 4 **Prinzipien und Technik der Rektumresektion unter Berücksichtigung der chirurgischen Anatomie**

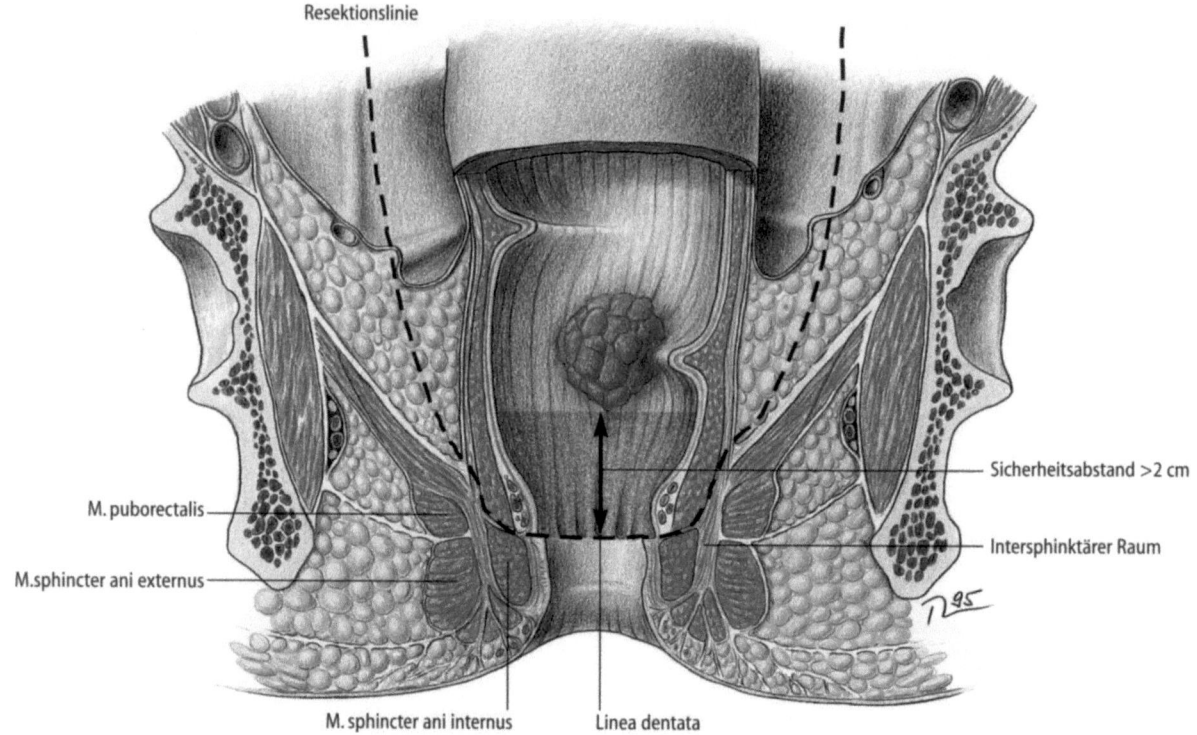

Abb. 4.6. Resektionslinie zur intersphinktären Präparation

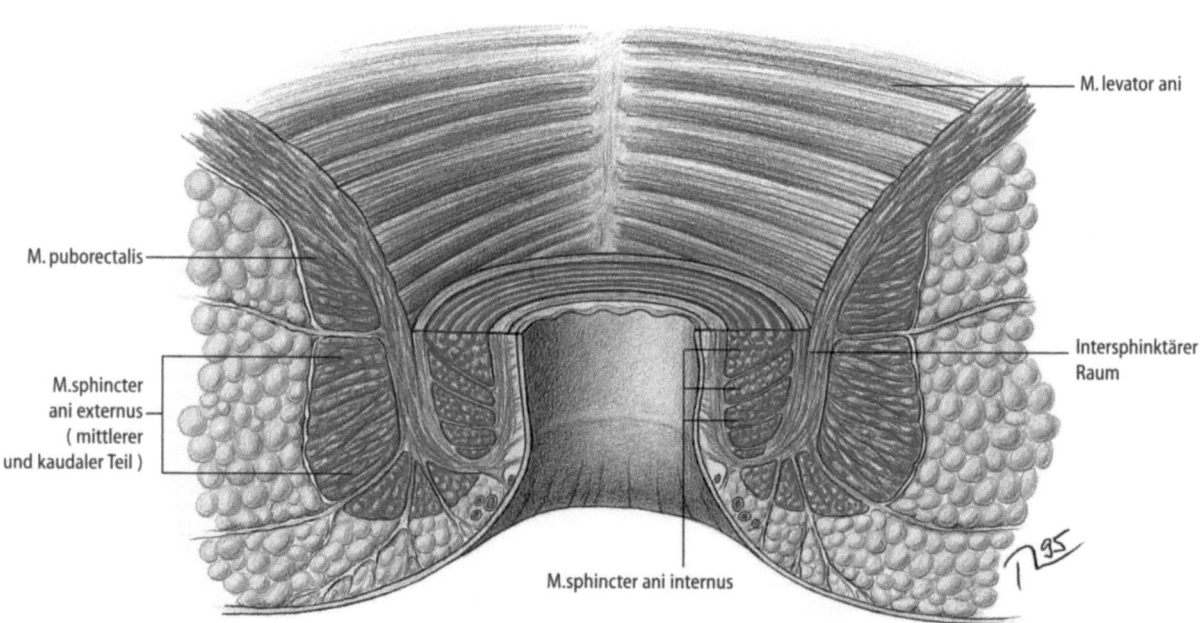

Abb. 4.7. Situation nach intersphinktärer Resektion

Rektumlängsmuskulatur. Am anorektalen Übergang fächert sich der M. puborectalis dorsolateral nach kranial. Diese Muskelfasern müssen rektumnahe stumpf abgeschoben werden, da sie zur Kontinenz beitragen.

Ist der Rektumschlauch bis zur Linea dentata mobilisiert (transanal digitale Kontrolle), erfolgt die offene Durchtrennung wie oben beschrieben. Die pelvine Phase ist abgeschlossen.

Von perineal wird der Analkanal mit einem Lone-Starr-Retraktor eröffnet und mit einem Ferguson-Haken maximal exploriert (Abb. 9.1). Ausgehend von der Linea dentata werden Mukosa und SAI zirkulär inzidiert und die oberen 2/3 des inneren Analkanals intersphinktär entfernt (Histologie!). Wenn immer kaudaler Sicherheitsabstand und Tumorstaging es zulassen, d. h. Tumorunterrand mindestens 5 cm ab LAC, GI oder GII, maximal T3, wird nur die Mukosa des kranialen Analkanals entfernt.Dazu wird submukös ein Vasokonstringens (Por-8-Lösung oder Adrenalin 1:300 000) infiltriert, die Mukosa mit der Schere entfernt und histologisch untersucht. Exakte Blutstillung mindert das Risiko eines Manschettenhämatoms und -abszesses.

Bei beiden Methoden wird die Kontinenz durch den SAE und den restlichen SAI aufrechterhalten (Kap. 3.3.2), obwohl der anale Ruhedruck sinkt. Während sich der Ruhedruck nach Mukosektomie erholt [41], bleibt er nach intersphinktärer Resektion permanent (2 Jahre postoperativ) tief [38] (Cave: betagte Patienten!).

Das Rektum wird gleich nach Entfernung zur Messung des distalen Sicherheitsabstandes am Frischpräparat eröffnet.

ZUSAMMENFASSEND
seien die kritischen anatomischen und chirurgisch-technischen Punkte wiederholt:
1. Der lymphovaskuläre Stiel wird beginnend am Promontorium (endoplevine Faszie) bis zum Abgang der AMI und zum Pankreasunterrand (VMI) entfernt.
2. Die dorsale Dissektion erfolgt im präsakralen Raum zwischen Fascia praesacralis und Fascia propria, welche das Mesorektum zusammenhält.
3. Das Mesorektum muß im Falle eines extraperitoneal lokalisierten Karzinoms total entfernt werden.
4. Bei der lateralen Dissektion ist das autonome Nervennetz kaudal ventrolateral zu schonen.
5. Die ventrale Dissektion hat im Falle eines Karzinoms der Rektumvorderwand ventral der Dennonvillier-Faszie zu erfolgen (Cave: lateral einstrahlende autonome Nerven zu Samenblase und Prostata).
6. Der intersphinktäre Raum wird nach stumpfem Abschieben des am Rektum aufgefächerten M. puborectalis erreicht.
7. Die bimanuelle abdominal-transanale Palpation erleichtert die Lokalisation zur exakten Festlegung der Absetzungshöhe.

Literatur

1. Rosen L, Veidenheimer MC, Coller JA, Corman ML (1982) Mortality,morbidity and patterns of recurrence after abdominoperineal resection for cancer of the rectum. Dis Colon Rectum 25: 202–208
2. Slanetz CA (1984) The effect of inadvertent intraoperative perforation on survival and recurrence in colorectal cancer. Dis Colon Rectum 27: 792–797
3. Zirngibl H, Husemann B, Hermanek P (1990) Intraoperative spillage of tumor cells in surgery for rectal cancer. Dis Colon Rectum 33: 610–614
4. Hojo K, Vernava AM, Sugihara K, Katumata K (1991) Preservation of urine voiding and sexual function after rectal cancer surgery. Dis Colon Rectum 34/7: 532–539
5. Danzi M, Ferulano GP, Abate S, Califano G (1983) Male sexual function after abdominoperineal resection for rectal cancer. Dis Colon Rectum 26: 665–668
6. Balsler I, Harling H (1983) Sexual dysfunction following operation for carcinoma of the rectum. Dis Colon Rectum 26: 785–788
7. Enker WE (1992) Potency,cure, and local control in the operative treatment of rectal cancer. Arch Surg 127: 1396–1402
8. Walsh PC, Schlegel P (1988) Radical pelvic surgery with preservation of sexual function. Ann Surg 208: 391–400
9. Gerstenberg TC, Nielsen ML, Clausen S, Blaabgerg J, Lindenberg J. (1980) Bladder function after abdominoperineal resection of the rectum for anorectal cancer. Am J Surg 91: 81–86
10. Steele G (1995) Advances in the treatment of early-to late-stage colorectal cancer: 20 Years of progress. Ann Surg Oncol 2: 77–88
11. Moran BJ, Blenkinsop J, Finnis D (1992) Local recurrence after anterior resection for rectal cancer using a double stapling technique. Br J Surg 79: 836–838
12. Neville R, Fielding PL, Amendola C (1987) Local tumor recurrence after curative resection for rectal cancer. A ten hospital review. Dis Colon Rectum 30: 12–17
13. McDermott FT, Hughes ESR, Pihl E, Johnson WR, Price AB (1985) Local recurrence after potentially curative resection for rectal cancer in a seiries of 1008 patients. Br J Surg 72: 34–37
14. Williams NS, Johnston D (1984) Survival and recurrence after sphincter saving resection and abdominoperineal resection for carcinoma of the middle third of the rectum. Br J Surg 71: 278–282
15. Phillips RKS, Hittinger R, Blesovsky L, Fry JS, Fielding LP (1984) Local recurrence following curative surgery for large bowel cancer II. The rectum and rectosigmoid. Br J Surg 71: 17–20
16. Heald RJ, Ryall RDH (1986) Recurrence and survival after total mesorectal excision for rectal cancer. Lancet I: 1479–1482
17. Karanjia ND, Schache DJ, North WRS (1990) Heald RJ. Close shave in anterior resection. Br J Surg77: 510–512
18. McAnena OJ, Heald RJ, Lockhart-Mummery HE (1990) Operative and functional results of total mesorectal excision with ultra-low anterior resection in the management of carcinoma of the lower one-third of the rectum. Surg Obstet Gynecol 170: 517–521

19. MacFarlane JK, Ryall RDH, Heald RJ (1993) Mesorectal excision for rectal cancer. Lancet 341: 457–460
20. Uhlenhuth E, Day EC, Smith RD, Middleton EB (1948) The visceral endopelvic fascia and the hypogastric sheath. Surg Gynecol Obstet 86: 9–28
21. Crapp AR, Cuthbertson AM (1974) William Waldeyer and the rectosakral fascia. Surg Gynecol Obstet138: 252–256
22. Church JM, Raudkivi PJ, Hill GL (1987) The surgical anatomy of the rectum – a review with particular relevance to the hazards of rectal mobilisation. Int J Colorectal Dis 2: 158–166
23. Heald RJ, Husband EM, Ryall RDH (1982) The mesorektum in rectal cancer surgery, The clue to pelvi recurrence? Br J Surg 69: 613–616
24. Tobin CE, Benjamin JA (1945) Anatomical and surgical restudy of Denonvillier's Fascia. Surg Gynecol Obstet 80: 373–388
25. Ayoub SF (1978) Arterial supply to the human rectum. Acta Anat 100: 317–327
26. Boxall TA, Smart PJG, Griffiths JD (1963) The blood-supply of the distal segment of the rectum in anterior resection. Br J Surg 50: 399–404
27. Quinyao W, Weijin S, Youren Z, Wenqing Z, Zhengrui H (1985) New concepts in severe presakral hemorrhage during proctectomy. Arch Surg 120: 1013–1020
28. Quirke P, Durdey P, Dixon MF, Williams NS (1986) Local recurrence of rectal adenocarcinoma due to inadequate surgical resection: histopathological study of lateral tumor spread and surgical excision. Lancet 1: 996
29. Pollett WG, Nicholls RJ (1983) The relationship between the extent of distant clearance and survival and local recurrence rates after low anterior resection for carcinoma of the rectum. Ann Surg 70: 159–163
30. Wolff BG (1992) Lateral margin of resection in adenocarcinoma of the rectum. World J Surg 16: 467–469
31. Lee JF, Maurer MV, Block GE (1973) Anatomic relations of pelvic autonomic nerves to pelvic operations. Arch Surg 107: 324–328
32. Ashley FL, Anson BJ (1946) The pelvic autonomic nerves in the male. Surg Gynecol Obstet 82: 598–608
33. Fielding LP (1993) Mesorectal excision for rectal cancer. Lancet 341: 471–472
34. Hermanek P (1989) Colorectal carcinoma histopathological diagnosis and staging. Baillières Clin Gastroenterol 3: 511–529
35. von Flüe M, Rothenbühler JM, Hellwig A, Beglinger C, Harder F (1994) Die colo-j-pouch-anale Rekonstruktion nach totaler Rektumresektion: funktionelle Aspekte. Schweiz Med Wochenschr 124: 1056–1063
36. Siewert JR, Harder F, Allgöwer M et al. (1990) Chirurgische Gastroenterologie. Springer, Berlin Heidelberg New York Tokyo
37. Wunderlich M, Karner Hanusch J, Schiessel R (1986) Results of coloanal anastomosis. A prospective study. Int J Colorectal Dis 1: 157–161
38. Schiessel R, Karner Hanusch J, Herbst F, Teleky B, Wunderlich M (1994) Intersphincteric resection for low rectal tumours. Br J Surg 81: 1376–1378
39. Enker WE, Laffer UT, Block GE (1979) Enhanced survival of patients with colon and rectal cancer is based upon wide anatomic resection. Ann Surg 190: 350–360
40. Harnsberger JF, Vernava AM, Longo WE (1994) Radical abdominopelvic lymphadenectomy: Historic perspective and current role in the surgical management of rectal cancer. Dis Colon Rectum 37: 73–87
41. O'Connell PR, Stryker SJ, Metcalf AM, Pemberton JH, Kelly KA (1988) Anal canal pressure and motility after ileoanal anastomosis. Surg Obstet Gynecol 166: 47–54

Präoperatives Staging des Rektumkarzinoms

L. P. Degen und C. Beglinger

Die Entdeckung eines Rektumkarzinoms erfordert zügige Abklärungen, welche Prognose und Verfahrenswahl bestimmen. Von entscheidender Bedeutung im Einzelfall sind das Operationsrisiko, tumorspezifische Charakteristika, wie Tumorlokalisation, Tumorstadium und synchrone Läsionen. Dieses Kapitel beschreibt und wertet die dazu notwendigen diagnostischen Schritte.

5.1 Klinisches Staging

Das prätherapeutische Staging charakterisiert weitgehend den Primärtumor und dessen Ausbreitung. Neben prognostischen Anhaltspunkten bietet es auch einen späteren Vergleich unterschiedlicher Therapiemodalitäten. Entscheidend für die Prognose sind die Tiefenpenetration und der Lymphknotenstatus. Die Tumorgröße selbst hat dabei eine untergeordnete Bedeutung [1].

Bereits die digitale Untersuchung eines auf diesem Weg erreichbaren Tumors erlaubt eine Aussage über das lokale Stadium. Mason beschrieb 1976 eine derartige klinische Einteilung [2]. Entsprechende Erfahrung vorausgesetzt, stimmt in 70–80 % der Fälle die klinische Beurteilung mit der pathologischen Diagnose überein. Lymphknotenmetastasen lassen sich so allerdings nur sehr schlecht beurteilen.

Die heutigen Möglichkeiten einer sphinktererhaltenden Behandlung stützen sich sehr stark auf ein präzises präoperatives Staging ab. Werden die chirurgisch-onkologischen Regeln befolgt (s. Kap. 3), bleibt auch in dieser Situation sowohl die Überlebensrate als auch die Rezidivquote unverändert [3].

5.2 Endoskopisches Staging des Primärtumors

Das endoskopische Staging des Primärtumors beinhaltet eine präoperative Kolonoskopie des ganzen Kolons, sofern keine unüberwindbare Stenose besteht. Bei 2–8 % der Patienten finden sich synchrone Karzinome, in 12–62 % synchrone Polypen [4]. Ist die Untersuchung präoperativ nicht möglich, so ist sie etwa 3 Monate postoperativ nachzuholen. Auf eine Bariumuntersuchung verzichten wir. Kleinere Läsionen sind endoskopisch sicherer zu erfassen [5]. Bei vermuteter Harnblaseninvasion kann selten einmal eine Zystoskopie notwendig sein.

Die starre Proktoskopie muß ergänzend durchgeführt werden, um so die genaue Lokalisation des Tumors in Beziehung zur Analöffnung festzulegen. Die flexible Endoskopie überschätzt in der Regel diese Distanz. Diese Beurteilung erfolgt unter allmählichem Zurückziehen des voll eingeführten Instrumentes. Die Durchführung der Proktoskopie durch den Operator selbst ist dringend zu empfehlen.

5.3 Bildgebende Verfahren

5.3.1 Sonographie

Primärtumor

Die endoluminale Sonographie ist fester Bestandteil des präoperativen Stagings eines Rektumkarzinoms. Am distalen Ende der endoluminalen Sonde ist ein kleiner Ballon fixiert, der mit Wasser bis zum engen Kontakt mit der Wand aufgedehnt wird. In diesem rotiert kontinuierlich ein Ultraschalltransducer um 360° und ermöglicht Bilder senkrecht zur Achse des Instrumentes. Das Ausmaß der Auflösung und die Tiefe der Penetration der Ultraschallbilder hängen von der verwendeten Frequenz des Schallkopfs ab. Allgemein geben höherfrequente Wellen bessere Auflösungen der naheliegenden Strukturen mit jedoch verminderter Tiefenpenetranz. Entgegengesetzt zeigen tiefere Frequenzen bessere Tiefenpenetration mit schlechterer Nahfeldauflösung.

Initial wurden Erfahrungen mit starren Echoendoskopen gewonnen; heute werden jedoch zunehmend auch flexible Untersuchungsendoskope verwendet. Bei einem Rektumkarzinom, das mit dem Proktoskop passiert werden kann, setzen wir das starre Echoendoskop ein. Dieses wird größtenteils via Proktoskop, bei vorsichtiger Manipulation gelegentlich auch blind eingeführt. In zahlreichen Studien konnten für die Bestimmung der Tumorinfiltration sowohl für starre als auch flexible Geräte ähnlich gute Resultate nachgewiesen werden. Die Genauigkeit (»accuracy«) in der Bestimmung der tumorösen Infiltration schwankt in großen Serien zwischen 78 und 93%.

Das Modell baut auf 5 unterscheidbaren Wandstrukturen auf: die 1. Schicht entspricht der Mukosa, die 2. der Mukosa und Muscularis mucosae, die 3. der Submukosa und der sonographischen Grenzfläche (sog. Interface) zwischen Submukosa und Muscularis propria, die 4. der Muscularis propria ohne Interface zwischen Submukosa und Muscularis propria, und die 5. der Serosa bzw. dem perirektalen Fettgewebe. 1., 3. und 5. Schicht sind hyperechogen, während die 2. und 4. hypoechogen sind [6] (Abb. 5.1). Diese Darstellung kann anatomischen Schichten zugeordnet werden und erlaubt so eine ultrasonographische TNM-Klassifikation aufgrund der abgebildeten Tiefenpenetration. Bei einer auf die ersten 3 Schichten beschränkten Infiltration des Tumors liegt ein T1-Stadium vor (Abb. 5.2). Sollte das Malignom die Muscularis propria bzw. die 4. Schicht infiltrieren, aber nicht penetrieren, wird von einem Stadium T2, bei Penetration aller Schichten mit Infiltration des perirektalen Fettgewebes von einem Stadium T3 gesprochen. Die Invasion angrenzender Organe (Prostata, Vagina, Harnblase) charakterisiert ein Stadium T4. Mit dem Präfix »u« stellvertretend für »ultrasound« wird bei jedem Stadium die diagnostische Methode gekennzeichnet (Tabelle 5.1). Im Vergleich zur histopathologischen Beurteilung eines entsprechenden Resektates wird mit der endosonographischen Technik die Tiefe tendentiell, vorwiegend im Stadium T2, eher über- als unterschätzt. In verschiedenen Studien wurden 1/4 der T2-Tumoren und 9% aller Tumoren in ihrer Penetrationstiefe überschätzt [7]. Die Ursachen dieser Fehleinschätzung sind vielfältig, ein wichtiger Faktor scheint die mangelnde Untersuchungserfahrung zu sein. Zudem erschweren entzünd-

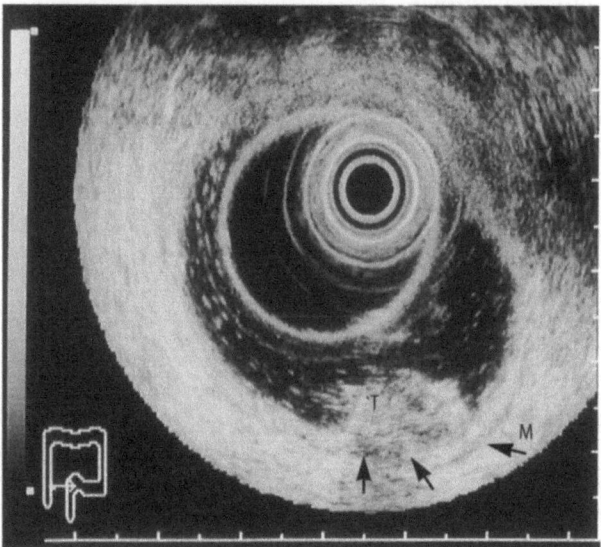

Abb. 5.2. a Klassifikation des Primärtumors nach TNM (Tumorstadium und Invasionstiefe). **b** Endorektaler Ultraschall 12 cm ab ano. T uT_1-Karzinom, M Lamina muscularis propria vollständig intakt

Tabelle 5.1. Klassifikation des Primärtumors nach TNM. Korrelation zwischen histologischer und sonographischer Invasionstiefe

Tumor-stadium	Histologie	Sonographie
T1	Mukosa, Submukosa	Schichten 1–3
T2	Muscularis propria	Schicht 4
T3	Perirektales Fettgewebe	Schicht 5
T4	Benachbarte Organe	Benachbarte Organe

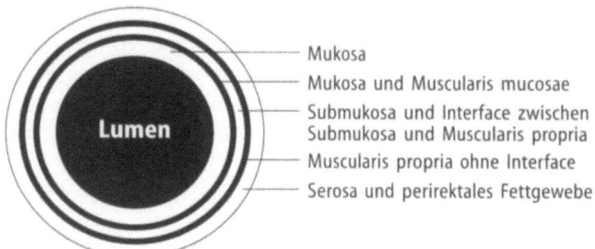

Abb. 5.1. Endoluminale Sonographie

liche Reaktionen des tumornahen Gewebes die Beurteilung der Infiltration, da sonographische Veränderungen der Entzündung nicht eindeutig vom Tumorgewebe abgegrenzt werden können. Kompressionen der Rektumwand durch den Ultraschallballon können ebenso zu dieser Überschätzung beitragen. Der weniger häufige Fall einer Unterschätzung der Tumorinfiltration ist durch mikroskopische Gewebeinvasionen zu erklären.

Lymphknotenmetastasen

Der Lymphknotenstatus (N_0N_1) stellt beim Rektumkarzinom ein wichtiges prognostisches Kriterium dar. Auch hier findet für die endosonographische Beschreibung das Präfix »u« Anwendung. Endosonographisch lassen sich entzündliche von neoplastischen Lymphknotenveränderungen relativ schwer unterscheiden. Die hohe Präzision in der Beschreibung der Tiefenpenetration eines Primärtumors wird für die Lymphknotendiagnostik nicht erreicht. Bestenfalls liegt die Übereinstimmung mit dem histologischen Befund bei 80% [8]. Überhaupt ultrasonographisch nachweisbare und erst recht hypoechogene Lymphknoten sprechen mit einer gewissen Wahrscheinlichkeit für das Vorliegen von Metastasen. Diese finden sich v. a. in Lymphknoten mit einem Durchmesser von 5–10 mm [9]. Hyperechogene Lymphknoten sind eher entzündlich verändert. Bei gemischtem Aspekt ist eine eindeutige Zuordnung sehr schwierig [8].

Lebermetastasen

In der TNM-Klassifikation entfällt bei der Definition des hepatischen Metastasenstatus das Präfix »u«. Es wird hier nicht unterschieden, ob Metastasen sonographisch oder computertomographisch erkannt worden sind. Sie stellen sich sonographisch meist als hyper- oder anechogene Umbauzonen dar. Hyperechogene Veränderungen sind eher Ausdruck größerer Nekroseanteile [10]. Bei entsprechender Erfahrung des Untersuchers ist die abdominale Ultrasonographie der Computertomographie in ihrer Treffsicherheit ebenbürtig [11].

5.3.2
Computertomographie (CT) und Magnetresonanzimaging (MRI)

Primärtumor

Vor allem in frühen Stadien des Rektumkarzinoms ist die CT als auch die MRI-Untersuchung der Endosonographie zur Analyse der Infiltration des Primärtumors unterlegen [7]. Eine präzise Abschätzung der Infiltrationstiefe gegenüber der Muscularis propria oder Serosa ist radiologisch ungenügend und führt meist zu einer Unterschätzung [12]. Dagegen sind diese Verfahren in der Beurteilung fortgeschrittener Tumorstadien hinsichtlich der Invasion benachbarter Organe, speziell sakral gelegener Strukturen und der Harnblasenbasis, oder bei der Evaluation von Komplikationen wie Perforation der Sonographie überlegen.

Das Ausmaß der computertomographisch beschriebenen Tumorinfiltration stimmt in ungefähr 70% der Fälle mit den histopathologischen Operationspräparaten überein. Die MRI-Diagnostik scheint dabei ebenbürtig und den gleichen Limitierungen unterworfen zu sein [13]. Neuere MRI-Aufnahmeverfahren deuten auf eine verbesserte Genauigkeit gegenüber der CT-Untersuchung hin, doch fehlen noch ausreichende Erfahrungen, die diese teure Untersuchung im klinischen Alltag rechtfertigen würden.

Lymphknotenmetastasen

Da sowohl der CT wie auch der MRI-Untersuchung neben der Größenveränderung Kriterien zur Diagnose von Lymphknotenmetastasen fehlen, wird in deren Nachweis eine ungenügende Gesamtgenauigkeit von rund 50% erreicht [7, 13]. Überdies kann eine Lymphknotenmetastase, die weniger als 10 mm groß ist, nur unzuverlässig identifiziert werden [14].

Lebermetastasen

Zwar werden Raumforderungen von 1 cm in der konventionellen CT-Untersuchung meist verpaßt [15], doch können diese in 95–100% der Fälle mittels dynamischer sequentieller Bolusinjektion erfaßt werden. Diese Präzision erübrigt nach unserer Ansicht eine zusätzliche MRI-Untersuchung.

5.4
Karzinoembryonales Antigen (CEA)

Von den regelmäßig auftauchenden, neuen Tumormarkern können sich nur wenige in der prätherapeutischen Diagnostik oder zur Therapiekontrolle durchsetzen. Für die Frühdiagnose der Grundkrankheit sind sie ungeeignet.

Das karzinoembrionale Antigen ist seit 30 Jahren bekannt [16]. Dieses onkofetale Glykoprotein der Zelloberfläche (Molekulargewicht 200 000) wird von entdifferenzierten Zellen vermehrt produziert. Dessen Halbwertszeit variiert zwischen 1–8 Tagen. Bei verschiedenen Hepatopathien mit gestörtem Leberstoffwechsel, welcher die Halbwertszeit bestimmt, sind erhöhte CEA-Serumkonzentrationen festzustellen. Erhöhte CEA-Konzentrationen im Serum finden sich auch bei schweren Zigarettenrauchern, chronischen Lungenerkrankungen, Ulcus ventriculi, Pankreatitis, Divertikulitis und benignen Kolonpolypen. Etwa 40–70 % der Patienten mit kolorektalem Karzinom weisen erhöhte CEA-Konzentrationen auf. Eine gewisse Korrelation mit dem Tumorstadium besteht (Dukes A in 5 % erhöht, Dukes B in 40 %). Bestehen Fernmetastasen, so zeigen 72 % der Patienten Werte > 5 ng/ml. Auch die Größe des Primärtumors korreliert mit dem CEA-Wert: Bei weniger als 4 cm Durchmesser findet sich ein erhöhter CEA-Wert in 15 % der Fälle, bei mehr als 8 cm in 38 % [16]. Entsprechend dem onkofetalen Charakter des Antigens ist die Serumkonzentration abhängig vom Differenzierungsgrad des Tumors. Während gut differenzierte Karzinome hohe Werte aufweisen können, finden sich bei schlecht differenzierten Karzinomen gelegentlich normale Werte [17]. Zwar versagt das CEA zur Erfassung früher Tumorstadien bei asymptomatischen Patienten, doch kann dessen regelmäßige Bestimmung als Verlaufsparameter und zur Therapiekontrolle genutzt werden [18]. Der prätherapeutische CEA-Wert hat sowohl als Referenzwert wie auch prognostisch Bedeutung, indem Werte von mehr als 10 ng/ml einen ungünstigen Verlauf erwarten lassen. Bei kontinuierlichem postoperativem Anstieg des CEA ist ein Rezidiv zu suchen. Dies v. a., wenn der Anstieg mehr als 12 % pro Monat beträgt.

5.5
Funktionelle präoperative Charakterisierung

Bei Patienten, deren Operabilität nicht in Frage steht, richtet sich die Methodik des Eingriffes in erster Linie nach der Lokalisation und Ausdehnung des Tumorleidens. Falls eine sphinktererhaltende Operation erwogen wird, müssen größtenteils nicht tumorassoziierte funktionelle Aspekte des analen Sphinkterapparates sowie des Kolons mitberücksichtigt werden. Diese präoperative Charakterisierung des Patienten soll v. a. dem Ausschluß einer relevanten Stuhlinkontinenz und einer ausgeprägten Obstipation dienen.

Im Vordergrund der Beurteilung steht auch hier die Anamnese, die trotz möglicher Alteration der Klinik durch das Rektumkarzinom wichtige Informationen über die anorektale Funktion bietet. Patienten, deren Kontinenzkontrolle eingeschränkt ist, sollten differenziert über funktionelle Beeinträchtigungen sowohl bei festem oder flüssigem Stuhl- als auch bei Windabgang befragt werden. Bei Obstipation sind nicht nur Fragen nach Stuhlkonsistenz und Defäkationsfrequenz, sondern auch nach Beckenbodenfehlfunktionen, wie Dauer des Defäkationsaktes, und nach manuellen Hilfeleistungen während der Stuhlentleerung von Wichtigkeit. Der Effekt eventueller früherer therapeutischer Bemühungen rundet das klinische Bild ab und erlaubt es, einen Eindruck über den Schweregrad und die Bedeutung für weitergehende Abklärungen zu gewinnen.

Verschiedenste zusätzliche diagnostische Schritte ermöglichen es, die Ätiologie des Beschwerdebildes genauer zu charakterisieren. Da die Diskussion der diversen Spezialabklärungen den Rahmen dieses Kapitels überschreiten würde, verweisen wir den interessierten Leser auf die einschlägige Literatur.

Falls sich anamnestisch keine Hinweise für funktionelle Beeinträchtigungen des anorektalen Sphinkterapparates und des Kolons ergeben, beschränken wir uns initial auf ein Mindestmaß an Diagnostik. Die klinische Untersuchung wird durch eine endoanale Sonographie und anorektale Manometrie zur Untersuchung des Sphinkterapparates ergänzt. Durch die Entfernung des Rektums mit nachfolgender Pouchrekonstruktion werden Faktoren, die ursprünglich der Kontinenzkontrolle dienten, zerstört oder in ihrer Bedeutung alteriert, so daß ein intakter, muskulärer Sphinkterapparat postoperativ von größerer Bedeutung wird.

Die endoanale Sonographie erlaubt es, strukturelle Defekte des analen Sphinkterapparates nachzuweisen, die bei späterer Funktionseinschränkung evtl. einer chirurgischen Sanierung bedürfen. Die endoanale Sonographiesonde wird blind in den Analkanal eingeführt. Am distalen Ende des Gerätes ist ein mit Wasser gefüllter Plastikkonus mit einem Durchmesser von knapp 2 cm befestigt, der einen gleichmäßigen homogenen Kontakt mit der Mukosa des Analkanals ermöglicht. Innerhalb des Konus rotiert ein Schallkopf kontinuierlich um 360° und ermöglicht die Darstellung der analen Wandstrukturen, insbesondere des muskulären Sphinkterapparates. Trotz fehlender anamnestischer Hinweise können mit der endoanalen Sonographie gelegentlich muskuläre Läsionen festgestellt werden, wie z. B. bei 1/3 der Frauen, die während einer Entbindung den Sphinkterapparat verletzten und trotzdem beschwerdefrei blieben [19].

Der Finger des Arztes zur Bestimmung der Druckverhältnisse im Analkanal ist ungenügend und ersetzt nie die manometrische Untersuchung. Zur anorektalen Druckmessung werden verschiedenste Sonden mit zumeist zirkulär angeordneten Drucksensoren verwendet. Diese Sensoren ermöglichen es, die herrschenden Drücke im Analkanal in verschiedenen Sektoren der Zirkumferenz zu messen. Im Rahmen der anorektalen Manometrie bestimmen wir den Ruhedruck und den aktiven Kontraktionsdruck. Der Ruhedruck wird zu einem größeren Anteil vom M. sphincter internus und zu einem geringerem Teil vom M. sphincter externus bestimmt. Bei Gesunden liegt der maximale tonische Ruhedruck bei ca. 70 mm Hg und wird 1–2 cm vom Anus entfernt gemessen [20]. Diese Druckzone bildet die Barriere zur Verhinderung von unwillkürlichem Abgang von Stuhl oder Wind. Der im Ruhezustand in geringerem Ausmaß an der tonischen Druckaktivität beteiligte M. sphincter externus ist v. a. für den aktiven Kontraktionsdruck von Bedeutung. Teils reflexartig, teils willkürlich wird dieser Druck z. B. beim Bauchpressen und Husten durch Kontraktion des M. sphincter externus und des M. puborectalis gesteigert. Im allgemeinen weisen Patienten, die unter einer Stuhlinkontinenz leiden, sowohl einen verminderten Ruhe- als auch einen aktiven Kontraktionsdruck auf [21].

Diese Untersuchungen sind im Hinblick auf die weitere Betreuung von Wichtigkeit. Niemand wird einem kontinenten Patienten eine sphinktererhaltende Operation lediglich aufgrund der Befunde in der Sonographie oder Manometrie vorenthalten. Die Resultate erlauben es jedoch, denkbare Einschränkungen der postoperativen Stuhlkontinenz vorwegzunehmen und entsprechende therapeutische Bemühungen wie Biofeedback frühzeitig zu veranlassen. Zudem dienen sie als Ausgangswerte zur postoperativen Verlaufsbeurteilung und Kontrolle der anorektalen Funktion. Die Indikation zu einer zusätzlichen operativen Sanierung eines geschädigten Sphinkterapparates stellen wir mit äußerster Zurückhaltung.

5.6 Algorithmus des präoperativen Tumorstagings

Stellvertretend für eine wertende Zusammenfassung der diagnostischen Verfahren beim präoperativen Tumorstaging, stellt die Abb 5.3 unseren Algorithmus im klinischen Alltag dar.

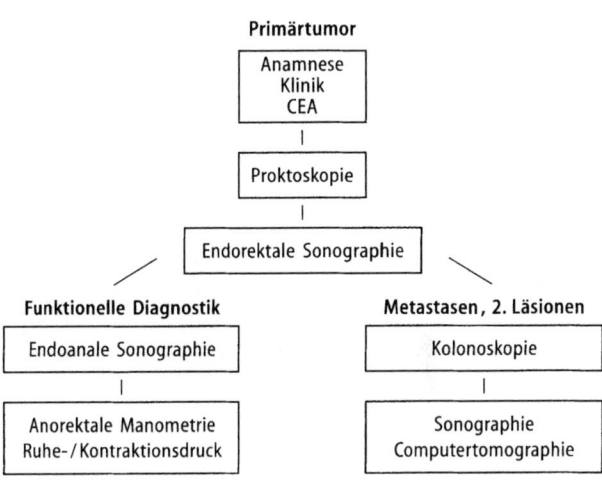

Abb. 5.3. Algorithmus des präoperativen Tumorstagings

5.7
Wichtiges in Kürze

1. Tumorstaging: Primärtumor

Endosonographie:	– Genauigkeit: 78–93 % – Tendenz zur Überschätzung, v. a. bei T2 – Differenzierung T2 zu T3 kritisch
CT/MRI:	Genauigkeit: 70–90 % – Ungenügend in frühen Tumorstadien – CT und MRI gleichwertig

2. Tumorstaging: Lokoregionale Lymphknoten

Endosonographie:	– Genauigkeit: um 80 % – Differenzierung maligne/benigne schwierig – Maligne: vergrößert (5–10 mm), hypoechogen
CT/MRI:	– Genauigkeit: um 50 % – Differenzierung maligne/benigne schwierig – Maligne: Größe; ansonsten keine Kriterien – Größe: < 10 mm nicht sicher nachweisbar

3. Tumorstaging: Lebermetastasen

Sonographie:	– Qualität untersucherabhängig – Gleichwertig zu CT und MRI
CT/MRI:	– Genauigkeit: 95–100 % – CT und MRI gleichwertig – Metastasen: < 10 mm nicht sicher nachweisbar

4. Karzinoembryonales Antigen

Chemie:	– Onkofetales Glykoprotein – Molekulargewicht: 200 000 – Zirkulierende Halbwertszeit: 1–8 Tage – Metabolismus: Leber – Normalwert: 0–2,5–3,0 ng/ml
Nutzen:	– Verlaufskontrolle unter Therapie
Probleme:	– Geringe Sensitivität und Spezifität – Benigne/maligne Krankheiten mit erhöhter Konzentration – Abklärungen/Therapie bei erhöhter Konzentration

5. Funktionelle präoperative Charakterisierung

Anamnese:	– Inkontinenz: flüssiger oder fester Stuhl, Wind – Stuhlfrequenz, Stuhlkonsistenz – Gestörter Defäkationsvorgang – Manuelle Evakuation
Endoanale Sonographie:	– Struktureller Defekt des Sphinkterapparates
Anorektale Manometrie:	– Funktioneller Defekt des Sphinkterapparates – Ruhedruck – Aktiver Kontraktionsdruck

Literatur

1. Wolmark N, Fisher ER, Wieand HS, Fisher B (1984) The relationship of depth of penetration and tumor size to the number of positive nodes in Dukes C colorectal cancer. Cancer 53: 2707–2712
2. Mason AY (1976) Rectal cancer: the spectrum of selective surgery. Proc R Soc Med 69: 237–244
3. Heimann TM, Szporn A, Bolnick K, Aufses AH Jr (1986) Local recurrence following surgical treatment of rectal cancer. Comparison of anterior and abdominoperineal resection. Dis Colon Rectum 29: 862–864
4. Floyd CE, Stirling CT, Cohn I Jr (1966) Cancer of the colon, rectum and anus: review of 1,687 cases. Ann Surg 163: 829–837
5. Kelvin FM, Gardiner R, Vas W, Stevenson GW (1981) Colorectal carcinoma missed on double contrast barium enema study: a problem in perception. Am J Roentgenol 307–313
6. Kimmey MB, Martin RW, Haggitt RC, Wang KY, Franklin DW, Silverstein FE (1989) Histologic correlates of gastrointestinal ultrasound images. Gastroenterology 96: 433–441
7. Beynon J (1989) An evaluation of the role of rectal endosonography in rectal cancer. Ann R Coll Surg Engl 71: 131–139
8. Hildebrandt U, Klein T, Feifel G, Schwarz HP, Koch B, Schmitt RM (1990) Endosonography of pararectal lymph nodes. In vitro and in vivo evaluation. Dis Colon Rectum 33: 863–868
9. Rifkin MD, Marks GJ (1985) Transrectal US as an adjunct in the diagnosis of rectal and extrarectal tumors. Radiology 157: 499–502
10. Wooten WB, Green B, Goldstein HM (1978) Ultrasonography of necrotic hepatic metastases. Radiology 128: 447–450
11. Alderson PO, Adams DF, McNeil BJ et al. (1983) Computed tomography, ultrasound, and scintigraphy of the liver in patients with colon or breast carcinoma: a prospective comparison. Radiology 149: 225–230
12. Freeny PC, Marks WM, Ryan JA, Bolen JW (1986) Colorectal carcinoma evaluation with CT: preoperative staging and detection of postoperative recurrence. Radiology 158: 347–353
13. Hodgman CG, MacCarty RL, Wolff BG, May GR, Berquist TH, Sheedy PF Jr, Spencer RJ (1986) Preoperative staging of rectal carcinoma by computed tomography and 0.15T magnetic resonance imaging. Preliminary report. Dis Colon Rectum 29: 446–450
14. Nicholls RJ, Mason AY, Morson BC, Dixon AK, Fry IK (1982) The clinical staging of rectal cancer. Br J Surg 69: 404–409
15. Gianda FJ, Dwyer AJ, Jones AE, Sugarbaker PH (1984) Prospective studies of laboratory and radiologic tests in the management of colon and rectal cancer patients. Dis Colon Rectum 27: 811–818
16. Gold P, Freedman SO (1965) Demonstration of tumour specific antigens in human colonic carcinomata by immunological tolerance and absorption techniques. J Exp Med 121: 439–462
17. Goslin R, O'Brien MJ, Steele G, Mayer R, Wilson R, Corson JMZN (1981) Correlation of Plasma CEA and CEA tissue staining in poorly differentiated colorectal cancer. Am J Med 71: 246–253
18. Fletcher RH (1986) Carcinoembryonic antigen. Ann Intern Med 104: 66–73
19. Kamm MA (1994) Obstetric damage and faecal incontinence. Lancet 344: 730–733
20. Heppell J, Kelly KA, Phillips SF, Beart RWJ, Telander RL, Perrault J (1982) Physiologic Aspects of continence after colectomy, mucosal proctectomy, and endorectal ileoanal anastomosis. Ann Surg 195: 435–443
21. Read WL, Harford WV, Schmulen AC, Read MG, Santa Ana C, Fordtran JS (1979) A clinical study of patients with fecal incontinence and diarrhea. Gastroenterology 76: 747–756

Welche Form der adjuvanten Therapie?

Ch. Landmann und R. Herrmann

6.1 Radiotherapie

Ch. Landmann

Während in den frühen Tumorstadien (T1–2N0) mit radikaler Operation Heilungsraten von 85–95 % bei einer Lokalrezidivrate von 5–25 % zu erreichen sind, ergeben die Resultate der alleinigen chirurgischen Resektion bei den fortgeschrittenen Stadien (T3–4 N0, T1–4 N1–3) deutlich schlechtere Ergebnisse: Fünfjahresüberlebensraten von 30–60 % bei einer Lokalrezidivrate von 5–50 % sind hier, von seltenen Ausnahmen abgesehen, die Regel [1, 2, 3]. Die Notwendigkeit, diese Resultate durch eine adjuvante Therapie zu verbessern, drängt sich auf.

Die Radiotherapie stellt eine wirksame adjuvante Behandlungsmodalität beim Rektumkarzinom dar. Selbst als alleinige therapeutische Maßnahme ist sie in der Lage, primäre Rektumkarzinome zu sterilisieren und einen kurativen Effekt zu bewirken. Cummings [4] berichtet über 57 Patienten mit mobilen Rektumkarzinomen, welche aus intern-medizinischen Gründen inoperabel waren und eine Radiotherapie von 50 Gy in 4 Wochen erhielten. Bei 44 % der Patienten konnte 7 Monate nach Therapieabschluß eine komplette Remission festgestellt werden. Auch bei klinisch fortgeschrittenen Tumoren können mit einer präoperativen Radiotherapie komplette Remissionsraten von 3–13 % erreicht werden [5, 6, 7].

Die adjuvante Radiotherapie kann im Rahmen eines präoperativen oder postoperativen Behandlungskonzeptes allein oder kombiniert mit Chemotherapie appliziert werden.

6.1.1 Präoperative Radiotherapie

Ziele der präoperativen Radiotherapie sind eine Reduktion der Tumorgröße zur Erleichterung der Resektabilität bei großen Tumoren sowie die Devitalisierung von Tumorzellen, welche während der Operation verschleppt werden und zu Lokalrezidiven und Fernmetastasen führen können. Ferner wird von mehreren Autoren über eine Abnahme der zu erwartenden C-Stadien und eine Zunahme von Dukes-A-Stadien (»downstaging«) nach präoperativer Radiotherapie berichtet.

Seit Ende der 50er Jahre wurden zahlreiche Behandlungsprotokolle mit unterschiedlichen Strahlendosen, Fraktionierungen und Zielvolumina entworfen. Eine Übersicht von 5 großen randomisierten Studien ist in Tabelle 6.1 dargestellt. Grundsätzlich können kurze Behandlungsschemata mit einigen wenigen Fraktionen [8, 9, 10] von längeren, fraktionierten Strahlentherapien von 3–4 Wochen Dauer [11, 12, 13] unterschieden werden. Auch die Zielvolumina variierten erheblich zwischen 10×10 cm großen Feldern, welche nur den Primärtumor und die unmittelbare Umgebung einschlossen und ausgedehnten Strahlenfeldern, die den gesamten Beckeninhalt und das paraaortale Lymphabflußgebiet bis LWK 2 enthielten.

Obwohl die Studien (Tabelle 6.1) eine Reduktion der Lokalrezidivrate nach präoperativer Radiotherapie zeigten, konnte keine signifikante Verbesserung der

Tabelle 6.1. Resultate der präoperativen Radiotherapie in randomisierten Studien

Studie	n	Dosis cGy/f_x	Kurative Resektion (%)	Mediane Beobachtungszeit (Monate)	Lokalrezidivrate (%)		P-Wert
					OP	RT + OP	
EORTC [11, 12]	466	3450/18	73	75	30	15	0,003
Stockholm I [8]	849	2500/5	80	107	28	14	<0,01
Norwegen [13]	309	3150/18	83	54	21	15	n.s.
Stockholm II [9]	557	2500/5	86	50	25	11	<0,01
RCG London [10]	468	1500/3	55	60	16	9	0,04

Gesamtüberlebensrate erreicht werden. Eine Metaanalyse von randomisierten Studien, bei denen Dosen bis 34,5 Gy in 3 Wochen appliziert wurden [14], zeigte nur eine 2,9 %ige Verbesserung der Fünfjahresüberlebensraten bei Patienten nach präoperativer Radiotherapie.

Mehrere nicht randomisierte Phase-II-Studien belegen die Bedeutung der präoperativen Strahlendosis zur Verhinderung eines Lokalrezidivs. Eine Erhöhung von 45 auf 55 Gy führte zu einer Reduktion der Lokalrezidivrate von 20 auf 8 % bei Patienten mit fortgeschrittenen Tumoren [15]. In einem weiteren Bericht [16] konnte nach 5 Jahren bei keinem der mit 50 Gy präoperativ bestrahlten 44 Patienten ein Rezidiv entdeckt werden. Die verbesserte Überlebensrate und reduzierte Fernmetastasenrate [16, 17], welche mit den höheren Dosen in Phase-II-Studien suggeriert wurde, müßte in randomisierten Studien noch belegt werden.

Ein entscheidender Vorteil der präoperativen Bestrahlung liegt darin, daß tiefsitzende Rektumkarzinome häufiger sphinktererhaltend zu resezieren sind. Marks [18] berichtet über 52 Patienten mit distalen Rektumkarzinomen, bei denen nach 45–60 Gy und $4^{1}/_{2}$–6 Wochen Wartezeit radikale Proktosigmoidektomien mit Anastomosen im distalen 1 cm des Rektums durchgeführt wurden. Die Hälfte (48 %) der Patienten hatten fortgeschrittene Tumorstadien (T3,T4 N+), der Rest waren Fälle mit günstigen Tumorstadien, welche in den distalen 6 cm des Rektums lokalisiert waren. Die Lokalrezidivrate nach 24 Monaten lag bei 14 %. Ein ähnliches Resultat konnte auch von Minsky [19] gezeigt werden. Bei 29 Patienten wurden präoperativ 50 Gy appliziert und das Rektum sphinktererhaltend reseziert. Die Lokalrezidivfreiheit nach 4 Jahren betrug 83 %.

Morbidität und Mortalität werden durch die präoperative Radiotherapie nicht gesteigert und die Toxizität läßt sich erheblich reduzieren, wenn gewisse Vorsichtsmaßnahmen eingehalten werden. So ist die höhere perioperative Mortalitätsrate infolge kardiovaskulärer und thromboembolischer Komplikationen bei den bestrahlten Patienten in den Stockholm-I- und RCG-Studien [8, 10] (13 gegenüber 3 % bzw. 8 gegen 2 % der nur operierten) auf den höheren Anteil von älteren Patienten und die Größe des Radiotherapievolumens zurückzuführen. Eine Änderung der Radiotherapietechnik (4 Felder anstelle von 2 großen Feldern) in der Stockholm-II-Studie [9] eliminierte dieses Risiko und führte zu einer signifikanten Verbesserung der Gesamtüberlebensrate.

Mit Zunahme der Strahlendosis steigt das Risiko einer Anastomoseninsuffizienz im Darmbereich [20]. Unter temporärer Kolostomie [21] oder kurzfristiger parenteraler Ernährung [22] kann bei Strahlendosen >45 Gy die Morbidität, insbesondere eine Leckbildung, vermindert werden.

Ein Intervall unter 4 Wochen zwischen präoperativer Radiotherapie mit 45 Gy in 5 Wochen und Operation kann zu Wundheilungsstörungen führen. In der EORTC-Studie [12] wurde eine Verzögerung der perinealen Wundheilung um 20 Tage beobachtet, wenn eine abdominoperineale Amputation bereits 2 Wochen nach 34,5 Gy durchgeführt wurde.

6.1.2
Postoperative Radiotherapie

Ziel der postoperativen Radiotherapie ist die Sterilisierung von persistierenden Tumorresten nach erfolgter chirurgischer Resektion. Mehrere randomisierte und nicht randomisierte Studien haben die Wirksamkeit der postoperativen Radiotherapie nachgewiesen und gezeigt, daß die Lokalrezidivrate auf 10–20 % gesenkt werden kann (Tabelle 6.2). Dosen von 45–55 Gy in 5–6 Wochen, welche auf das präsakrale und präkokzygeale Rektumlager und das lokoregionale Lymphabflußgebiet bis zur Aortenbifurkation appliziert werden, sind notwendig, um diesen Effekt zu erreichen. Eine signifikante Verbesserung der Überlebensrate konnte jedoch mit der postoperativen Radiotherapie nicht bewirkt werden.

Tabelle 6.2. Studien mit postoperativer Strahlentherapie

	n	Lokalrezidiv		5 Jahresüberleben	
		OP + RT (%)	OP (%)	OP + RT (%)	OP (%)
Randomisierte Studien					
GITSG 1985 [43]	227	20	24	50	45
Danish 1986 [23]	494	16	18	82 (2 j)	67 (2 j)
NSABP 1988 [44]	555	16	25	40	43
Nicht randomisierte Studien					
Tepper et al. 1987 [24]	162	19	39	57	39
Withers et al. 1981 [25]	73	9	25	Kein Unterschied	

Die Haupttoxizität der postoperativen Radiotherapie betrifft den Dünndarm, welcher nach chirurgischen Eingriffen oft narbig fixiert ist und somit nicht aus dem Strahlenfeld bewegt werden kann. Das Risiko eines reoperationsbedürftigen Dünndarmschadens, sei es infolge Obstruktion, Perforation oder Ileus, bewegt sich zwischen 4 und 10 % im Vergleich zu 5 % bei Patienten, die keine postoperative Bestrahlung erhielten [23, 24]. Das Risiko eines Dünndarmschadens steigt, wenn das Strahlenfeld auch auf die paraaortale Region bis L 2 ausgedehnt oder wenn eine einfache opponierende ventrodorsale Feldertechnik angewandt wird [25]. Mit einer Reihe von technischen Vorkehrungen kann aber heutzutage die Belastung des Dünndarms erheblich reduziert werden:

1. Bauchlagerung des Patienten auf einem Lochbrett, wodurch der Dünndarm bei Fehlen von Verwachsungen aus der hinteren Hälfte des Beckens nach vorne und aus dem Strahlenfeld hinaus verlagert werden kann.
2. »Shrinking-field-Technik«, bei der nach einer Dosis von 45 Gy auf das Rektumlager und das Lymphabflußgebiet eine Feldverkleinerung vorgenommen und die präsakrale Primärtumorregion kleinvolumig bis auf 50–54 Gy weiterbestrahlt wird.
3. Limitierung des Radiotherapievolumens auf die hintere Hälfte des Beckens, mit oberer Feldgrenze bei L 5/S 1 und unterer Feldgrenze nach abdominoperinealer Resektion unterhalb der Perinealnarbe, nach anteriorer Resektion am Foramen obturatum.
4. Bestrahlung mit einer Mehrfeldertechnik (z. B. zwei seitliche, ein ventrales, ein dorsales Feld) und einer computerisierten Dosimetrie, um die Dosisverteilung im behandelten Volumen optimal zu gestalten.

6.1.3
Präoperative vs. postoperative Radiotherapie

Aus tumorbiologischer Sicht ist die präoperative Radiotherapie vorteilhafter als die postoperative. Hauptnachteile der postoperativen Radiotherapie sind:

1. Eine erhöhte Morbidität durch postoperative Verwachsungen, welche ein erhöhtes Risiko von Strahlenschäden an den immobilisierten Darmabschnitten zur Folge haben.
2. Eine verminderte Strahlensensibilität durch postoperative Narbenbildungen, die zu einer verminderten Oxygenierung des Gewebes führen. Die Bedeutung einer guten Sauerstoffsättigung für die Strahlensensibilität ist im Tierexperiment seit langem nachgewiesen [26, 27].
3. Eine häufige funktionelle Beeinträchtigung bei tiefen, insbesondere koloanalen Anastomosen.

Der Vorteil der postoperativen Radiotherapie besteht hingegen in der genauen Kenntnis des Tumorstadiums, welche die einwandfreie Selektion der Risikopatienten erlaubt.

Demgegenüber liegt der Hauptnachteil der präoperativen Radiotherapie in der Tatsache, daß beim präoperativen klinischen Staging das genaue Tumorstadium schwer zu ermitteln ist und somit Patienten mit frühen Stadien (T1-2 No Mo) einer Überbehandlung unterzogen werden.

Diese beiden Aussagen müssen allerdings zugunsten der präoperativen Radiotherapie korrigiert werden: Die in den letzten Jahren verfügbar gewordene Methode der endorektalen Sonographie erlaubt eine präzisere Bestimmung der Tumorpenetrationstiefe, so daß die Wahrscheinlichkeit einer Überbehandlung immer geringer wird.

Die Vorteile der präoperativen Radiotherapie sind:
1. Geringere Morbidität bei Bestrahlung gut mobiler Dünndarmschlingen.
2. Höhere Wirksamkeit durch Bestrahlung unvernarbter, gut oxygenierter Gewebe, welche in einer potentiellen Tumorverkleinerung resultiert, die weniger Lokalrezidive und vermehrt sphinktererhaltende Resektionen erlaubt. Ferner ist ein »downstaging« bei den präoperativ bestrahlten Patienten zu beobachten, welche weniger Lymphknotenmetastasen als erwartet aufweisen.

Die einzige randomisierte Untersuchung, welche die Ergebnisse der prä- und postoperativen Radiotherapie vergleicht, ist die schwedische multizentrische Studie von Pahlman [28]. 236 Patienten wurden präoperativ mit 25,5 Gy in 5–7 Tagen bestrahlt, 235 Patienten mit fortgeschrittenen Tumorstadien erhielten eine hochdosierte postoperative Radiotherapie von 60 Gy in 8 Wochen. Die Lokalrezidivrate nach präoperativer Radiotherapie war signifikant tiefer (12 gegen 21 %), während die Überlebensrate sowie das Intervall bis zum Entstehen von Fernmetastasen in beiden Gruppen identisch waren.

Versuche, die Radiotherapiezeit im Sinne einer hyperfraktionierten (2mal täglichen) und akzelerierten (gleiche Dosis in kürzerer Zeit) Bestrahlung zu verkürzen, wurden bei fortgeschrittenen Tumorstadien (T3,T4 N+) durchgeführt [29]. 20 Patienten wurden mit 48 Gy in 3 Wochen postoperativ bestrahlt, bei 23 wurden präoperativ 41,6 Gy in $2^{1}/_{2}$ Wochen appliziert und 4 Tage später operiert. Die akute Darmtoxizität war bei den präoperativ bestrahlten Patienten deutlich geringer, die kurzfristig angeschlossene Operation verkürzte die Behandlungszeit erheblich. Aussagen über die Behandlungsresultate sind angesichts der geringen Patientenzahlen und kurzen Beobachtungszeit noch verfrüht.

Die bisherigen Erfahrungen in der Literatur sprechen zugunsten des präoperativen Radiotherapiekonzeptes. Ergebnisse laufender Studien, die eine kombinierte präoperative Chemoradiotherapie vorsehen, werden zeigen, ob neben der Reduktion der Lokalrezidive auch eine Verbesserung der Gesamtüberlebensrate erreicht werden kann.

6.1.4
Endokavitäre Brachytherapie

Die endokavitäre Radiotherapie erlaubt die Applikation einer hohen Strahlendosis mit limitierter Penetrationstiefe (Brachytherapie, Nahbestrahlung) und ist eine etablierte Behandlungsmethode für ein selektioniertes Patientengut.

Geeignet sind:
1. Mobile exophytische Tumoren welche tiefer als 12 cm ab ano liegen,
2. Tumoren, welche eine maximale Ausdehnung von 3 × 5 cm nicht überschreiten, und
3. Tumoren, welche keine transmurale Ausdehnung (max. T2) sowie keine perirektalen Lymphknotenmetastasen aufweisen.

Die endokavitäre Radiotherapie kann als Kontakttherapie mit Röntgenstrahlen oder in Form einer interstitiellen Curietherapie durchgeführt werden. Die Technik der Kontaktradiotherapie mit Röntgenstrahlen geht auf Chaoul zurück, der die Kurzdistanzbestrahlung 1934 in Berlin entwickelte [30]. Diese Methode der Behandlung von Rektumkarzinomen mit kurativer wie palliativer Zielsetzung erlangte durch die Behandlungserfolge von Papillon [31] weite Verbreitung. Die Radiotherapie wird mit Hilfe eines Röntgenapplikators, welcher ins Rektum eingeführt wird, appliziert. Die niedrige Energie der Strahlen (maximal 50 kV) ermöglicht eine sehr geringe Penetrationstiefe und zeigt einen sehr steilen Dosisabfall im umgebenden Gewebe. In 1 cm Tiefe sind nur noch 25% und in 2 cm Tiefe nur 10% der Kontaktdosis vorhanden. Bestrahlt wird mit Einzeldosen von 20–40 Gy, welche in 1- bis 2wöchentlichen Abständen insgesamt 3- bis 4mal appliziert werden. Die einzelne Bestrahlung dauert 1–3 min und kann ambulant durchgeführt werden. Die hohen Einzeldosen sind sehr wirksam und führen zu einer raschen Regredienz der exophytischen Anteile des Tumors. Meistens kann bereits 8 Tage nach der ersten Behandlung eine deutliche Volumenverkleinerung beobachtet werden [32]. Blutungen, welche häufig als initiales Symptom des Rektumkarzinoms auftreten, sistieren einige Tage nach der ersten Therapiesitzung. Die lokale Kontrolle sowie das Überleben bei richtig selektioniertem Patientengut sind ausgezeichnet (Tabelle 6.3). Rezidive werden v.a. bei Tumoren über 3 cm Größe beobachtet [33, 34].

Angesichts der limitierten Penetrationstiefe empfiehlt Papillon [32] v.a. bei indurierten und ulzerierenden Tumoren eine Aufsättigung mit interstitieller Curietherapie. Zwei Ir^{192}-Drähte werden unter Lokalanästhesie in den Tumor eingeführt, um eine Aufsättigungsdosis von 20–30 Gy in 24 h zu erreichen. Mit dieser Technik wurde die Lokalrezidivrate unter 10% gesenkt, wobei mit einer Salvage Surgery für die Versager eine Fünfjahresgesamtüberlebensrate von 90% erreicht werden konnte.

Parturier-Albot [35] applizierte deutlich höhere Strahlendosen von 100–150 Gy in 1–2 Sitzungen im Abstand von 8–15 Tagen ohne Aufsättigung mit interstitieller Therapie. In 95% der Fälle (1075 von 1136) konnten Tumoren, die auf die Mukosa beschränkt waren, sterilisiert werden. Dies gelang jedoch nur bei 12% der Fälle (113 von 909) der tiefer infiltrierenden Karzinome. Eine chirurgische Exzision des persistierenden Tumors konnte bei 62% der Patienten sphinktererhaltend durchgeführt werden und resultierte in einer Gesamtheilungsrate von 85% in dieser Patientengruppe.

In einem Kollektiv von Hull [34] wurden 126 Patienten endokavitär bestrahlt. Bei 27 (21%) ist es zu einem Lokalrezidiv gekommen, wobei 14 Patienten durch eine nachfolgende chirurgische Resektion vom Tumor befreit werden konnten. Nach 5 Jahren Beobachtungszeit waren 68% von den nur bestrahlten und 91% bei den zusätzlich resezierten Patienten tumorfrei.

Tabelle 6.3. Endokavitäre Brachytherapie

	n	Lokalrezidive (%)	Gestorben am Tumor (%)
Parturier-Albot 1981 [35]	1136	5	Keine Angaben
Papillon 1982 [32]	158 exophytisch	4	10
	49 ulzeriert	10	12
Sischy 1985 [45]	129	5	2
Lavery et al. 1987 [46]	62	18	10

Vorteile der intrakavitären Radiotherapie sind die ambulante Durchführbarkeit ohne Narkose sowie das geringe Perforationsrisiko. Diese Methode eignet sich deshalb v. a. für ältere Patienten, für die ein hohes Operationsrisiko existiert.

6.1.5
Intraoperative Radiotherapie

Die intraoperative Radiotherapie (IORT) wird nach vollständiger präoperativer, perkutaner Bestrahlung mit 45–50 Gy als zusätzliche, kleinvolumige Aufsättigung bei ausgedehnten, unvollständig resezierbaren oder rezidivierenden Tumoren eingesetzt. Da ein Überschreiten von 45 Gy am Dünndarm das Risiko von Fibrosen und Stenosen erhöht, stellt die IORT eine Möglichkeit dar, sehr gezielt unter Ausschluß von sensiblem Gewebe eine ausreichende Aufsättigungsdosis zu verabreichen.

Die IORT wird meistens mit Elektronenstrahlen eines Linearbeschleunigers appliziert, welche über einen Metall- oder Plexiglastubus in die Tiefe des Körpers geleitet werden. Ein weiterer Modus der IORT-Applikation ist die sog. »Flab-Technik«, bei der eine flexible Kunststoffplatte mit Hohlkathetern in den Operationssitus eingepaßt wird. Die Katheter werden für einen der Dosis entsprechenden Zeitraum mit radioaktiven Quellen (^{192}Ir) versehen, die eine Bestrahlung mit 5 mm Eindringtiefe gewährleisten.

Die biologische Wirksamkeit einer intraoperativen Einzeldosis beträgt das 2- bis 3fache einer normal fraktionierten perkutanen Radiotherapie: 10 Gy IORT sind äquivalent zu 20–30 Gy perkutaner Radiotherapie in 2–3 Wochen.

Die größten Erfahrungen auf dem Gebiet der IORT wurden im Massachusetts General Hospital (MGH) [36] und in der Mayo Klinik [37, 38] gewonnen. Patienten mit unvollständig resezierbaren, lokal fortgeschrittenen Tumoren und solche mit Lokalrezidiven wurden in beiden Zentren mit 50,4 Gy perkutan bestrahlt, nach 4–6 Wochen operiert und mit 10–15 Gy IORT aufgesättigt. Mit Lokalrezidivraten von 8% und 17% im MGH bzw. in der Mayo Klinik, Fernmetastasenraten von 39% und 33% und einer symptomfreien Vierjahresüberlebensrate von 53% in beiden Institutionen konnten die Ergebnisse bei Patienten mit lokal fortgeschrittenen Tumoren durch die IORT deutlich gebessert werden. Eine Kontrollgruppe von Patienten mit vollständiger Tumorresektion, die zur gleichen Zeit im MGH nur perkutan bestrahlt wurde, wies hingegen eine Lokalrezidivrate von 29% auf [39]. Randomisierte Studien, welche die bessere Wirksamkeit der IORT im Vergleich zur perkutanen Radiotherapie belegen, fehlen vorerst.

Bei Patienten mit rezidivierenden Tumoren waren hingegen die Resultate der IORT weniger spektakulär: 57% und 19% Lokalrezidive in MGH bzw. Mayo Klinik, 55% und 44% Fernmetastasen und eine Vierjahresüberlebensrate von 26% und 23%. Das schlechtere Abschneiden dieser Patientengruppe muß im Zusammenhang mit der diffusen Ausdehnung eines pelvinen Rezidivs, die eine adäquate Resektion und IORT verhindert, gesehen werden.

Die lokale Kontrollrate hängt von der Vollständigkeit der chirurgischen Resektion ab. Am MGH [40] waren nach 5 Jahren noch 62% der Patienten nach vollständiger Resektion tumorfrei im Vergleich zu 18% bei unvollständiger Resektion. Neue Resultate der Mayo Klinik [41] über die Behandlung von Lokalrezidiven mit IORT zeigen an 42 Patienten eine Lokalrezidivrate von 40% und eine Fernmetastasenrate von 60% nach 3 Jahren. 7 Patienten blieben tumorfrei. Die lokale und Fernmetastasenrate bei den nicht mit IORT behandelten Patienten betrug 93 bzw. 54%. Eine signifikante Korrelation der IORT mit der Fünfjahresüberlebensrate konnte nachgewiesen werden (21% gegen 5%).

Eble [42] berichtet über Erfahrungen mit IORT in der adjuvanten Situation, bei der fortgeschrittene Rektumkarzinome (>T3) und Rezidivtumoren nach einer perkutanen Radiotherapie bzw. Radiochemotherapie mit 41,4 Gy mit 10–20 Gy IORT aufgesättigt wurden. In der kurzen medianen Beobachtungszeit von 12,5 Monaten konnte bei Patienten mit primärem Karzinom kein Lokalrezidiv beobachtet werden. Bei den Rezidivpatienten wurden bereits 3 Lokalrezidive nachgewiesen.

Nebenwirkungen treten nach IORT häufiger auf als nach perkutaner Radiotherapie. Schwere Komplikationen wie Abszesse, Dünndarmstenosen, Ureterobstruktionen oder Neuropathien werden bei 45% der Fälle beobachtet [41]. Diese Komplikationsrate tritt v. a. nach Gesamtdosen von 80 Gy auf. Besonders strahlenempfindliche und dosislimitierende Strukturen sind die Ureteren und peripheren Nerven. Gunderson [38] berichtet in 32% der Patienten über eine symptomatische Neuropathie. IORT-Dosen zwischen 10–20 Gy sollten deshalb nicht überschritten werden.

6.2
Chemotherapie und kombinierte Radiochemotherapie

R. Herrmann

Trotz der in den letzten Jahrzehnten gemachten Fortschritte in der Operation des Rektumkarzinoms besteht für alle operierten Patienten immer noch ein Risiko von ca. 50 %, im weiteren Verlauf ein Rezidiv ihrer Erkrankung oder Fernmetastasen zu entwickeln. Verschiedene Faktoren helfen uns bei der Identifikation von Risikogruppen. Als wesentliche Faktoren gelten hier das T-Stadium, die Lymphknotenbeteiligung sowie tumorbiologische Faktoren wie S-Phase-Anteil und 18q-Deletionen. So sind Patientengruppen erkennbar, bei denen Maßnahmen zusätzlich zur Chirurgie indiziert sind, mit dem Ziel, das Rezidiv- bzw. Metastasierungsrisiko zu mindern. Diese sind von prognostischer Bedeutung. Im folgenden soll der derzeitige Stand der systemischen Chemotherapie mit oder ohne Bestrahlung dargestellt werden.

Die ersten Chemotherapiestudien der 60er Jahre und etwas später ließen keinen eindeutigen Nutzen erkennen, was durch folgende Punkte erklärbar ist:

- Die Auswahl der Patienten erfolgte nicht nach den uns heute zur Verfügung stehenden Möglichkeiten.
- Diagnostische Techniken zum Ausschluß von Fernmetastasen waren weniger gut entwickelt, z. B. Sonographie der Leber.
- Die Dosisintensität der verwendeten Chemotherapie, insbesondere von 5-Fluorouracil, war in der Regel niedrig.
- Die Behandlungsdauer war z.T. sehr kurz.
- Die Anzahl der in den Studien behandelten Patienten war klein.
- In diesen Studien wurden sowohl Kolon- als auch Rektumkarzinome eingeschlossen.
- Eine Aufteilung in die verschiedenen Stadien (z. B. nach Dukes) erfolgte nicht regelmäßig.

Immerhin gab es eine Studie, in der trotz kleiner Patientenzahl für das Rektumkarzinom mit einer adjuvanten 5-Fluorouracil-Behandlung ein signifikanter Vorteil sowohl für das krankheitsfreie als auch für das Gesamtüberleben gefunden werden konnte [47].

Die NSABP (National Surgical Adjuvant Bowel and Breast Project) randomisierte in ihrem Protokoll R-01-Patienten zu alleiniger Operation, postoperativer Bestrahlung oder postoperativer adjuvanter Chemotherapie [48]. Die Chemotherapie bestand aus 5-Fluorouracil, Methyl-CCNU und Vincristin. Diese Chemotherapie dauerte ca. 1 1/2 Jahre. Die postoperative Bestrahlung senkte dabei die Lokalrezidivrate signifikant von 25 auf 16 %, jedoch ohne signifikanten Überlebensvorteil. Patienten mit Chemotherapie hatten in den Untergruppen Dukes B und C nur bei männlichen Patienten einen signifikanten Vorteil beim krankheitsfreien Überleben. Die geschlechtsspezifische unterschiedliche Anatomie wurde als Erklärung für diese Beobachtung herangezogen.

Erst die EORTC (European Organisation for Research and Treatment of Cancer) untersuchte in einer Studie die Wirkung einer kombinierten präoperativen Radiochemotherapie [49]. Es zeigte sich kein Vorteil dieser Behandlung gegenüber Radio- /oder Chemotherapie allein, wobei möglicherweise die Strahlentherapiedosis (34,5 Gy) und die Art der Verabreichung der Chemotherapie nicht optimal waren.

Die Gastrointestinal Tumor Study Group (GITSG) verglich in einer 4armigen Studie a) alleinige Operation mit b) Chemotherapie (5-Fluorouracil und Methyl-CCNU) mit c) postoperativer Bestrahlung des Beckens (44- bis 48 Gy) mit d) postoperativer Bestrahlung und einer Chemotherapie [50, 51]. Die Endergebnisse dieser Studie zeigten bei einem minimalen Follow-up von 6,3 Jahren einen hoch signifikanten Überlebensvorteil für die kombiniert behandelten Patienten mit einer Gesamtüberlebensrate von 58 % verglichen mit 44 % bei den beiden Gruppen, die nur eine Modalität erhalten hatten, und 28 % für jene, die nur operiert worden war. Diese Studie zeigte, daß die besondere Wirkung dieser kombinierten Therapie in der Verbesserung der lokalen Kontrolle lag. Während in der nur operierten Patientengruppe 24 % ein lokoregionales Rezidiv erlitten, trat dieses nur bei 11 % der kombiniert behandelten Patienten auf. Zusätzlich erzielte diese Behandlung eine signifikante Verminderung der Fernmetastasierungsrate durch den Einsatz der Chemotherapie.

Die North Central Cancer Treatment Group (NCCTG) untersuchte in einer 2armigen Studie bei Patienten mit Dukes-Stadien B2 bis C3 eine alleinige postoperative Bestrahlung mit einer Kombination von Bestrahlung und Chemotherapie [52]. Auch in dieser Studie zeigte sich ein signifikanter Vorteil der kombinierten Therapie sowohl in bezug auf die Lokalrezidivrate (25 % vs. 13,5 %) als auch in bezug auf die Fernmetastasierungsrate (46 % vs. 29 %). Die krankheitsfreie Überlebensrate konnte durch die Kombination im Vergleich mit der alleinigen Bestrahlung von 38 auf 58 % gesteigert werden. Allerdings ist zu berücksichtigen, daß auch in dieser Studie durch die kombinierte Radiochemotherapie eine erhöhte Rate von akuten und Langzeitnebenwirkungen festgestellt werden mußte.

Ausgelöst durch diese Ergebnisse, empfahl im Jahre 1991 das Nationale Krebsinstitut der Vereinigten Staaten für Patienten mit Rektumkarzinomen im Stadium II und III eine postoperative Radio- und Chemotherapie. Zu diesem Zeitpunkt war noch nicht klar, daß die Substanz Methyl-CCNU, die in einigen dieser Studien zusammen mit dem 5-Fluorouracil verwendet worden ist, verzichtbar ist [53].

Wenn eine Interaktion besteht zwischen der Bestrahlung und dem Zytostatikum 5-Fluorouracil, so wäre zu erwarten, daß eine Exposition des Tumorgewebes mit 5-Fluorouracil während der gesamten Bestrahlung die Behandlungsergebnisse zumindest bezüglich lokaler Kontrolle verbessern würde. Um diese Frage zu beantworten, hat die NCCTG eine Studie durchgeführt, in der die Patienten während der Bestrahlung entweder die in früheren Studien verwendete Bolusapplikation von 5-FU während 3 Tagen in der ersten und letzten Woche der Bestrahlung erhielten oder eine kontinuierliche Infusion von 5-Fluorouracil während der gesamten Bestrahlungsdauer. Die Ergebnisse dieser Studie zeigten für die kontinuierliche 5-FU-Infusion eine signifikante Verbesserung des Behandlungsergebnisses [54]. Trotz der noch kurzen Beobachtungszeit von im Median 46 Monaten konnten die Tumorrezidivrate um 27% und die Todesrate um 31% reduziert werden. Dabei betrug nach 4 Jahren die rezidivfreie Rate 63 vs. 53% und die Überlebensrate 70 vs. 60%.

SCHLUSSFOLGERUNG

Die letzten 20 Jahre haben einen großen Kenntniszuwachs in der adjuvanten Therapie des Rektumkarzinoms gebracht. Es kann heute als gesichert gelten, daß in den Stadien II und III eine adjuvante postoperative Radiochemotherapie der alleinigen Operation oder auch der alleinigen postoperativen Bestrahlung signifikant überlegen ist. Dieses Therapieverfahren sollte daher als Standard bei diesen Stadien eingesetzt werden.

Wegen negativer Auswirkungen (Komplikationsrisiko erhöht: perioperativ und später funktionell) der postoperativen Radiochemotherapie auf das Neorektum, wird z. Z. intensiv nach neoadjuvanten Behandlungskombinationen gesucht.

AUSBLICK

Derzeit erscheint eine Verbesserung der Behandlungsergebnisse, abgesehen von einer Verbesserung der chirurgischen Techniken, durch drei Ansätze möglich:

1. Eine bessere Definition der Patienten, bei denen ein hohes Rezidivrisiko besteht, sollte durch den Nachweis von Faktoren möglich sein, die für die Metastasierung und die Progression der Erkrankung verantwortlich sind, wie z. B. die Expression von Adhäsionsmolekülen und anderen tumorbiologischen Faktoren.
2. Eine initiale Radiochemotherapie des Rektumkarzinoms wird z. Z. in verschiedenen Studien untersucht (Deutsche Krebsgesellschaft e. V., Protokoll CAO/ARO/AIO 94). Vorteil dieser Maßnahme ist die frühe Einleitung einer lokal wirksamen, aber auch systemisch wirksamen Therapie. Es ist mit diesem Verfahren bereits gelungen, Patienten mit lokal fortgeschrittenen Tumoren, die einer Operation nicht mehr zugänglich schienen, erfolgreich zu behandeln.
3. Der Einsatz von monoklonalen Antikörpern kann möglicherweise ähnliche Ergebnisse erreichen wie eine systemische Chemotherapie. Auch gentechnische Verfahren, mittels derer das Immunsystem lernt, chirurgisch nicht faßbare Mikrometastasen zu eliminieren oder bei denen durch entsprechende Systeme gestörte Genfunktionen restauriert werden können, berechtigen zu großen Hoffnungen.

Es ist jedoch in keinem Fall zu erwarten, daß adjuvante Therapieverfahren eine optimale chirurgische Therapie ersetzen können.

Literatur

1. Lise M, Gerard A, Nitti D (1987) Adjuvant therapy of colorectal cancer: the EORTC experience and a review of the literature. Dis Colon Rectum 30: 847–854
2. Cummings BJ (1992) Adjuvant radiation therapy for colorectal cancer. Cancer Suppl 70(5): 1372–1383
3. O'Connel MJ (1994) Surgical adjuvant therapy of colorectal cancer. Educational book. Am Soc Clin Oncol 157–161
4. Cummings BJ, Rider WD, Harwood AR, Keane TJ, Thomas GM (1983) Radical external beam radiation therapy for adenocarcinoma of the rectum. Dis Colon Rectum 26: 30–36
5. Boulis-Wassif S, Gerard A, Loygue J, Camelot D, Buyse M, Duez N (1984) Final results of a randomized trial on the treatment of rectal cancer with preoperative radiotherapy alone or in combination with 5-Fluorouracil, followed by radical surgery. Cancer 53: 1811–1818
6. Kligerman MM, Urdaneta N, Knowlton A, Vidone R, Hartmann PR, Vera R (1972) Preoperative irradiation of rectosigmoid carcinoma including its regional lymph nodes. AJR 114: 498–503
7. Stevens KR, Allen CV, Fletcher WS (1976) Preoperative radiotherapy for adenocarcinoma of the rectosigmoid. Cancer 37: 2866–2874
8. Cedermark B, Johansson H, Rutqvist LE, Wilking N (1995) The Stockholm I trial of preoperative short term radiotherapy in operable rectal carcinoma. Cancer 75: 2269–2275
9. Cedermark B for the Stockholm colo-rectal cancer study group (1994) The stockholm II trial on preoperative short term radiotherapy in operable rectal carcinoma. A prospective randomized trial. Proceedings of ASCO March 1994, 13 (Abstract 577): 998
10. Goldberg PA, Nicholls RJ, Porter NH, Love S, Grimsey JE (1994) Long-term results of a randomised trial of short-course low-dose adjuvant preoperative radiotherapy for rectal cancer: reduction in local treatment failure. Eur J Cancer 30A: 1602–1606

11. Gerard A, Berrod JL, Pene F et al. (1985) Interim analysis of a phase III study on preoperative radiation therapy in resectable rectal carcinoma. Cancer 55: 2373-2379
12. Gerard A, Berrod JL, Pene F et al. (1988) Preoperative radiotherapy and radical surgery as combined treatment in rectal cancer. Rec Res Cancer Res 110: 130-133
13. Dahl O, Horn A, Morild (1990) Low-dose preoperative radiation postpones recurrences in operable rectal cancer. Results of a randomized multicenter trial in western Norway. Cancer 66: 2286-2294
14. Buyse M, Zeleniuch-Jacquotte A, Chalmers TC (1988) Adjuvant therapy of colorectal cancer. Why we still don't know. JAMA 259: 3571-3578
15. Neelofur RA, Marks G, Mohiuddin M (1993) High-dose preoperative radiation for cancer of the rectum: impact of radiation dose on paterns of failure and survival. Int J Radiat Oncol Biol Phys 27: 773-778
16. Stevens KR, Fletcher WS, Allen CV (1979) A review of the value of radiation therapy for adenocarcinoma of the rectum and sigmoid. Front Gastrointestinal Res 5: 93-101
17. Pujol H, Solassol C, Gary-Bobo J (1978) La radiotherapie preoperatoire des cancers du rectum, actualisation des resultats. A propos des 179 cas. Chirurgie 104: 606-611
18. Marks G, Mohiuddin M, Masoni L (1993) The reality of radical sphincter preservation surgery for cancer of the distal 3 cm of rectum following high-dose radiation. Int J Radiat Oncol Biol Phys 27: 779-783
19. Minksy BD, Cohan AM, Enker WE, Paty P (1995) Sphincter preservation with preoperative radiation therapy and coloanal anastomoses. Int J Radiat Oncol Biol Phys 31: 553-559
20. Cummings BJ (1985) The effect of preoperative irradiation on the healing of colorectal anastomoses. Am J Surg 149: 695-696
21. Stevens KR, Fletcher WS, Allen CV (1978) Anterior resection and primary anastomoses following high-dose preoperative irradiation for adenocarcinoma of the rectosigmoid. Cancer 41: 2065-2071
22. Gary-Bobo, Pujol H, Solassol C, Broquerie JL, Nguyen M (1979) L'irradiation preoperatoire du cancer rectal. Resultats a 5 ans de 116 cas. Bull Cancer 66: 491-496
23. Balslev I, Pederson M, Teglbjärg PS et al. (1986) Postoperative radiotherapy in Dukes B and C carcinoma of the rectum and rectosigmoid. Cancer 58: 22-28
24. Tepper JE, Cohen AM, Wood WC, Orlow EL, Hedberg SE (1987) Postoperative radiation therapy of rectal cancer. Int J Radiat Oncol Biol Phys 13: 5-10
25. Withers HR, Cuasay L, Mason KA, Romsdahl MM, Saxton J (1981) Elective radiation therapy in the curative treatment of cancer of the rectum and rectosigmoid. In: Stroehlein JR, Romsdahl MM (eds) Gastrointestinal cancer. Raven, New York, pp 351-362
26. Nias AHW (1967) Radiobiological aspects of preoperative irradiation. Br J Radiol 40:166-169
27. Power WE, Tolmach LJ (1964) Preoperative radiation therapy: biological basis and experimental investigation. Nature 201: 272-273
28. Pahlman L, Glimelius B (1990) Pre- or postoperative radiotherapy in rectal and rectosigmoid carcinoma. Report from a randomized multicenter trial. Ann Surg 211: 187-195
29. Coucke PA, Sartorelli B, Cuttat JF, Jeanneret W, Gillet M, Mirimanoff RO (1995) The rationale to switch from postoperative hyperfractionated accelerated radiotherapy to preoperative hyperfractionated accelerated radiotherapy in rectal cancer. Int J Radiat Oncol Biol Phys 32(1): 181-188
30. Chaoul H (1936) Die Behandlung operativ freigelegter Rektumkarzinome mit der Röntgennahbestrahlung. Münch Med Wochenschr 83: 972
31. Papillon J (1974) Endocavitary irradiation in the curative treatment of early rectal cancers. Dis Colon Rectum 172-180
32. Papillon J (1982) Rectal and anal cancers. Conservative treatment by irradiation - an alternative to radical surgery. Springer, Berlin Heidelberg New York
33. Sischy B, Remington JH, Sobel S (1980) Treatment of rectal carcinomas by means of endocavitary irradiation. Cancer 46: 1957-1961
34. Hull TL, Lavery IC, Saxton JP (1994) Endocavitary irradiation: an option in select patients with rectal cancer. Dis Colon Rectum 37: 1266-1270
35. Parturier-Albot M (1981) Statistique de 2045 cas de cancers du rectum traites par la radiotherapie de contact avec un recul de 5 a 30 cans. Bull Acad Natl Med (Paris) 165: 967-974
36. Tepper JE, Wood WC, Cohen AM (1989) Treatment of locally advanced rectal cancer with external beam radiation, surgical resection and intraoperative radiation therapy. Int J Radiat Oncol Biol Phys 16: 1437-1442
37. Gunderson LL, Cohen AS, Dosoretz DD, Shipley WU et al. (1983) Residual, unresectable or recurrent colorectal cancer: External beam irradiation and intraoperative electron beam boost ± resection. Int J Radiat Oncol Biol Phys 9: 1957
38. Gunderson LL, Martin JK, Beart RW et al. (1988) External beam and intraoperative electron irradiation for locally advanced colorectal cancer. Ann Surg 207: 52-60
39. Willett CG, Shellito PC (1992) Intraoperative electron beam radiation therapy for locally advanced rectal and rectosigmoid carcinoma. Strahlenther Onkol 168: 490-494
40. Willett CG, Shellito PC, Tepper JJ et al. (1993) Intraoperative electron beam radiation therapy for recurrent locally advanced rectal or rectosigmoid carcinoma. Cancer 15: 1504
41. Suzuki K, Gunderson LL, Devine RM et al. (1995) Intraoperative irradiation after palliative surgery for locally recurrent rectal cancer. Cancer 75: 939-952
42. Eble MJ, Kallinowski F, Wannemacher MF, Herfahrt Ch (1994) Intraoperative Radiotherapie des lokal ausgedehnten und rezidivierten Rectumcarcinoms. Chirurg 65: 585-592
43. Gastrointestinal tumor study group (1985) Prolongation of disease free interval in surgically treated rectal carcinoma. N Engl J Med 312: 1465-1472
44. Fisher B, Wolmark N et al. (1988) Postoperative adjuvant chemotherapy of radiation therapy for rectal cancer: results from NSABP protocol R-01. J Natl Cancer Inst 80: 21-29
45. Sischy B (1985) The use of endocavitary irradiation for selected carcinomas of the rectum: ten years experience. Radiother Oncol 4: 97-101

46. Lavery IC, Jones IT, Weakley FL, Saxton JP, Fazio VW, Jagelman DG (1987) Definitive management of rectal cancer by contact (endocavitary irradiation) Dis Colon Rectum 30: 835–838
47. Grage TB, Moss SE (1981) Adjuvant chemotherapy in cancer of the colon and rectum: Demonstration of effectiveness of prolonged 5-FU chemotherapy in a prospectively controlled randomized trial. Surg Clin North Am 61: 1321
48. Fisher B, Wolmark N, Rockette H et al. (1988) Postoperative adjuvant chemotherapy or radiation therapy for rectal cancer: Results from NSABP protocol R-01. J Natl Cancer Inst 80: 21
49. Boulis-Wassif S, Gerard A., Loygue J et al. (1984) Final results of a randomized trial on the treatment of rectal cancer with preoperative radiotherapy alone or in combination with 5-fluorouracil, followed by radical surgery. Trial of the European Organization on Research and Treatment of Cancer Gastrointestinal Tract Cancer Cooperative Group. Cancer 53: 1811
50. Gastrointestinal Tumor Study Group (1985) Prolongation of the disease-free interval in surgically treated rectal carcinoma. N Engl J Med 312: 1465
51. Gastrointestinal Tumor Study Group (1986) Survival after postoperative combination treatment of rectal cancer. N Engl J Med 315: 294
52. Krook JE, Moertel CG, Gunderson LL et al. (1991) Effective surgical adjuvant therapy for high-risk rectal carcinoma. N Engl J Med 324: 709
53. Gastrointestinal Tumor Study Group (GITSG) (1990) Radiation therapy and 5-fluorouracil (5-FU) with or without meCCNU for the treatment of patients with surgically adjuvant adenocarcinoma of the rectum. Proc Am Soc Clin Oncol 9: 106
54. O'Connell MJ, Martenson JA, Wieand HS et al. (1994) Improving adjuvant therapy for rectal cancer by combining protracted-infusion fluorouracil with radiation therapy after curative surgery. N Engl J Med 331: 502

KAPITEL 7

Gegenüberstellung und funktionelle Analyse der gebräuchlichen Verfahren zum Rektumersatz

Karzinologische und chirurgisch-technische Grundsätze zur Sphinktererhaltung sind vorausgehend definiert. Welche *Rekonstruktionsmethode* erzielt mit minimaler Morbidität ein optimales funktionelles Resultat? Das als »Neorektum« funktionierende Darmsegment soll die anorektale Physiologie bestmöglich wiederherstellen und eine gute Kontinenz und Defäkation gewährleisten. Letztere ergeben sich aus folgenden Faktoren:

- Funktion des analen Sphinkters
- Empfindungsvermögen von Anus, Übergangszone und Rektum
- anorektalem Winkel
- Rektumkapazität und -compliance
- Stuhlvolumen und Konsistenz
- Rektum und distaler Kolonpropulsionseffekt

Das störungsfreie Zusammenspiel dieser Parameter wird durch ein autonomes neurosensorisches Reflexsystem und ein somatisches Willkürsystem gewährleistet. Fehlen oder verminderte Funktion einzelner Parameter haben unterschiedliche Auswirkungen auf die Kontinenz und führen erst bei gleichzeitiger Dysfunktion mehrerer Faktoren zur Dekompensation.

1. Funktion des analen Sphinkters

Während Sphincter ani internus (SAI) und Sphincter ani externus (SAE) zusammen mit dem rektoanalen Inhibitionsreflex (RAI) die Kontinenzkontrolle tagsüber und nachts gewährleisten, sind Übergangszone, Anoderm und Rektumwand zusammen mit dem M. levator ani für die Defäkationssteuerung maßgebend. Die für den RAI verantwortlichen Dehnungsrezeptoren, die Sensoren für Empfindung von Rektumfüllung, Defäkationsschwelle und imperativem Drang (MTV), werden im M. levator ani und nicht nur in der Rektumwand vermutet [1, 2]. Denn dieser Reflex sowie Defäkations- und imperativer Stuhldrang persistieren trotz Entfernung der Rektumampulle [3]. Fehlen der hochsensiblen Übergangszone, d.h. der letzten 2 cm Rektummukosa oberhalb der Linea dentata, müßte eigentlich zu vollständigem Verlust von Diskrimination und Vorwarnzeit führen. Interessanterweise bleiben diese Funktionen trotz Mukosektomie der Übergangszone [4, 5] und intersphinktärer Rektumresektion teilweise erhalten [6, 7].

Die Bedeutung des *anorektalen Winkels* zur Aufrechterhaltung der Kontinenz ist umstritten. Auf der einen Seite glaubt man, daß durch Kontraktion des M. puborectalis und damit Ventralverlagerung des proximalen Analkanals ein klappenartiger Verschluß (»flap-valve-theory«) des anorektalen Übergangs zustandekommt, welcher bei Belastung die Kontinenz aufrechterhält [8]. Anderseits konnte nach Inkontinenzoperationen keine Korrelation zwischen anorektalem Winkel und klinischem Resultat festgestellt werden [9, 10]. In unserem Patientengut haben Patienten mit weit offenem anorektalem Ruhewinkel (> 130°) nach koloanaler Rekonstruktion keine Kontinenzprobleme [11].

2. Reservoirkapazität

Die Kapazität des normalen Rektums beträgt zwischen 260 und 450 ml [12–15], in unserer Kontrollgruppe zwischen 240 und 383 ml [11]; die Dehnbarkeit (Compliance) beträgt 5–10 ml/cm H_2O [12, 16, 17], bzw. zwischen 3,2–10,0 ml/cm H_2O [11]. Verminderte Rektumkapazität (postoperativ, Strahlenproktitis) hat imperativen Stuhldrang, Stuhlfragmentierung und hohe tägliche Stuhlfrequenzen zur Folge. Dies führt zusammen mit veränderter Stuhlkonsistenz zur Überlaufinkontinenz [14, 18–20]. Zwangsläufig stellt sich die Frage, bis zu welcher Rektumstumpflänge mit einem funktionell guten Resultat gerechnet werden kann.

Vier neuere Arbeiten untersuchten die anorektale Funktion in Zusammenhang mit der Rektumstumpflänge. Alle verwendeten Sigma oder Colon descendens als Rektumersatz.

1. Es wurden 26 Patienten mit 3 cm Rektumstumpflänge (ab anorektalem Übergang) mit 42 Patienten, deren Rektumstumpf 6 cm lang war, verglichen [21]. Bei letzteren waren Diskriminationsvermögen, Stuhlfrequenz und die Fähigkeit, eine Defäkation zurückzuhalten, signifikant besser.

2. Die Beziehung zwischen Rektumstumpflänge und anorektaler Funktion wurde bei 34 Patienten 13 Monate (4–100 Monate) postoperativ untersucht [22]. Drei Gruppen (Anastomosenhöhe 0 cm, > 4 cm, < 4 cm ab anorektalem Übergang) wurden mit 10 Patienten, deren Rektum nach Kolonresektion intakt war, verglichen. Es fand sich eine signifikante Korrelation zwischen Lebensqualität und Rektumstumpflänge.
3. Es wurden 20 Patienten nach tiefer vorderer Resektion (LAR) mit 13 Patienten nach vorderer Resektion (AR) verglichen [23]. Alle Patienten nach AR waren kontinent und 50 % hatten nach LAR Kontinenzstörungen (25 % Schmieren und gelegentliche Inkontinenz für flüssigen Stuhl, 25 % häufiges Schmieren und gelegentliche Inkontinenz für festen Stuhl).

Eine einzige, kürzlich publizierte Arbeit [24] fand keine Korrelation zwischen Rektumstumpflänge und anorektaler Funktion. 55 Patienten wurden prospektiv, präoperativ und 3 Monate postoperativ funktionell untersucht. 27 Patienten hatten eine Anastomose unter 6 cm ab LAC und 28 Patienten darüber. Drei Monate postoperativ fanden sich signifikante Kontinenzstörungen für Gas, erhöhte Stuhlfrequenz, Diskriminationsstörung und erschwerte Evakuation. Bei allen Patienten war der RAI nicht nachzuweisen.

Insgesamt zeigen diese Arbeiten, daß wenn immer aus karzinologischen Gründen vertretbar, ein Rektumstumpf von über 6 cm Länge (ab anorektalem Übergang) funktionell lohnend ist. Dies ist meist nur beim Karzinom im proximalen Rektumdrittel möglich. Die Arbeit von Jehle [24] sagt wenig aus, da der frühe postoperative Untersuchungszeitpunkt keine Aussage über die definitive Störung erlaubt.

3. Rektum- bzw. distaler Kolonpropulsionseffekt

Dieser ist ungenügend untersucht. Es ist bekannt, daß Kolon und Rektum einen Ruhetonus und periodisch segmentale Kontraktionen, sog. »mass movements«, aufweisen [25]. Inwieweit diese Funktionen durch Rektumresektion und Rekonstruktion gestört werden, ist hypothetisch. Catchpole et al. [13] untersuchten die Motilität des Colon descendens an 9 Patienten nach ileoanaler Rekonstrukion mit Colon descendens: Die motorische Aktivität des Kolons war postoperativ im Schlaf- und Wachzustand deutlich reduziert. Hildebrandt et al. [26] wiesen bei 10 Patienten nach Kolon-J-Pouch-analer Rekonstruktion verminderte elektrische Aktivität im distalen Pouchschenkel nach. Diese Resultate sprechen für eine dissektionsbedingte Schädigung des autonomen Nervensystems am anastomosierten Darmsegment und könnten einen Einfluß auf Stuhlkonsistenz und -frequenz haben.

Die Analyse der funktionellen Leistung der einzelnen Rekonstruktionsverfahren erfordert objektive Kriterien. Zur Beurteilung der Defäkationsleistung und damit der Lebensqualität bieten klinischer *Kontinenzgrad, Stuhlfrequenz, imperativer Stuhldrang und Evakuationsstörung* zuverlässige Endpunkte. Sphinktermanometrie und dynamische Proktographie, Messung von Rektumkapazität, Compliance und Kolontransitzeit testen die einzelnen Elemente des anorektalen Komplexes.

In diesem Kapitel werden Morbidität und funktionelle Leistung der z. Z. häufig verwendeten Rekonstruktionsverfahren nach obigen Kriterien analysiert. Wichtige Funktionsparameter (Sphinkterdruck, Kapazität etc.) werden separat behandelt, da die meisten Arbeiten nur Teilaspekte untersuchten.

Die folgenden Verfahren eignen sich mit unterschiedlichem funktionellem Erfolg für den Rektumersatz:

1. Die »gerade« koloanale bzw. -rektale Rekonstruktion (CAA)
2. Die Kolon-J-Pouch-anale Rekonstruktion (CJPA)
3. Die Ileum-J-Pouch-anale Rekonstruktion (IPAA)

7.1 Die »gerade« koloanale Rekonstruktion

Unter *»gerader« koloanaler Rekonstruktion* wird die Wiederherstellung der Darmkontinuität zwischen Colon descendens und Analkanal nach totaler Rektumresektion verstanden (Abb. 7.1 und 7.2). Der Sphinkterapparat bleibt erhalten. Als Rektumersatz dient das ins kleine Becken transponierte Colon descendens. Die Anastomose erfolgt entweder am anorektalen Übergang, d. h. am proximalen Analkanal (»high anal«), an der Linea dentata (»low anal«) oder intersphinktär an der Linea dentata nach Resektion der proximalen 2/3 SAI.

7.1.1 Technik

Präoperatives Management, Laparotomie, intraoperatives Staging und Technik der Rektumresektion entsprechen beim Rektumkarzinom den in Kap. 4.2 beschriebenen Grundsätzen.

■ **Abdominale Phase.** Sigma und Rektum mit dem lymphovaskulären Stiel sind bis zu Aorta und duodenojejunalem Übergang bereits entfernt. Erst jetzt kann sicher beurteilt werden, ob Sphinkterhaltung möglich ist. Die Mobilistaion der linken Flexur zu einem früheren Zeitpunkt hat deshalb wenig Sinn. Zur Ablösung des linken Hemikolons wird die laterale peritoneale Umschlagfalte (»white line«) bis zur linken Kolonflexur verfolgt (Abb. 7.1). Eingehen in die Bursa omentalis vor Durchtrennung der kololienalen Bandverbindungen verbessert die Übersicht. Der Zugang in die Bursa gelingt durch die gefäßfreie Schicht zwischen Omentum majus und linksseitigem Colon transversum. Nach vollständiger Ablösung des Omentum majus von Colon transversum und linker Kolonflexur sind Mesocolon transversum, A. colica media und kololienale Bänder dargestellt. Die linke Flexur wird nach rechts angehoben und bis zum duodenojejunalen Übergang abgelöst. Das Mesocolon transversum wird angespannt und in der gefäßfreien Zone am Pankeasunterrand disseziert. Die Ablösung erfolgt bis 2 cm an den Hauptstamm der A. colica media, ohne diesen freizulegen. Dadurch ist das linksseitige Kolon zur Transposition ins kleine Becken vorbereitet. Zur spannungsfreien Anastomose an der Linea dentata muß das aborale Kolonende die Symphyse um mindestens 6 cm überragen. Entsprechend der verfügbaren Rektumstumpflänge ist die Anastomose am anorektalen Übergang oder an der Linea zu planen.

Die »High-anal«-Anastomose wird mittels »Double Stapling Technique« nach Knight angefertigt [27]. Die zuvor angelegte quere Staplerreihe am distalen End des Colon descendens wird resiziert, die Kolonmukosa

Abb. 7.1. »Gerade« koloanale Rekonstruktion: Mobilisation des linken Hemikolons

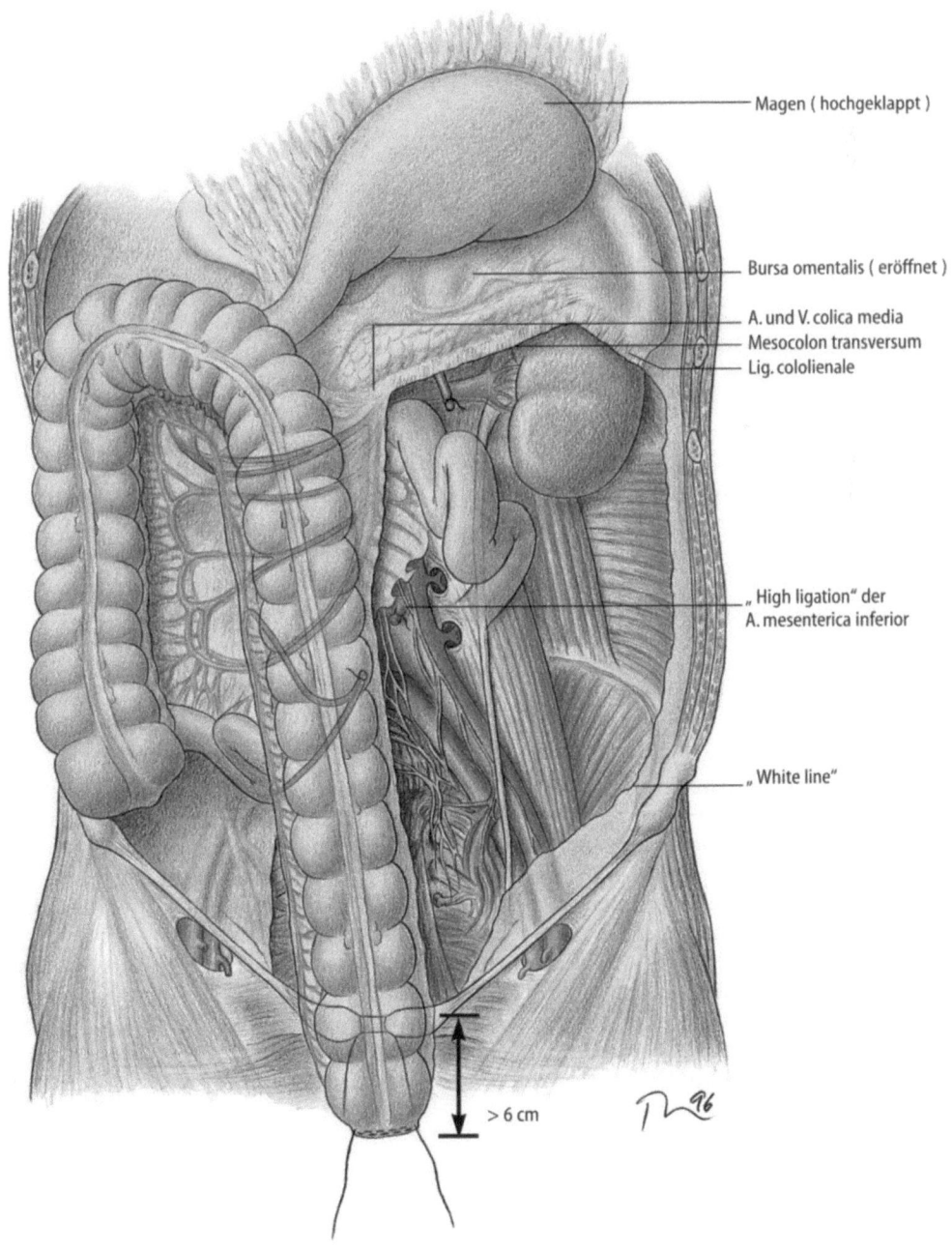

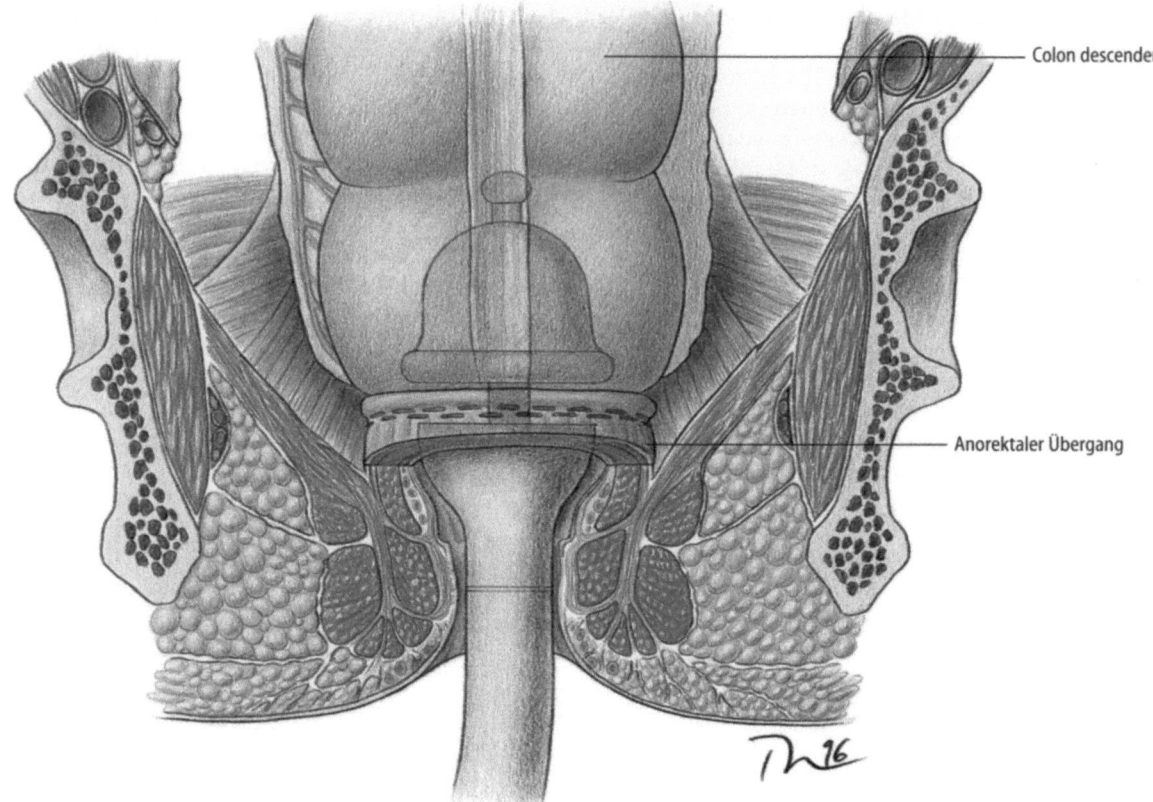

Abb. 7.2. »High-anal-Anastomose« (deszendoanale Staplernaht am anorektalen Übergang

desinfiziert und ein zirkulärer 31 mm-PLI-Staplerkopf eingeknotet. Der Rektumstumpf ist schon vorbereitet, da er vor Abtragung des Rektums (Kap. 4.2.3) quer geklammert wurde.

Im Falle einer Low-anal-Anastomose muß das Colon descendens nicht weiter vorbereitet und kann nach analem Durchzug von perineal eröffnet werden.

Perineale Phase

■ **High-anal-Anastomose** (Abb. 7.2). Der Assistent prüft digital die Länge des Analkanals bis zur Staplerreihe und bougiert stufenweise bis 31 mm. Der Staplerschaft mit apikal eingezogenem spitzem Plastikstift wird eingebracht und der Staplerreihe angepreßt. Der Operateur koordiniert abdominal die korrekte Durchtrittsstelle. Die Spitze wird ausgeschraubt und perforiert die Staplerreihe. Nach Entfernen des Plastikstiftes werden Staplerkopf und -schaft vereinigt und nach Zusammenführen der beiden Darmenden ausgelöst. Nach Öffnen des Apparats erfolgt die Kontrolle der beiden Geweberinge. Sie müssen zirkulär intakt sein und histologisch untersucht werden.

■ **Low-anal-Anastomose** (Abb. 7.3). Der Analkanal wird mit dem Lone-Starr-Haltegerät retrahiert. Die Mukosektomie bzw. intersphinktäre Resektion erfolgt bis zur Linea dentata (Abb. 7.6). An dieser Stelle werden 16 zirkuläre Nähte, welche tief im SAI zu verankern sind, vorgelegt (4-0-Maxon, doppelarmiert, 4 Fäden/Quadrant). Nach Durchzug und Eröffnung des Kolons erfolgt die Anastomose mittels vorgelegter Fäden. Ein protektives doppelläufiges Ileostoma bzw. Transversostoma rechts wird nach 6 Wochen zurückverlegt.

7.1.2
Morbidität

Dieser Abschnitt berücksichtigt spezifisch perioperative Komplikationen (klinisch relevante Anastomoseninsuffizienz mit pelvinem Infekt, Kolonnekrose, komplikationsbedingte Kolostomie) und operationsbedingte Spätfolgen (Strikturen, Fisteln) nach Rektumresektion wegen Karzinom (Tabelle 7.1).

Digital dehnbare Stenosen werden nicht aufgelistet. Zur Festlegung der Komplikationen nach High-anal-Anastomosen werden die Resultate der tiefen Rektumanastomosen am anorektalen Übergang (Stapleranastomosen) herangezogen. Es werden nur neuere Daten (< 10 Jahre) analysiert, da die Höhe der Anastomose

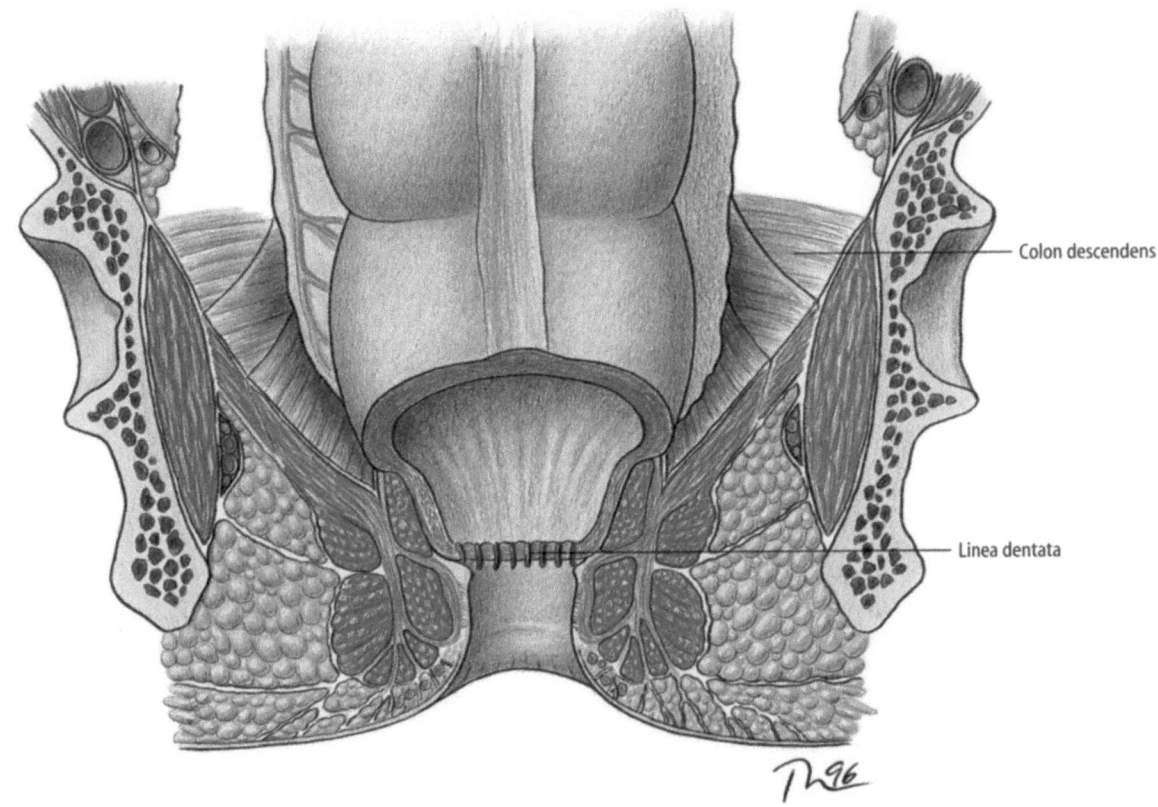

Abb. 7.3. »Low-anal-Anastomose« (Handnaht an der Linea dentata)

in früheren Arbeiten zu stark variiert und die Daten vielfach inkomplett veröffentlicht sind.

Die Operationsmortalität in den publizierten Serien der letzten 10 Jahre betrug zwischen 0 und 5% [7, 12, 18, 28–33, 35, 38, 39]. Diese betrug zwischen 1947–1954 in der von Deddish u. Stearns [40] publizierten Serie 9% und sank in den folgenden 30 Jahren auf 0–4% [41–43]. Die perioperative Letalität ist hauptsächlich kardiopulmonal bedingt. Das Risiko, an den Folgen einer Anastomoseninsuffizienz, d. h. septisch bedingtem Multiorganversagen, zu sterben, liegt unter 2%.

Vergleicht man die operationsspezifische Morbidität der letzten 10 Jahre (Tabelle 7.1) mit früheren Resultaten [44], ist die Operation dank Verfeinerung der chirurgischen Technik und Verbesserung der Staplergeräte sicherer geworden. Die perioperative Morbidität beträgt 18,5% (0–45%) gegenüber 27,7% (0–40%) der früheren Serien [41–43]. Die Kolonnekrose (Riolan!) ist mit 2,6% (0–5,3%) selten. Eine Korrelation zur Höhe der AMI-Ligatur (»high ligation/low ligation«) konnte weder für die Anastomoseninsuffizienzrate [36], noch für die Durchblutung des distalen Kolons [45] gefunden werden. Die akzidentelle Splenektomie nach Läsion im Verlauf der Mobilisation der linken Kolonflexur tritt in der neueren Literatur in bis zu 7,9% [34] der Fälle auf.

■ **Anastomoseninsuffizienz:** Eine symptomatische Insuffizienz trat in 8,6% (0–26,7%) auf. Dabei fand sich keine Differenz zwischen peranalen (»high/low anal«) und intersphinktären Anastomosen. Eine neuere Arbeit [36] berichtete über signifikant weniger Insuffizienzen bei 187 Patienten nach deszendorektaler Anastomose gegenüber 32 Patienten nach sigmoidorektaler Anastomose.

■ **Anastomosenstriktur:** 10,4% (2,4–31) der Patienten hatten nach CAA im Spätverlauf eine dilatationsbedürftige Striktur. Diese bedürfen meist mehrerer Dilatationen. Die hohe Strikturrate von 31% in der Serie von Drake et al. [30] wird mit der adjuvanten Radiotherapie begründet. Andere Autoren meinen [12], daß nach endorektaler tiefer Anastomose in 30–50% mit einer langstreckigen Striktur wegen progressiver Vernarbung der Rektummanschette zu rechnen sei. Die Frage, ob tiefe endorektale oder endoanale Anastomosen die höhere Strikturrate aufweisen, kann z. Z. nicht beantwortet werden. Eine retrospektive Untersuchung fand bei 24 Patienten nach High-anal-CAA in 4% und bei 24 Patienten nach Low-anal-CAA in 12,5% Strikturen [20].

Tabelle 7.1. Morbidität (perioperative und Langzeit) nach »gerader« koloanaler Anastomose

Autor	Patienten (n)	Level protekt. Stoma	Anastomoseninsuffizienz (%)	Kolonnekrose (%)	Striktur (%)	Fistel (%)	Stoma (%)	Gesamt (%)
Enker[28] 1985	41	Low anal	12.2	–	7	–	4.8	12.2
Lazorthes[29] 1986	45	Low anal Stoma: ?	4.7	–	–	2.3	–	6
Drake[30] 1987	19	Low anal Stoma: 55%	5	–	31	–	–	36
Hautefeuille[31] 1988	35	Low anal Stoma: 100%	20	–	–	2.8	2.8	22.8
Nicholls[32] 1988	15	Low anal Stoma: 100%	26.7	–	6.7			33.4
Vernava[33] 1989	16	Low anal Stoma: 100%	–	–	–	–	–	0
Bernard[34] 1989	38	Low anal Stoma: 100%	7.9	5.3	21	–	–	45
McAnena[35] 1990	56	Low anal Stoma: 83%	3.6	–	–	–	8.9	17
Schumpelik[12] 1991	85	Intersphinkter Stoma: 60%	7	–	2.4	–	–	9.4
Habr Gama[18] 1991	70	Low anal Stoma: 55.7%	4.2	–	–	1.4	1.4	5.6
	210	Delayed low anal	2.8	2.5	3.8	1.4	–	11.4
Braun[7] 1992	63	Intersphinkter Stoma: 79%	9.5	–	3.1	–	–	12.6
Karanjia[36] 1994	219	High anal Stoma: 72%	11	–	–	–	–	17.4
Schiessel[37] 1994	38	Intersphinkter Stoma: 100%	5.3	–	7.9	–	–	21
Benchimol[38] 1994	71	Low anal Stoma: 100%	8.5	–	–	–	–	27

■ **Kolostomie.** 4,5 % (0–8,9 %) der Patienten bedurften wegen einer Operationskomplikation (meist Anastomoseninsuffizienz mit pelviner Sepsis) ein Stoma. Ob protektives Stoma oder Klammernaht die perioperative Morbidität senken, wird z. Z. noch diskutiert.

Folgende Fragen sind von Bedeutung:
1. Ist die Stapleranastomose sicherer als die Handnaht?
2. Kann die Anastomosensicherheit mit einem temporären Kolostoma erhöht werden (Tabelle 7.2)?

Ad. 1. Randomisierte Daten zu »Handnaht vs. Klammernaht« bei peranalen bzw. intersphinktären Anastomosen sind nicht verfügbar. In der Literatur findet sich nach Staplernaht in 7.6% (2.3–11%) und nach Handnaht in 11% (5,3–20%) eine Anastomoseninsuffizienz.

Deshalb schließen einige Autoren [7, 12] nach maschineller Naht kein protektives Kolostoma mehr an, finden es gar obsolet [46]. Diese berichteten über einen Patienten mit klinisch relevanter Insuffizienz (2,9%) nach 34 intersphinktären Klammeranastomosen ohne Protektion [12]. Andere [36] untersuchten 219 Patienten mit High-anal-Klammeranastomosen: 13 von 157 (8,3%) hatten eine Insuffizienz mit, und 11 von 62 (17,7%) ohne protektives Kolostoma. Die hohe Anastomosensicherheit der Klammernaht gilt für Low-anal- und intersphinktäre Anastomosen. Diese sind durch die Sphinktermanschette geschützt. Auch High-anal-Anastomosen und Anastomosen bis 6 cm ab LAC werden heutzutage meist maschinell angelegt. Bei diesen reicht die Insuffizenzrate ungeschützter Anastomosen bis 17% [39]. Die Ursache kann in der verminderten

Tabelle 7.2. Anastomoseninsuffizienz in Relation zu Nahttechnik und temporärem Kolostoma

Autor	Patienten (n)		Anastomoseninsuffizienz (%)			
	Gesamt		Stapler	Hand	Stoma	Kein Stoma
Enker[28] 1985	41	Stapler: 12 Hand: 29	–	–	–	12.2
Bernard[34] 1989	38	Hand: 38 Stoma: 100%	–	7.9	7.9	–
McAnena[35] 1990	56	Stapler: 56 Stoma: 84%	14	–	0	22.9
Schumpelik[12] 1991	85	Stapler: 65 Hand: 20 Stoma: 60%	3	20	9.8	2.9
Habr Gama[18] 1991	70	Stapler: 44 Hand: 28 Stoma: 55.7%	–	–	0	7.7
Schiessel[37] 1994	38	Hand: 38 Stoma: 100%	–	5.3	5.3	–
Braun[7] 1992	63	Stapler: 43 Hand: 20 Stoma: 79%	2.3	10	10	7.7
Karanjia[36] 1994	219	Stapler: 219 Stoma: 79%	11	–	8.3	17.7
Benchimol[38] 1994	71	Hand: 71 Stoma: 100%	–	8.5	8.5	–

Tabelle 7.3. Kirwan-Parks-Klassifikation

Grad I	Kontinenz für Gas, dünnflüssige und feste Stühle
Grad II	Kontinenz für dünnflüssige und feste Stühle ohne Stuhlschmieren, unkontrollierter Flatus
Grad III	Inkontinenz für Gas und dünnflüssige, gelegentliches Stuhlschmieren
Grad IV	Inkontinenz für Gas, dünnflüssige und feste Stühle, regelmäßiges Stuhlschmieren
Grad V	Kolostomie

Durchblutung des distalen Rektumstumpfes nach lateraler Dissektion liegen, da oberhalb des anorektalen Übergangs kein dorsales Mesorektum vorliegt.

Ad. 2. Patienten mit koloanaler Anastomose ohne protektives Stoma haben ein höheres Insuffizienzrisiko (11, 9% ohne Stoma vs. 6, 2%). Jedoch verhindert das Stoma die Insuffizienz nicht. Die in den Serien von Schumpelik [12] und Braun [7] angegebenen 10% Insuffizienzrate bei intersphinktären Anastomosen trotz Stoma sind Handanastomosen des gleichen Kollektivs, welches 1991 und 1992 publiziert wurde. Diese Insuffizienzrate ist schwer zu erklären, da die Anastomose durch Sphinktermantel und Stoma geschützt ist.

ZUSAMMENFASSUNG

Die »gerade« koloanale Rekonstruktion kann mit einer geringen operationsspezifischen Mortalität und Morbidität durchgeführt werden. Hauptprobleme sind Anastomoseninsuffizienz und Striktur. Die Manifestation einer Nahtinsuffizienz kann durch Anlegen eines temporären Stomas vermindert werden, während der Einfluß der Nahttechnik (Stapler/Hand) unsicher ist.

7.1.3
Defäkationsqualität

Zur Beurteilung der Defäkationsleistung bzw. -qualität ergeben anamnestische Parameter die zuverlässigsten Aussagen. Als Endpunkte zur Beurteilung der Wertigkeit der Rekonstruktion werden Kontinenz, Stuhlfrequenz, imperativer Stuhldrang (Urge), multiple Evakuationen, d.h. Stuhlfragmentierung (Clustering) und Entleerung definiert.

Die Kontinenz wird nach dem am häufigsten verwendeten Kirwan-Parks-Schema [47] analysiert (Tabelle 7.3).

Die Feinkontinenzstörung wird mit der Mayo-Klassifikation exakter erfaßt [48]. Die Kontinenz gilt als perfekt, wenn weder Stuhltropfen noch Stuhlschmieren eintreten. Tropfen (seepage) bedeutet gelegentliche, geringe Verschmutzung der Unterwäsche tags oder nachts. Schmieren (soilage) bedeutet Tragen von Einlagen tags oder nachts. Chronischer Gebrauch von Laxativa wird als Entleerungs- bzw. Motilitätsstörung gewertet.

Die Defäkationsleistung der CAA wird aufgrund von Daten der letzten 10 Jahre erfaßt, da früher weniger differenzierte Angaben zu finden sind (Tabelle 7.4). Es werden nur Resultate, welche mindestens 9 Monate nach Kolostomieverschluß erhoben wurden, analysiert. Die Endpunkte Urge, Clustering und Entleerung werden in der Literatur selten zahlenmäßig oder prozentual angegeben, sondern als »selten, häufig und meistens« ausgedrückt. Unsere Auswertung bezeichnet bei Fehlen von prozentualen Angaben: selten = +, häufig = + +, meistens = + + +, keine Angaben = (-).

- **Kontinenz:** 12 Monate nach CAA sind durchschnittlich 67 % (30-87 %) der Patienten vollständig kontinent. 26 % (11-40 %) sind inkontinent für Gas und haben »seepage«. 17 % (2,8-39 %) haben eine Inkontinenz Grad III und höher. Diese tragen wegen permanentem »soiling« (tags /nachts) Einlagen. Der Kontinenzgrad nach High-anal-CAA unterscheidet sich gegenüber Low-anal- bzw. intersphinktärer CAA nicht. In einer Arbeit wurde retrospektiv der Einfluß der Strahlentherapie auf den Kontinenzgrad untersucht [49]. 41 von 81 Patienten erhielten keine perioperative Bestrahlung. 40 Patienten hatten nach Radiotherapie keine Verminderung der Kontinenzleistung.

- **Stuhlfrequenz:** 36,6 % (8-61 %) der Patienten hatten im Langzeitverlauf über 3 Stuhlentleerungen pro Tag. Die übrigen gaben 2 oder 3 Entleerungen pro 24 h an.

Tabelle 7.4. Defäkationsleistung bzw. -qualität nach »gerader« koloanaler Anastomose

Autor	Patienten (n) Level	Follow Up (Monate)	Kontinenz (%) I	II	III	Frequenz >3/Tag (%)	Urge (%)	Multiple Evakuation (%)	Entleerung erschwert (%)	Laxativ (%)
Enker[28] 1985	41 Low anal	9-12	64			-	+++	+++	++	29
Lazorthes[29] 1986	36 Low anal	>12	78	11	11	66	5.6	-	-	19.4
Drake[30] 1987	19 Low anal	>12	84			39	-	-	-	?
Hautefeuille[31] 1988	35 Low anal	>12	90	+	3	8.3	-	-	-	?
Nicholls[32] 1988	15 Low anal	47	67	40		40	6.7	-	-	20
Bernard[34] 1989	30 Low anal	12	34	53	13	37	-	-	-	-
Vernava[33] 1989	16 Low anal	24	87		12	31	-	-	-	-
McAnena[35] 1990	56 Low anal	>12	78		22	-	-	-	-	-
Habr Gama[18] 1991	180 Low anal	12	30	46	20	++	++	++	++	-
Benchimol[38] 1994	54 Low anal	12	79	19	4	-	10	21	-	25
Paty[49] 1994	81 Low anal	>12	51	21	23	22	19	32	-	37
Carmona[50] 1991	28 High anal	>12	43	18	39	61	46	-	-	12
Schumpelik[12] 1991 Braun[7] 1992	41 Intersphinkter	9	78	7		22	-	-	34	-
Schiessel[37] 1994	37 Intersphinkter	>12	67	5	19	-	-	-	-	-

In univariaten und multivariaten Analysen [49] korrelierte die Stuhlfrequenz signifikant mit dem postoperativen Zeitintervall (reduziert tägliche Stuhlfrequenz) und der adjuvanten Strahlentherapie (erhöht tägliche Stuhlfrequenz).

- **Imperativer Stuhldrang (Urgency):** Bei 15% (5,6-46%) der Patienten persistiert der Stuhldrang. Interessanterweise findet sich keine Korrelation zur adjuvanten Strahlentherapie [49].

- **Evakuationsstörungen:** In 29% (21-34%) persistieren Evakuationsstörungen. Zumeist handelt es sich um multiple Evakuationen (Clustering): Kurz nach Verlassen der Toilette ist der Patient gezwungen, umzukehren, um ein- oder mehrmals (bis 10mal/h) fragmentiert zu entleeren. Adjuvante Strahlentherapie (v. a. postoperativ) und männliches Geschlecht korrelieren signifikant mit Evakuationsstörungen. Die Stuhlwarnperiode bleibt bei 1/3 der Patienten verkürzt [12].

24% (12-37%) der Patienten bedürfen im Spätverlauf medikamentöser Abführmittel, natürliche Faserstoffe ausgeschlossen. Diese Zahl ist irrelevant, da nicht zu erfahren ist, wieviele Patienten präoperativ obstipiert (Colon irritabile) und laxativabedürftig waren.

Die Diskriminationsfähigkeit zwischen Stuhl und Gas bleibt nach High-anal- und Low-anal- Anastomosen mehrheitlich erhalten. Sogar nach intersphinktärer Resektion [37] ist sie in 95% erhalten, sofern distal Anoderm erhalten bleibt.

Die *subjektive Defäkationsqualität* ist schwierig zu interpretieren, da die Patienten im Wissen, kein permanentes Stoma erhalten zu haben, kleinere Störungen dankbar akzeptieren. Während einige Autoren [12, 33] berichten, daß über 90% ihrer Patienten mit der neuen Situation zufrieden sind, traf dies in Langzeitkontrollen [49] noch auf 74% der Patienten zu. Letztere Daten wurden mit einem objektiven Funktionsscore erhoben, welcher Spätresultate am besten wiedergibt (Tabelle 7.5).

ZUSAMMENFASSUNG

Die Defäkationsleistung nach »gerader« CAA ist eingeschränkt. Knapp 2/3 der Patienten können ein perfektes Resultat erwarten, die übrigen sind gestört durch Kontinenzprobleme, häufige Stuhlentleerungen, multiple Evakuationen und imperativen Stuhldrang. Die adjuvante, insbesondere postoperative Strahlentherapie bewirkt eine Zunahme der Stuhlfrequenz und -fragmentierung.

7.1.4
Sphinkterleistung

Mehrere Arbeiten haben in den letzten Jahren die Sphinkterfunktion manometrisch geprüft. Dabei interessieren die folgenden Fragen:

1. Auswirkungen der koloanalen Rekonstruktion auf den Sphinkterdruck?
2. Findet sich ein Unterschied zwischen High- bzw. Low-anal (peranaler) und intersphinktärer Rekonstruktion?

Analysiert werden Sphinkterruhedruck, Sphinkterpreßdruck, RAI und Analkanallänge (Tabelle 7.6).

- **Sphinkterruhedruck:** Der SRP ist nach peranaler und intersphinktärer CAA statistisch signifikant reduziert und erholt sich nach peranalen Anatomosen innerhalb 1 Jahres. Bei Patienten nach intersphinktärer Resektion bleibt der SRP auch nach 2 Jahren signifikant tiefer. In einer Serie [51] hatten inkontinente Patienten nach intersphinktärer Resektion präoperativ einen signifikant tieferen SRP als kontinente Patienten.

- **Sphinkterpreßdruck:** Nach peranaler Rekonstruktion bleibt der SPP vollständig erhalten. 12 Monate nach intersphinktärer Resektion weist er keinen signifikanten Unterschied zu präoperativ mehr auf.

Tabelle 7.5.
Funktionsscore bei 81 Patienten nach CAA[49]

1. Ausgezeichnet	- Normale Kontinenz - 1-2 Entleerungen pro Tag - Gute Evakuation	23 (28%)
2. Gut	- Gasinkontinenz - 3 bis 4 Entleerungen pro Tag - Gelegentlich multiple Evakuationen	23 (28%)
3. Mäßig	- Inkontinenz für flüssigen Stuhl - 5-6 Entleerungen pro Tag - Häufig multiple Evakuationen	25 (31%)
4. Schlecht	- Inkontinenz für festen Stuhl - >6 Entleerungen pro Tag - Evakuation nur nach Einlauf	10 (12%)

Tabelle 7.6. Sphinkterleistung nach »gerader« koloanaler Anastomose (präoperativ/postoperativ: $p < 0{,}05$)

Autor	Patienten (n) Level	Follow Up (Monate)	Ruhedruck	Pressdruck	RAI (%+)	RAI (+ml)	Hochdruckzone (mm)
Lazorthes[29] 1986	19 Low anal	>12	$37{,}4 \pm 17^b$	118 ± 46^b	95	29,2	–
Pederson[46] 1986	13 High anal	12	45 $(20–104)^b$	140 $(40–260)^b$	25	–	32,3 (22–51)
Nicholls[32] 1988	9 Low anal	47	71 ± 21^a	99 ± 38^a	67	–	–
Nakahura[36] 1988	8 High anal	12	35 ± 17^b	–	28	–	29 ± 6
Braun[51] 1988	38 Intersphinkter	10	$42^* \pm 2^b$	–	63	–	–
Carmona[50] 1991	28 High anal	>12	$48^* \pm 20^b$	97 ± 28^b	73	–	–
Schiessel[37] 1994	37 Intersphinkter	>12	$41{,}2^* \pm 24^a$	$152{,}1^* \pm 66^a$	0	–	$22 \pm 8^*$

a cm H_2O.
b mm Hg.
* $p < 0{,}05$.

■ **Rektoanaler Inhibitionsreflex:** Der RAI ist 12 Monate nach peranaler CAA bei 58 % (25–95 %) der Patienten wieder nachweisbar. Nach intersphinktärer Resektion bleibt er nach 2 Jahren abwesend [37]. In einer Serie [51] waren nur inkontinente Patienten mit bleibendem Verlust des RAI vergesellschaftet. 35 % der kontinenten Patienten wiesen nach 3 Monaten und 63,6 % nach 10 Monaten eine Internusrelaxation auf. Somit ist anzunehmen, daß bei präoperativ knapp kompensiertem Ruhedruck die intersphinktäre Resektion ein Inkontinenzrisiko birgt (betagte Patienten, Multipara!).

■ **Hochdruckzone:** Die Analkanallänge weist nach peranaler Resektion keine signifikante Differenz zu präoperativ auf, wogegen nach intersphinktärer Resektion eine Verkürzung der Hochdruckzone persistiert.

ZUSAMMENFASSUNG
Intersphinktäre Resektionen sind mit einem zumindest passageren Teilverlust der Kontinenz verbunden. Der fehlende proximale SAI-Anteil führt zu postoperativ reduziertem Sphinkterruhedruck. Obwohl hier in einigen Arbeiten [37, 51] eine Korrelation zwischen präoperativ tiefem SRP und postoperativer Kontinenzleistung festgestellt wurde, bleibt der Stellenwert der Manometrie zur präoperativen Selektion kontinenzgefährdeter Patienten kontrovers.

7.1.5
Reservoircharakteristika und Compliance

Reservoirkapazität und Compliance des Neorektums tragen entscheidend zur Kontinenzleistung bei [1, 15, 52] (Tabelle 7.7).

Zur CAA wird das Colon descendens oder sigmoideum als Neorektum verwendet. Beides sind enge Darmsegmente und haben eine limitierte Kapazität. Dazu kommt eine Denervierung der autonomen Nervenversorgung bis zur linken Kolonflexur, weshalb Motilitätsverminderung (distaler Kolonpropulsionseffekt!) und Abnahme der elektrischen Potentiale nachzuweisen sind [26, 53]. Eine adjuvante Radiotherapie, insbesondere die postoperative Radiochemotherapie [54], bewirkt zusätzlich eine Fibrose des Darmsegments und der perirektalen Strukturen. Die Folgen sind weitere Abnahme von Kapazität, Compliance und Kontraktionsfähigkeit. Zur Analyse der Reservoirleistung werden Kapazität und Compliance des Neorektums beurteilt.

Die Empfindungsschwelle ist ein wichtiger Parameter zur Beurteilung der Rektumsensibilität. Dieser ist meßtechnisch schwierig zu objektivieren, da eine hohe interindividuelle Varianz bezüglich Verständnis, Empfindungsvermögen und untersuchungsbedingter nervöser Verspannung besteht. Unseres Erachtens ist deshalb der Defäkationsdrang ein exakterer Parameter zur Erfassung der sensorischen Funktion. Im Vergleich zum Normkollektiv sind Empfindungsschwelle und Defäkationsschwelle nach CAA signifikant reduziert.

Tabelle 7.7. Reservoirqualität nach »gerader« CAA als Rektumersatz

Autor	Patienten (n) Level	Follow Up (Monate)	Empfindungs-schwelle (ml)	Maximal tolerables Volumen (ml)	Compliance
Lazorthes[29] 1986	19 Low anal	>12	28 ± 17	191 ± 60*	–
Nicholls[32] 1988	9 Low anal	47	52 ± 22	174 ± 83*	–
Nakahura[36] 1988	8 High anal	12	–	114 ± 41*	2.0 ± 1.0^{a*}
Carmona[50] 1991	28 High anal	>12	60 ± 37	142 ± 37*	2.0 ± 1.0^{a*}
Schumpelik[12] 1991	41 Intersphinkter	9	–	175 ± 65*	3.9 ± 0.3^{a*}

^{a} ml/mm Hg.
* Postoperative Kontrollen: $p < 0,05$.

Die Folgen sind imperativer Stuhldrang und multiple Entleerung.

Maximal tolerables Volumen: Die Rektumkapazität beträgt 12 Monate nach CAA 159±57 ml und ist im Vergleich zu präoperativen Messungen und zum Normkollektiv signifikant reduziert. Diese Werte sind meßtechnisch bedingt falsch-hoch, da das Meßsystem (Neorektum) nach proximal offen ist. Dadurch dehnt sich der intrarektale Meßballon ins proximale Kolon aus und faßt mehr Volumen. Dasselbe Meßproblem besteht bei Volumenbestimmungen im normalen Rektum.

■ **Compliance:** Die Dehnbarkeit der Rektumwand wird als Volumen pro Druckwirkung angegeben und beträgt nach CAA 2,6 ml/cm H_2O (2,0–3,9) im Vergleich zu 5–10 ml/cm H_2O bei Normkollektiven. Diese ist im Vergleich zu präoperativ und zum Normkollektiv signifikant reduziert. Die adjuvante Radiotherapie bewirkt eine weitere Verminderung, die durch Strahlenproktitis und zunehmende Fibrosierung zu erklären ist.

ZUSAMMENFASSUNG

Die Reservoirleistung der »geraden« CAA bleibt auch nach einer Adaptationsphase von 12 Monaten postoperativ ungenügend. Die Folgen sind Kontinenzstörungen infolge Überlaufs und erhöhte tägliche Stuhlfrequenzen.

7.1.6
Evakuation

Zur Zeit finden sich in der Literatur wenige objektive Daten zur Beurteilung der Defäkationsdynamik (anorektale Winkelmaße in Ruhe und während Evakuation), insbesondere der Entleerung des Neorektums. Die radiologischen Funktionsparameter (Beckenbodendeszensus und anorektaler Winkel in Ruhe, beim Pressen und unter Defäkation) wurden 6 und 18 Monate postoperativ untersucht [50]. Dabei fanden sich postoperativ signifikant größere anorektale Winkel in Ruhe und beim Pressen, sowie Zunahme des Deszensus. Die Daten zeigten nach 6 und 18 Monaten keinen signifikanten Unterschied. Diese Resultate entsprechen den Veränderungen bei Stuhlinkontinenz und Syndrom des Beckenbodendeszensus [55, 56]. Nicholls et al. [32] prüften bei Patienten nach CAA ohne Reservoir die Kolontransitzeit und die Evakuation. 7 von 8 Patienten entleerten komplett und 6 von 7 hatten normalen Kolontransit.

7.1.7
Bewertung und Indikation

Die Wertung des Verfahrens basiert auf den Parametern *Sicherheit, Defäkationsqualität* und Wiederherstellung *der anorektalen Physiologie*. Die »gerade« koloanale Rekonstruktion mit Colon descendens als Neorektum gewährleistet:

- eine *sichere Operation* mit geringer Letalität und Morbidität
- eine *gute Defäkationsqualität in ca. 60% der Fälle*
- *nur teilweise Wiederherstellung* der *anorektalen Physiologie*

INDIKATION

Die koloanale Rekonstruktion mit »gerader« Deszendensschlinge wird als Rektumersatz nach Rektumresektion, bedingt durch Tumor, Bestrahlung, Entzündung oder Trauma, verwendet. Spezielle Indikationen sind adulter M. Hirschsprung, Megarektum, rektale Fisteln und das seltene Hämangiom des Rektums.

7.2
Die Kolon-J-Pouch-anale Rekonstruktion

Die Kolon-J-Pouch-anale Rekonstruktion ist eine Methode zur Wiederherstellung der Darmkontinuität zwischen einem J-förmig konstruierten Darmbeutel aus Colon descendens bzw. sigmoideum und dem Analkanal nach totaler Rektumresektion (Abb. 7.4 und 7.5). Die Pouchbildung hat zum Ziel, Reservoirkapazität und Compliance des Neorektums zu steigern. Dadurch sollen eine störungsfreie Defäkationsleistung und die anorektale Physiologie wiederhergestellt werden.

7.2.1
Technik

Präoperatives Management, Laparotomie, intraoperatives Staging und Technik der Rektumresektion entsprechen den in Kap. 4.2. beschriebenen Grundsätzen.

■ **Abdominale Phase:** Nach Rektumresektion werden das linksseitige Kolon und das Transversum mobilisiert und an der A. colica media gestielt (s. 7.1.1). Die distalen 8 cm des Colon descendens werden J-förmig umgestülpt, am Scheitel inzidiert und mit dem GIA-90-Stapler zu einer Pouch formiert (Abb. 7.4). Nach

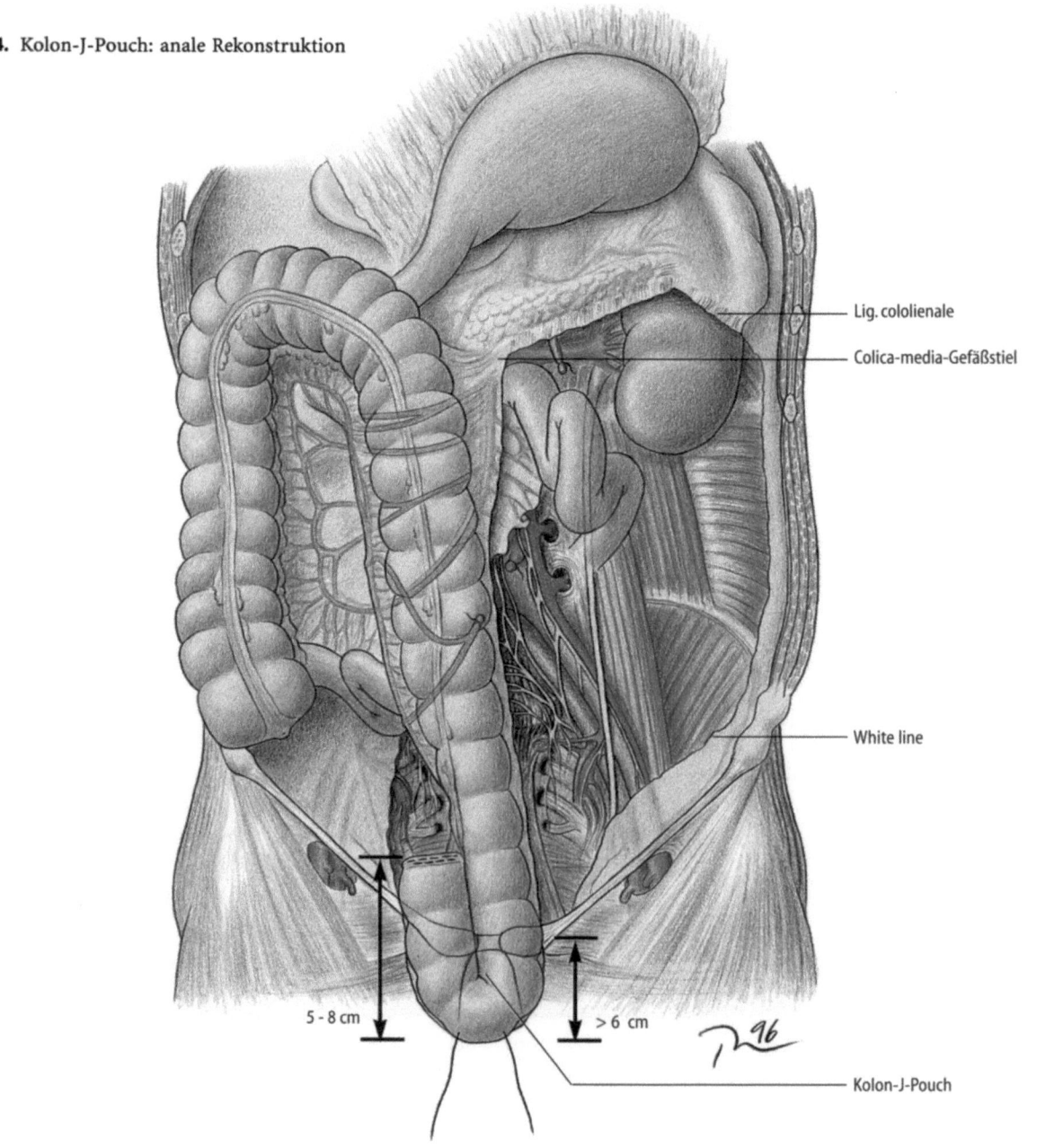

Abb. 7.4. Kolon-J-Pouch: anale Rekonstruktion

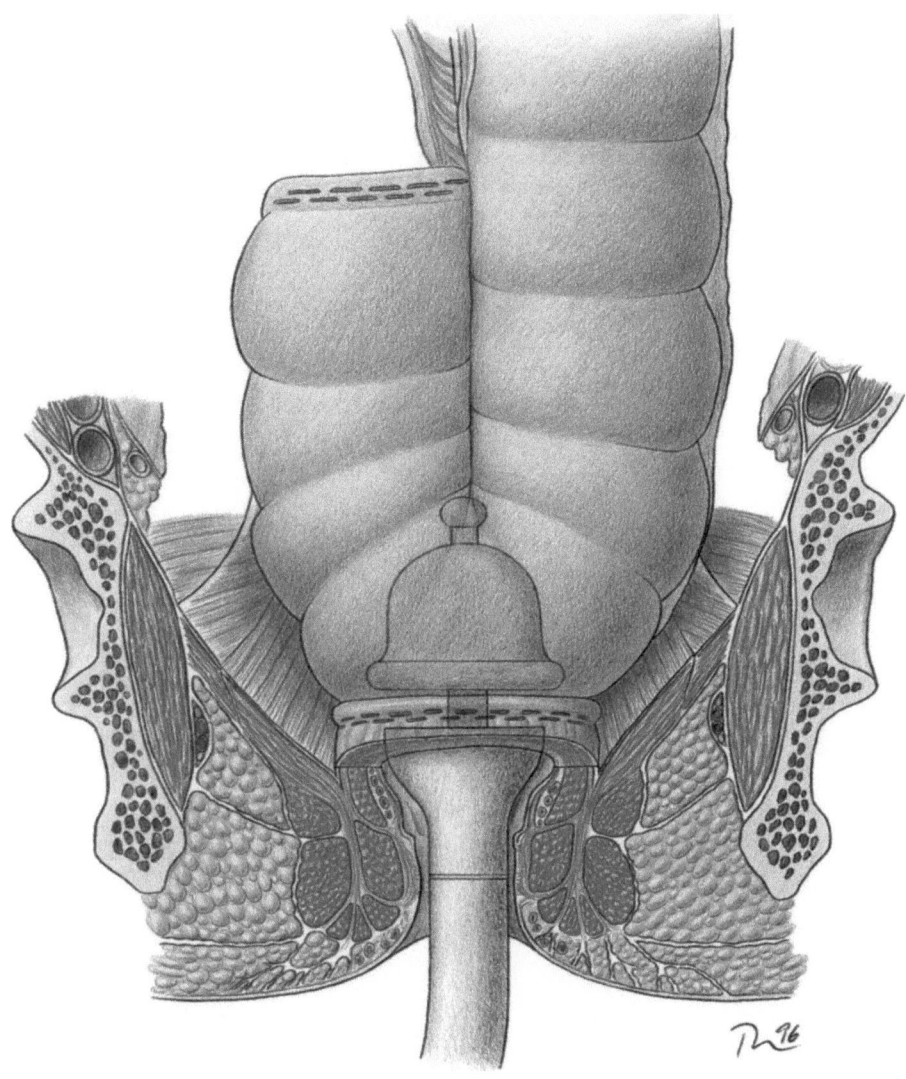

Abb. 7.5. Kolon-J-Pouch: Stapleranastomose

Anlegen einer Tabaksbeutelnaht wird ein 31-mm-Staplerkopf eingeknotet (Abb. 7.5) und das Reservoir ins kleine Becken transponiert. Die Stapleranastomose entspricht der Technik der »geraden« CAA. Anastomosen am proximalen Analkanal (high anal) werden mit der Double-Stapling-Technik angefertigt [27]. Am distalen Analkanal (low anal: nach Mukosektomie oder nach intersphinktärer Resektion) wird von Hand transanal anastomosiert (Abb. 7.6). Dazu empfiehlt es sich, die Pouch mit Hilfe eines GIA-Staplers nicht über eine Inzision am distalen Scheitel des J-förmig umgestülpten Kolons zu konstruieren, sondern von proximal her. 5 cm proximal des Scheitels erfolgt eine kleine Inzision beider Kolon-J-Schenkel. Mit dem GIA-90-Stapler wird antimesenterial von proximal nach distal eine Pouch formiert. Dadurch bleibt die Wand am Scheitelpunkt zur späteren Anastomose intakt und der anale Durchzug kann ohne Verunreinigung durchgeführt werden.

■ **Perineale Phase.** Die Technik entspricht der CAA. Entscheidend zur spannungsfreien Anlage einer Lowanal-Anastomose ist eine genügende Kolonlänge. Der Reservoirscheitelpunkt muß die Symphyse um mindestens 6 cm überragen. Die Handnaht nach Vorlegen der Nähte kann mit Hilfe des Lone-Starr-Retraktors übersichtlich angelegt werden.

Alle Anastomosen werden für 6 Wochen mit einem temporären doppelläufigen Ileostoma geschützt. Dieses verringert beim Stomaverschluß die akzidentelle Läsion des Gefäßstiels der A. colica media im Falle der Anlage eines rechtsseitigen Transversostomas.

Abb. 7.6. Kolon-J-Pouch: Handnaht

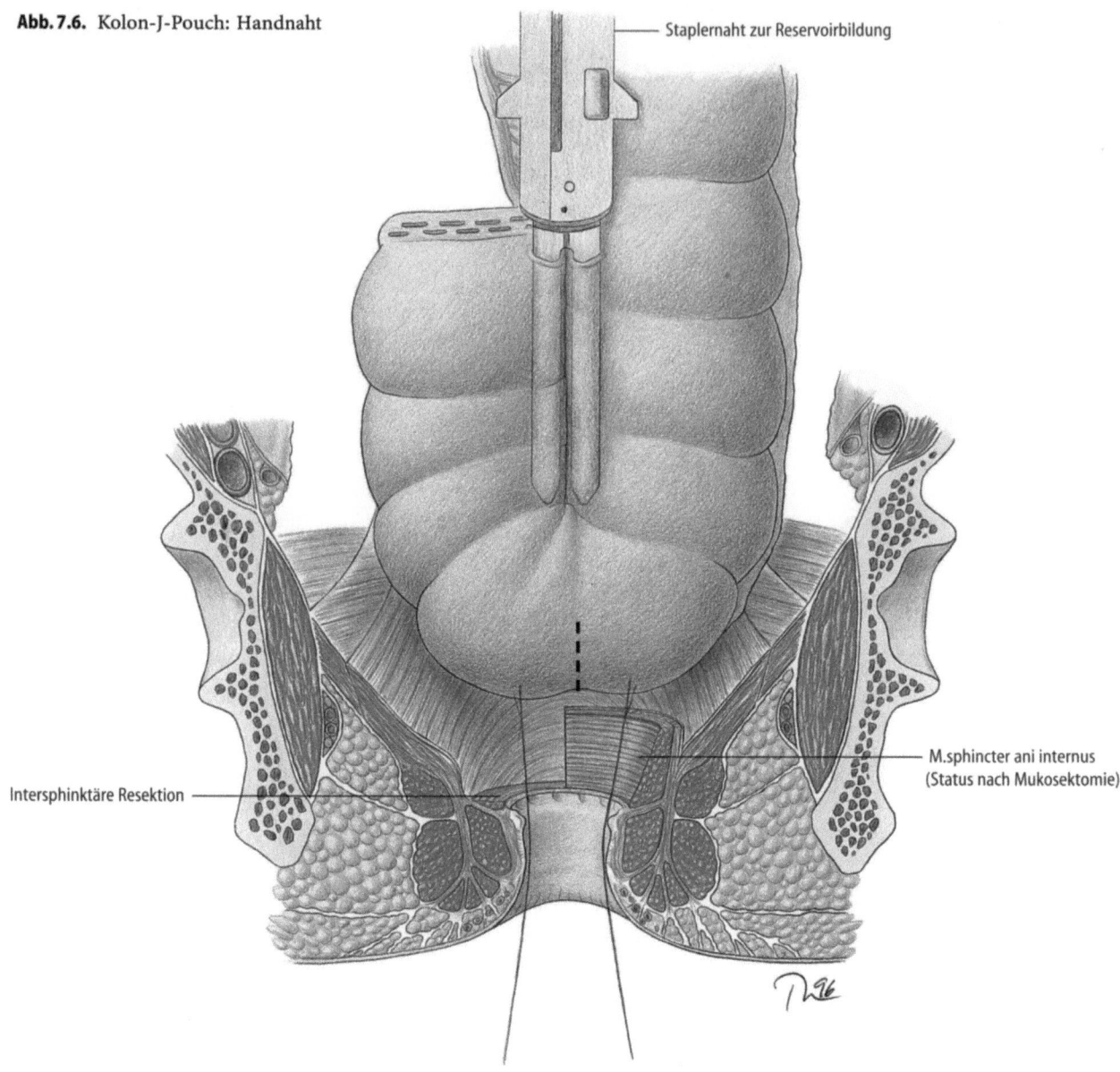

7.2.2 Morbidität

Nachfolgend werden perioperative Letalität und operationsspezifische Morbidität der Kolon-J-Pouch analysiert. Erhöht die Konstruktion des Reservoirs die Morbidität? Die Analyse berücksichtigt die publizierten Daten seit der Erstbeschreibung 1986 durch Lazorthes [29] und Parc [57] (Tabelle 7.8).

■ **Letalität:** Die perioperative Letaliät nach Kolonpouchanlage beträgt < 4 % und ist hauptsächlich durch kardiopulmonale Risikofaktoren mitbedingt, also medizinisch begründet. Sie unterscheidet sich nicht von der »geraden« CAA.

■ **Morbidität:** Die operationsspezifische Gesamtmorbidität beträgt 20 % (0–38,5 %). Diese ist in der Literatur selten ausführlich angegeben. Die Morbidität nach CAA beläuft sich auf 18,5 % (Kap. 5.1.2). Das Kolonreservoir bedingt keine zusätzliche Gesamtmorbidität.

■ **Anastomoseninsuffizienz:** 7,6 % (0–15,4 %) der Patienten nach Kolon-J-Reservoir hatten eine symptomatische Anastomoseninsuffizienz mit pelviner Sepsis. Diese beträgt 8,6 % nach CAA. Die niedrige Rate schwerer Insuffizienzen ist wahrscheinlich der konsequenten Anlage eines protektiven Stomas zu verdanken. Eine Kolon- bzw. Pouchnekrose wurde bisher nicht beschrieben. 37 % der Patienten in der Serie von Berger [59] erhielten vor Stomaverschluß eine postope-

Tabelle 7.8. Letalität und Morbidität nach Kolon-J-Pouch-analer Rekonstruktion

Autor	Patienten (n)	Protekt. Stoma (%)	Mortalität (%)	Anastomoseninsuffizienz (%)	Striktur (%)	Fistel (%)	Stoma (%)	Komplikationen Gesamt (%)
Lazorthes[29] 1986	20	–	0	2	0	0	0	–
Parc[57] 1986	30	100	3.3	0	0	0	0	18.3
Nicholls[32] 1988	13	100	0	15.4	7.7	0		38.5
Kusunoki[58] 1991	28	100	0	0	0	0	0	0
Berger[59] 1992	136	100	0.6	5.3	0.7	0.7	0	32
Cohen[60] 1993	23	8.7	0	0	0	0	0	0
Belli[2] 1993	18	100	0	0	11	0	0	11
von Flüe[61] 1994	4	100	0	0	0	0	0	0

rative Radiotherapie. Diese hatte keinen Einfluß auf die Morbidität, obwohl andere Autoren [62] nach präoperativer Radiotherapie eine erhöhte Insuffizienzrate beobachteten.

■ **Anastomosenstriktur:** Therapiebedürftige Strikturen, welche mehrmals dilatiert werden müssen, treten nach Kolon-J-Pouch-analer Rekonstruktion in 6,5% (0–11%) der Fälle auf gegenüber 10,4% nach CAA. Die Inzidenz von Stenosen, die nach einmaliger digitaler Dehnung offen bleiben, beläuft sich bis 44% [34]. Die postoperative Radiotherapie hatte in einer Serie [59] von 50 Patienten mit Kolonreservoir keinen Einfluß auf die Strikturrate (2%), im Gegensatz zu anderen Untersuchungen [30].

■ **Kolostoma:** Es fand sich keine komplikationsbedingte permanente Kolostomie in der Literatur. Trotzdem wurden über 10% Komplikationen nach Kolostomieverschluß berichtet [59], wovon 3% chirurgisch bedingt waren: 3 Anastomosenrisse (nach digitaler Untersuchung), 1 Spätfistel (0,7%). Die Anastomosenrisse waren Folge der rektalen Untersuchung und erforderten eine neue temporäre Kolostomie. Komplikationen seitens der Kolostomie lagen < 1%.

■ **Spätfistel:** Diese trat nach Kolonreservoir und nach CAA < 2% auf. Erstaunlich ist, daß sie nach Kolostomieverschluß erstmals manifest werden können.

ZUSAMMENFASSUNG

Die pouchspezifische Morbidität ist niedrig. Die Konstruktion des Reservoirs bedingt keine zusätzliche Morbidität. Die Operationszeit ist länger als bei »gerader« CAA. Der eigentliche Unterschied zur koloanalen Anastomose besteht im differenten Anastomosierungspunkt. Die Pouchanastomose erfolgt nicht am terminalen Kolon, sondern am gut durchbluteten Pouchscheitel. Ob dies der Grund für die etwas niedrigere Insuffizienz-, Striktur- und Fistelrate ist, werden erst randomisierte Arbeiten zeigen. Eine wird derzeit in Schweden durchgeführt.

7.2.3
Defäkationsqualität

Ziel des Kolonreservoirs ist es, durch Erhöhung der Kapazität und Compliance des Neorektums die Defäkationsqualität zu verbessern.

Die Fragen lauten:
1. Hat die Konstruktion des Reservoirs einen Einfluß auf die relevanten Endpunkte: Kontinenz, Stuhlfrequenz, Urge und Evakuation?
2. Kann die höhere Kapazität des Reservoirs die unerwünschten Folgen einer postoperativen Radiotherapie kompensieren?

Die meisten Autoren wählten eine Pouchlänge von 8 cm, mit dem Ziel, Evakuationsstörungen zu vermindern. Die Defäkationsqualität nach »gerader« CAA ist in den ersten postoperativen Monaten eingeschränkt und wird nach einer Adaptationsphase von ca. 12 Monaten besser. Deshalb untersuchen wir die Kolonpouch nach 3 und 12 Monaten. Ist die Adaptationszeit nach Pouchanlage kürzer als nach gerader CAA? Auch Arbeiten mit weniger als 12 Patienten sind in Tabelle 7.9 aufgeführt, werden jedoch nicht näher ausgewertet.

■ **Kontinenz:** 87% (77–100%) der Patienten nach CJPA sind zwischen 3 und 12 Monaten postoperativ kontinent. Dieses Resultat verbessert sich zu einem späteren Untersuchungszeitpunkt nicht. Obwohl 52% der Patienten in einer Serie [60] präoperativ und 37% in einer anderen [59] postoperativ bestrahlt wurden, blieb die Kontinenzleistung gut. Eine permanente Ko-

Tabelle 7.9. Defäkationsqualität nach Kolon-J-Pouch-analer Rekonstruktion

Autor	Patienten (n) Pouchlänge	Follow Up (Monate)	Kontinenz (%) I	II	III	Frequenz >3/Tag (%)	Urge (%)	Multiple Evakuation (%)	Entleerung erschwert (%)	Laxativa (%)
Lazorthes[29] 1986	15 6 cm	12	80	13	7	13.3	6.7	0	0	0
Park[57] 1986	24 8 cm	>3	100			0	0	0	25	25
Nicholls[32] 1988	13 10 cm	>3	77	23		0	7.7	0	7.7	15.4
Menningen[63] 1990	5 8 cm	>3	100			0	0	50	50	50
Kusunoki[58] 1991	28 8–10 cm	24	90	5	5	0	–	–	–	–
Guillemot[64] 1991	18	18	78	12		–	43	17	36	–
Pélissier[65] 1992	27	3	89	11			18	52	52	–
Berger[59] 1992	136	12	78	18	4	–	4	21	25	25
Leo[2] 1993	18 7 cm	6	83		17	33	0	–	33	33
Cohen[60] 1993	23 8 cm	3	83	4	13	8.7	22	–	0	–
von Flüe[61] 1994	4 8 cm	3	100			0	0	25	0	0

lostomie wegen Kontinenzstörung fand sich in keiner der Serien.

■ **Stuhlfrequenz:** 11% (0–33%) der Patienten hatten zwischen 3 und 12 Monaten > 3 Stuhlentleerungen innerhalb 24 h. Prospektive, nicht kontrollierte Arbeiten, welche die tägliche Frequenz der CJPA/CAA verglichen, berichteten über signifikant geringere Frequenzen [57, 60] bzw. geringere Häufigkeitsvarianz [32] der Gruppe mit Reservoir v.a. postoperativ innerhalb des ersten Jahres. Im Vergleich zu 36 Patienten einer gesunden Kontrollgruppe wurde bei 27 Patienten nach 16,2±5,7 Monaten keine signifikante Veränderung der Stuhlfrequenz gefunden [65]. Ob nach CJPA eine Korrelation zwischen Evakuationsfrequenz und adjuvanter Radiotherapie besteht, ist z.Z. nicht bekannt.

■ **Imperativer Stuhldrang:** 8,8% (0–22%) der Patienten beklagten sich über imperativen Stuhldrang innerhalb des ersten Jahres. Zu einem späteren Untersuchungszeitpunkt waren < 6% der Patienten davon betroffen. Nur ein Autor [64] berichtete bei 6 von 14 Patienten über imperativen Drang, 17,4 Monate nach Reservoirbildung mit Resektion der Übergangszone. Die Ursache ist unklar, da Diversionspouchitis und postoperative Anitis auch nach Resektion der Übergangszone im Spätverlauf abklingen.

■ **Evakuation:** 20,6% (0–52%) der Patienten gaben zum Untersuchungszeitpunkt multiple Evakuationen mit Stuhlfragmentierung an. Evakuationsstörungen im Sinne einer erschwerten Entleerung wurden bei 22,3% (0–52%) der Patienten festgestellt, ohne Korrelation zum Untersuchungszeitpunkt. 24,7% (0–50%) der Patienten bedurften regelmäßiger Laxativa oder gar Einläufe zur Entleerung des Reservoirs.

Zur subjektiven Beurteilung der Defäkationsqualität ist in der Literatur wenig zu finden und ein Funktionsscore läßt sich aus den gesammelten Daten nicht zuverlässig darstellen. Berger et al. [59] berichteten, daß 52% der 136 Patienten mit Reservoir funktionell so perfekt sind, daß sie ihre Operation vergessen hätten. Weitere 44% hätten geringe Kontinenzstörungen, die das soziale Leben nicht stören würden. Das einzig signifikante Problem wären Evakuationsstörungen in 25% der Fälle. Doch diese würden die Lebensqualität weniger stören als Urge und fragmentierte Defäkation.

Tabelle 7.10. Sphinkterleistung nach Kolon-J-Pouch-analer Anastomose

Autor	Patienten (n) Level	Follow Up (Monate)	Ruhedruck	Peßdruck	RAI (%+)	RAI (+ml)	Hochdruckzone (mm)
Lazorthes[29] 1986	7 Low anal	6	29.5 ± 11^a	50 ± 22^a	100	52.2	–
Nicholls[32] 1988	10 Low anal	7 ± 4	68 ± 14^b	111 ± 33^b	35	–	–
Kusunoki[58] 1991	25 Low anal	12	82^b	85^b	93	–	–
Landi[66] 1993	6 Low anal	12	50 ± 12^b	78 ± 15^b	0	–	–
von Flüe[61] 1994	4 High anal	6	40^{b*} (25–55)	132 (95–152)	100	50	35 (30–42)

a cm H_2O.
b mm Hg.
* Prä- und postoperativ: $p < 0{,}05$.

ZUSAMMENFASSUNG

Die Defäkationsleistung nach Kolon-J-Pouch-analer Rekonstruktion ist wenig eingeschränkt. Beinahe 80% der Patienten können ein ausgezeichnetes oder gutes Resultat bezüglich Kontinenz, Urge und Stuhlfrequenz erwarten. Die übrigen Patienten sind gestört durch fragmentierte Defäkation und erschwerte Entleerung. Beide sind durch Quellmittel pflanzlichen Ursprungs (z. B. Colosan mite) zu verbessern. 12 Monate postoperativ sind Suppositorien oder gar Einläufe in 2 bzw. 16% der Patienten erforderlich [59]. Die Wirkung der adjuvanten Therapie auf die Defäkationsleistung kann noch nicht beurteilt werden. Aufgrund der z. Z. spärlich verfügbaren Daten scheint sie die Defäkationsqualität nicht merklich zu schmälern.

7.2.4
Sphinkterleistung

Die Auswirkungen der CJPA auf die Sphinkterfunktion sind ähnlich zu erwarten wie nach CAA. Konstruktionstechnik und anatomisches Substrat unterscheiden sich nur in der Wahl der Anastomosenlokalisation am Kolon und im zusätzlichen Reservoir. Die Frage stellt sich, ob die pouchanale Rekonstruktion Veränderungen der Sphinkterleistung bewirkt (Tabelle 7.10).

■ **Sphinkterruhedruck:** Der SRP ist postoperativ signifikant vermindert, erholt sich aber innerhalb von 12 Monaten [58]. Im Vergleich zum SRP nach CAA (nicht kontrollierte Daten) weist der SRP im ganzen postoperativen Verlauf keinen Unterschied auf [29, 32, 58]. Bei mehr als 1000 Patienten nach Ileum-J-Pouch analer Anastomose der Mayo-Klinik [67] wurde postoperativ ebenfalls ein verminderter SRP beobachtet. Diesem kam nur bei tiefem Abfall nachts funktionelle Bedeutung zu. Eine prospektive Untersuchung des SRP bei 18 Patienten nach CJPA mit Exzision der Übergangszone ergab bei kontinenten (14), inkontinenten (4) und in der Kontrollgruppe (6) den gleichen Ruhedruck [64].

■ **Sphinkterpreßdruck:** Der SPP nach CJPA ist postoperativ weder im Vergleich zu den präoperativen Werten, noch zur CAA statistisch signifikant. Es fand sich auch kein Unterschied zwischen postoperativ kontinenten und inkontinenten Patienten [64].

■ **Rektoanaler Inhibitionsreflex:** Der RAI ist 6–12 Monate postoperativ in 65,6% (0–100%) der Fälle nachweisbar. Es besteht kein Unterschied zur CAA [58%(25–95)]. Während der RAI nach CAA mit Distensionsvolumina < 30 ml [29] auszulösen ist, bedarf es nach CJPA 40–50 ml [29, 61]. In einer Serie [64] war der RAI 17,5 Monate nach CAJP mit Exzision der UEZ weder bei kontinenten noch bei inkontinenten Patienten nachweisbar; 30,2 Monate postoperativ war er bei allen anwesend.

■ **Hochdruckzone:** Die HPZ nach CJPA ist z. Z. wenig dokumentiert. In unserer Pilotserie [61] fand sich kein Unterschied zu präoperativ erhobenen Werten. Wahrscheinlich hat nur die intersphinktäre Resektion einen Einfluß [37].

ZUSAMMENFASSUNG

Die pouchanale Rekonstruktion bewirkt keine Verminderung der Sphinkterleistung. Der postoperativ initial verminderte SRP erholt sich. Auch im Vergleich zur CAA zeigt der SRP in unkontrollierten Studien keinen Unterschied.

7.2.5
Reservoircharakteristika und Compliance

Das Rektum zeichnet sich durch hohe Kapazität (MTV: 240–383 ml), Elastizität (Compliance: 3,2–8,0 ml/cm H_2O) und neurosensorisch kontrollierte Motilität aus. Das ideale Neorektum muß diese Eigenschaften bieten. Während Kapazitäts- und Compliancemessungen heutzutage standardisiert sind [17, 68], werden geeignete Instrumente zur Erfassung der Rektummotilität (Barostat) und -elektrizität (Langzeitmonitoring der Potentiale [69–71]) z.Z. noch erprobt.

Infolge der verminderten Kapazität und Compliance nach CAA als Neorektum stellen sich zur CJPA die folgenden Fragen:

1. Reservoirleistung der CJPA?
2. Einfluß der Reservoirleistung auf Defäkationsqualität (Kontinenz, Frequenz, Urge) und anorektale Physiologie?

Dabei gelten dieselben meßtechnischen Einschränkungen, wie in Kap 7.1.5 erwähnt. Zusätzlich einschränkend wirkt sich aus, daß folgende Aussagen aufgrund randomisierter Daten von kleinen Serien [58, 72] und prospektiv unkontrollierter Daten gemacht werden müssen (Tabelle 7.11):

■ **Empfindungsschwelle:** Diese ist in unkontrollierten Studien nach CJPA signifikant höher als nach CAA und liegt im Meßbereich von 15 normalen Kontrollen der eigenen Serie [73]. Damit könnte begründet werden, daß die wenigsten Patienten (< 6% nach 12 Monaten) mit CJPA imperativen Stuhldrang aufweisen.

■ **Maximal tolerables Volumen:** Die Rektumkapazität der CJPA ist in 2 randomisierten Studien [58, 72] mit geringer Fallzahl signifikant größer als nach CAA. In einer Studie [64] hatten inkontinente Patienten 17,2 Monate postoperativ das geringere MTV als kontinente Patienten. Nach 30,2 Monaten wurde das MTV bei 2 Patienten, die inzwischen kontinent wurden, größer, bei den kontinenten Patienten blieb es unverändert. Somit könnte eine Kapazitätszunahme die Kontinenzleistung positiv beeinflussen. Dasselbe gilt auch für die Reduktion der Stuhlfrequenz. Intraluminale Brachytherapie (30 Gy) hatte in einer Pilotserie [74] keinen Einfluß auf MTV. Meßdaten nach adjuvanter Radiotherapie sind z.Z. nicht verfügbar.

■ **Compliance:** Die Elastizität der Kolon-J-Pouch ist signifikant besser als nach »gerader« CAA. Sie liegt im Bereich derjenigen der Kontrollpatienten eines Normkollektivs (3,2–8,0 ml/cm H_2O [73]). Diese ist auch abhängig von perirektalen Veränderungen. Intraluminale Brachytherapie von 80 Gy reduziert die Compliance signifikant und provoziert Kontinenzstörungen [74].

ZUSAMMENFASSUNG
Die Reservoirleistung der Kolon-J-Pouch, gemessen an Kapazität und Compliance, ist schon 6 Monate postoperativ beinahe physiologisch. Sie verbessert die Defäkationsqualität in bezug auf Stuhlfrequenz und imperativen Drang schon in der frühen postoperativen Phase und vermindert wahrscheinlich das Risiko einer Überlaufinkontinenz.

7.2.6
Evakuation

Die Defäkationsqualität nach CJPA ist v.a. durch fragmentierte und erschwerte Stuhlentleerungen gestört.

Tabelle 7.11. Reservoirqualität nach Kolon-J-Pouch-analer Anastomose

Autor	Patienten (n) Level	Follow Up (Monate)	Empfindungs- schwelle (ml)	Maximal tolerables Volumen (ml)	Compliance
Lazorthes[29] 1986	7 Low anal	>12	52 ± 21*	250 ± 51*	–
Nicholls[32] 1988	10 Low anal	7 ± 4	83 ± 30*	317 ± 122*	–
Kusunoki[58] 1991	18 Low anal	9	120*	210*	3.8*
Landi[66] 1993	6 Low anal	12	–	260 ± 15*	–
von Flüe[61] 1994	4 High anal	6	114 ± 34*	378 ± 100*	6.5 ± 1.9*

* CAA/CPJA: p < 0,05.

Folgende Ursachen sind möglich:
1. Die Lageveränderung des Neorektums bewirkt Defäkationsstop?
2. Motilitätsdefekt (Kontraktion) des partiell denervierten Neorektums und proximalen Kolons (fehlender proximaler Propulsionseffekt)?
3. Neurosensorische Koordinationsstörung während der Defäkation?

Ad. 1. Zur Zeit sind wenig proktographische Meßdaten nach CJPA verfügbar. Eine Gruppe [32] führte bei 9 Patienten nach CJPA eine Proktographie durch. 6 von 9 Patienten hatten eine komplette Evakuation. Andere Autoren [66] untersuchten 2 Jahre postoperativ 6 Patienten mit CJPA und 6 mit CAA mittels Evakuationsproktographie. Nach CJPA entleerten 2 von 6 Patienten im ersten Schub. Mehr als 1/3 der injizierten Menge wurde bei 5 von 6 Patienten retiniert. Die Entleerungszeit betrug in 2 von 6 Fällen < 30 s und in 4 von 6 Fällen zwischen 30 und 60 s. Diese Werte waren nach CAA signifikant besser. Auch die anorektalen Winkel waren nach CAA physiologischer. Die Autoren folgerten eine deutlich bessere Entleerung nach CAA. Eine Pilotstudie [61] untersuchte bei 4 Patienten vor, und 6 Monate nach CJPA die anorektalen Winkelverhältnisse in verschiedenen Funktionszuständen. Dabei ergaben sich weder bezüglich der Winkelmaße noch bezüglich des Beckenbodendeszensus Unterschiede.

Ad. 2. Kolonpropulsion und Rektummotilität werden z. Z. mittels Radiomarkertest (Transitzeitbestimmung) und dynamischer Proktographie durchgeführt. Daten über Motilitäts- und Druckmessungen des Kolonreservoirs mit sensitiveren Barostat- und szintigraphischen Techniken sind z. Z. noch nicht verfügbar. Nicholls et al. [32] fanden bei 6 von 7 Patienten normale Transitzeiten. In unserer Pilotserie wiesen 4 Patienten nach CJPA keine Differenz zum Normkollektiv (30 Probanden) auf.

Ad. 3. Daten zur Objektivierung der neurosensorischen Koordination des Defäkationsaktes nach sphinktererhaltenden Eingriffen sind nicht verfügbar. Dazu bedarf es der synchronen dynamischen Proktographie, d. h. synchrone Integration von Proktographie, Manometrie und EMG.

ZUSAMMENFASSUNG

Funktionsanalysen des Kolon-J-Reservoirs ergeben eine unvollständige Entleerung. Diese erklärt teilweise Stuhlfragmentierung, lange Evakuationszeit und das Gefühl der unvollständigen Entleerung. Ob zusätzlich morphologische Veränderungen und neurosensorische Koordinationsstörungen eine Rolle spielen, kann z. Z. nicht bewiesen werden.

7.2.7
Bewertung und Indikation

Die Wertung des Verfahrens basiert auf den Parametern *Sicherheit, Defäkationsqualität* und Wiederherstellung *der anorektalen Physiologie*. Die mit einem J-förmig umgestülpten Sigma oder Kolondeszendensschenkel konstruierte CJPA als Neorektum gewährleistet:

- eine *sichere Operation* mit geringer Letalität und Morbidität
- eine *gute Defäkationsqualität in ca 75 %* der Fälle
- *Wiederherstellung* der *anorektalen Physiologie* hinsichtlich der Kontinenzleistung, jedoch nicht der Defäkationsqualität

INDIKATION

Die Kolon-J-Pouch-anale Rekonstruktion wird als Rektumersatz nach Rektumresektion, bedingt durch Tumor, Bestrahlung, Entzündung oder Trauma, verwendet. Spezielle Indikationen sind adulter M. Hirschsprung, Megarektum, rektale Fisteln und das seltene Hämangiom des Rektums.

7.3
Die Ileum-J-Pouch-anale Rekonstruktion

Die Ileum-J-Pouch-anale Rekonstruktion ist eine Methode zur Wiederherstellung der Darmkontinuität zwischen einem J-förmig konstruierten Darmbeutel aus terminalem Ileum und dem Analkanal nach totaler Proktokolektomie (Abb. 7.7). Sie wird meist als »restaurative Proktokolektomie« bezeichnet. Die Indikationen betreffen Patienten mit Proctocolitis ulcerosa, Polyposis coli und kolorektalem Karzinom in Zusammenhang mit oben genannten Grundkrankheiten. Das Ileumreservoir, 1978 durch Parks u. Nicholls [75] publiziert, wurde als Neorektum ausführlich getestet. Mehrere Zentren verfügen über prospektive Daten bezüglich Reservoirleistung und Einfluß auf die anorektale Physiologie und Lebensqualität [76-80]. Erschwerend gegenüber der koloanalen Rekonstruktion kommt hinzu, daß das ganze Kolon fehlt und die Grundkrankheit das funktionelle Resultat beeinflussen kann.

Die Operation verfolgt zwei Ziele:
1. Radikale Entfernung oder kurative Resektion entzündlich- bzw. tumorbefallener Darmabschnitte. Folglich ist bei ulzeröser Kolitis und Polyposis coli die gesamte kolorektale Mukosa zu entfernen. Kolorektale Karzinome, insbesondere das Rektumkarzinom, haben sich bezüglich Resektionsausmaß und Sphinktererhaltung nach den karzinologischen

Grundsätzen und funktionellen Voraussetzungen zu richten. Mehr als bei koloanaler Rekonstruktion sind psychologische Faktoren zu berücksichtigen, da häufig junge Menschen betroffen sind und die Grundkrankheit psychisch überlagert ist.
2. Sphinktererhaltung mit einem Neorektum zur Wiederherstellung der Kontinenz- und Defäkationsleistung.

Die Ansprüche an die Kontinenzleistung sind groß, da die Stuhlqualität flüssig bis breiig, voluminös und ätzend sein kann. Der psychologische Druck seitens des Patienten und des behandelnden Arztes ist hoch, da Mißlingen oder schwere Komplikation ein permanentes Ileostoma mit Verlust der äußeren Integrität bedeuten können. Folglich sind exakte präoperative Evaluation, Selektion und Information absolute Voraussetzungen zu Indikation, Verfahrenswahl und postoperativer Betreuung.

Die *Selektion* zur restaurativen Proktokolektomie hat wegen der zugrundeliegenden Krankheit neben den in Kap. 3.3. besprochenen anatomischen und funktionellen (Sphinkterleistung) Gesichtspunkten eine Reihe weiterer Kriterien zu berücksichtigen. Dazu gehören:

Abb. 7.7. Ileum-J-Pouch-anale Rekonstruktion nach totaler Proktokolektomie

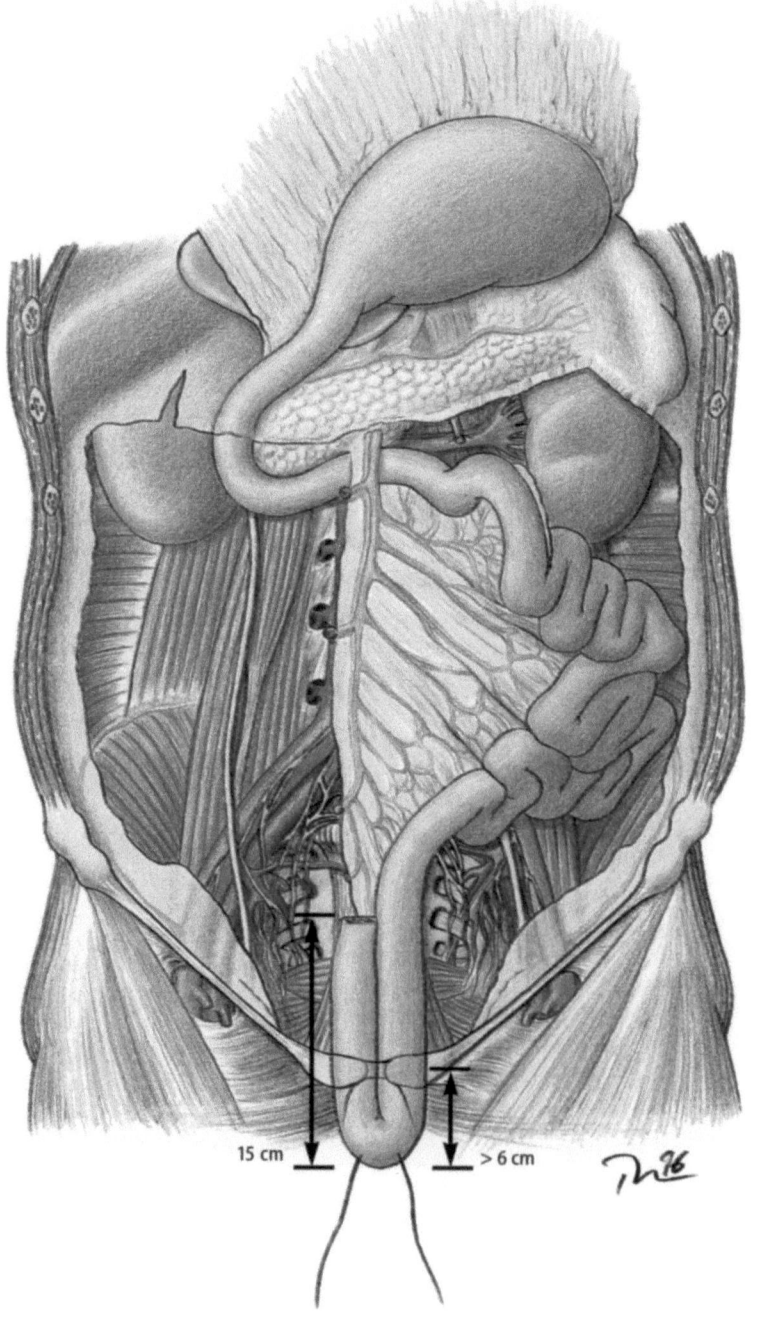

- Aktivität der Grunderkrankung
- Alter des Patienten
- Schwangerschaft
- Sexualität
- Frühere Abdominaleingriffe

■ **Aktivität der Grunderkrankung:** Die Colitis ulcerosa kann mit extraintestinaler Krankheitsmanifestation einhergehen (Arthritis, Iritis, Pyoderma gangraenosum), welche neben der Grunderkrankung steroid- oder immunsuppressivabedürftig sind. Diese Konstellation erhöht die perioperative Morbidität [81, 82] und setzt einen ansonsten guten Allgemeinzustand voraus.

■ **Alter des Patienten:** Patienten über 65 Jahre sind selten gute Kandidaten für eine anale Rekonstruktion. In diesem Alter ist das Risiko einer latenten Sphinkterinsuffizienz höher [83, 84] und die Reserven zur Bewältigung postoperativer Komplikationen sind geringer. Diese können nach restaurativer Proktokolektomie bis zu 40 % betragen und eine Reoperationsrate bis zu 25 % bedingen [85].

■ **Schwangerschaft:** Mehrere Autoren berichteten über erfolgreiche Geburten per vias naturales ohne bleibende Sphinkterfunktionsstörung [86, 87]. Andererseits wurden okkulte Sphinkterdefekte nach vaginalen Geburten bei bis zu 35 % der Primiparae endosonographisch nachgewiesen [88]. Dadurch kann die Sphinkterleistung in späteren Jahren dekompensieren. Da die ileoanale Rekonstruktion hohe Ansprüche an den Sphinkterapparat stellt und eine Ruptur fatale Folge nach sich ziehen würde, ist eine Sectio caesarea anzuraten.

■ **Sexualität:** Die Proktokolektomie birgt das Risiko postoperativer Blasen- und Sexualfunktionsstörungen (5–17 %). Diese sind abhängig von Alter und Resektionsausmaß [89, 90]. Während das Rektumkarzinom im extraperitonealen Anteil eine weite Resektion erfordert, ist bei Colitis ulcerosa und Polyposis coli eine rektumnahe und intersphinktäre Dissektion gerechtfertigt. Mit dieser Technik sinken erektile Dysfunktion und retrograde Ejakulation auf 5 % [91, 92]. Dies ist auch nach totaler Entfernung des Mesorektums zu erwarten, sofern die hypogastrischen Nerven präsakral unterhalb des Promontoriums geschont werden, sowie lateral die endopelvine und ventral die Denonvillier-Faszie nicht eröffnet werden.

■ **Frühere Abdominaleingriffe:** Erfolgreiche ileoanale Rekonstruktionen nach früherer Proktokolektomie wurden nur in Einzelfällen beschrieben [93–95]. Selbst nach ileorektaler Anastomose berichteten Penna et al. [96] über 2 Patienten, bei welchen die ileoanale Rekonstruktion einige Jahre später unmöglich war. Frühere Eingriffe im Oberbauch können narbenbedingte Verkürzung des Mesenterialstiels und Adhäsionen des Dünndarms bewirken, welche die anale Rekonstruktion verunmöglichen. Obwohl Einzelfälle von ileoanalen Anastomosen nach totaler Gastrektomie und nach Duodenopankreatektomie erfolgreich waren [94], bleibt dies die Ausnahme.

7.3.1
Technik

In den letzten 15 Jahren hat die IPAA dank Verbesserung von perioperativem Management, Verfeinerung von Technik und Instrumenten eine rasante Entwicklung durchgemacht. Die Operation ist sicherer und die funktionellen Resultate sind besser geworden. Trotzdem bleiben abhängig von Grundkrankheit und funktionellen Voraussetzungen offene Fragen bezüglich des Zeitpunkts der Operation (Staging) und der Verfahrenswahl. Vor Illustration der einzelnen Operationsphasen müssen kritische Punkte erörtert werden.

■ **1. Ein- oder zweizeitiges Verfahren?** Ob ein-, zwei- oder dreizeitiges Verfahren gewählt wird, ist primär abhängig von der Grundkrankheit, deren Aktivität und dem Allgemeinzustand des Patienten. Dabei bedeutet einzeitig, daß Proktokolektomie und IPAA ohne protektive Ileostomie in einer Sitzung durchgeführt werden. Zweizeitig bedeutet Proktokolektomie, Mukosektomie, IPAA und protektive Ileostomie in der ersten, und Ileostomieverschluß 3 Monate später in der zweiten Phase. Bei dreizeitigem Verfahren wird zuerst nur die totale Kolektomie durchgeführt, gefolgt von Proktektomie und IPAA 6 Monate später und Ileostomieverschluß in der dritten Phase.

Bis vor kurzem galt das zweizeitige Verfahren als chirurgischer Standard zur IPAA [67, 97], außer bei Komplikationen der fulminanten Kolitis, wo ein dreizeitiges Verfahren die Regel ist. Infolge beachtlicher Inzidenz von stomabedingten Komplikationen, 51 % der Komplikationen in der Serie von Keighley [98], wird zunehmend das einzeitige Verfahren angestrebt [99, 100]. Dazu sind folgende Voraussetzungen zu beachten:

- guter Allgemeinzustand
- kein Bedarf an Steroiden
- intraoperativ keine technischen Probleme
- Staplernaht mit vollständigen Geweberingen
- kein Leck bei intraoperativen Dichtigkeitskontrolle der Pouch

Galanduik et al. [101] fanden bei 33 Patienten ohne Stoma keine erhöhte Morbidität im Vergleich zum übrigen Kollektiv. Andere Autoren [102] berichteten über eine Morbidität von 4% bei Patienten ohne Ileostoma nach ulzerativer Kolitis (UCC), wobei keine Differenz bestand zu 21 Patienten mit Stoma (60 vs. 52%). Erste Resultate einer randomisierten Arbeit mit kleiner Fallzahl [103] zeigten keine erhöhte Morbidität bei Patienten ohne Stoma. Demgegenüber haben diese Patienten einen längeren und schwierigeren postoperativen Verlauf, weil sie sich von der Operation erholen und gleichzeitig an die neue, initial kräfteverschleißende Defäkationssituation gewöhnen müssen. Zudem akzeptieren Patienten mit Ileostoma spätere geringgradige Funktionseinbußen besser, weil sie die Nachteile des Ileostomas kennenlernten.

Zur Zeit kann das einzeitige Verfahren nur in Ausnahmefällen und bei genügender Erfahrung in IPAA empfohlen werden. Pouchspezifische Komplikationen (Fistel, Pouchitis, pelvine Sepsis etc.) lassen sich unter Protektion erfolgreicher behandeln.

■ **2. Pouchform?** Mehrere Arbeiten zeigen, daß das funktionelle Resultat durch Konstruktion eines Reservoirs im Vergleich zur »geraden« ileoanalen Rekonstruktion verbessert werden kann [104, 105]. Mit dem Ziel, die Reservoirkapazität zu erhöhen und damit die Anzahl Stuhlentleerungen zu vermindern, wurde eine Vielzahl von Pouchformen geprüft. Die von Parks [75] entwickelte S-Pouch ist anspruchsvoll in der Konstruktion und weist bei bis zu 50% der Patienten Entleerungsstörungen auf [106]. Die H-Pouch (Fonkalsrud [107]) wurde aus denselben Gründen weitgehend verlassen. W- und K-Pouch haben ebenso eine hohe Reservoirkapazität [108, 109] und Entleerungsstörungen. Im Vergleich zur weniger aufwendigen J-Pouch, beschrieben durch Utsunomiya et al. [110], konnten keine besseren funktionellen Resultate erzielt werden. Keighley et al. [111] verglichen randomisiert die handgenähte W-Pouch mit der sehr viel einfacheren geklammerten J-Pouch. Nach 3 Jahren zeigte sich keine Differenz in der Anzahl der Stuhlentleerungen pro Tag. Dasselbe Resultat zeigte die Gruppe von Hultén [112] im Vergleich zur K-Pouch.

Die J-Pouch gilt heutzutage als Standard. Sie ist einfach zu konstruieren und die reservoirspezifische Morbidität ist gering. Die Staplernaht zur Konstruktion des Reservoirs durch eine Enterotomie von apikal wurde auch experimentell geprüft [113]. Die Vorteile gegenüber der Handnaht sind Zeitgewinn und erhöhte Sicherheit. Aufgrund der guten klinischen Resultate hat sich die Ileum-J-pouch-anale Anastomose an den meisten Kliniken durchgesetzt [91, 92, 97]. Andere Pouchformen bleiben die Ausnahme.

■ **3. Anale Anastomose:** totale oder partielle anale Mukosektomie? Dies ist eine sehr kontroverse Frage. Wegen eines erhöhten Entartungsrisikos bei Polyposis coli und Colitis ulcerosa wurde bei diesen Krankheiten jahrelang die radikale Mukosektomie bis zur Linea dentata gefordert. Dabei entfällt die für die neurosensorische Defäkationskontrolle [114] wichtige Übergangszone (UEZ). Rein theoretisch ergeben sich dadurch Kontinenz- und Defäkationsstörungen. Deshalb propagierten einige Zentren eine High-anal-Anastomose unter Belassen von 1–2 cm UEZ [115]. Dadurch kann die Anastomose mit der Double-Stapling-Technik angelegt werden, was Zeitgewinn, geringeres Sphinktertrauma, Erhaltung der UEZ, geringere Morbidität und in gewissen Fällen Verzicht auf ein protektives Stoma bedeutet. Es bleibt aber ein minimaler Rest gefährdeter Mukosa zurück, welcher potentiell kolitis- und krebsgefährdet ist. Deshalb folgende Fragen:
• Perioperative Morbidität und funktionelles Resultat mit bzw. ohne Mukosektomie?
• Karzinom- bzw. Kolitisrisiko bei Double-Stapling-Technik mit Belassen der Mukosa?

■ **Morbidität?:** Zwei prospektive randomisierte Studien mit kleiner Fallzahl, welche totale Mukosektomie mit Handnaht an der LDA und partielle Mukosektomie mit Klammernaht am anorektalen Übergang verglichen, sind z. Z. verfügbar. Die erste Studie untersuchte 15 Patienten mit totaler und 17 Patienten mit partieller Mukosektomie [116]. Die Gesamtmorbidität und die postoperative anorektale Funktion waren in beiden Gruppen vergleichbar. Die zweite Studie [117] bestätigte dieses Resultat. Diese Autoren fanden für die Gruppe mit Klammernaht keinen technischen oder funktionellen Vorteil. Eine weitere unkontrollierte Studie [118] untersuchte 88 Patienten nach IPAA (40 nach Mukosektomie, 48 nach Klammernaht). Anastomoseninsuffizienz und Pouchitis war häufiger in der Gruppe mit Handnaht. Es wurde keine Korrelation zwischen belassener UEZ oder Kolitis unterhalb der Anastomose und funktionellem Resultat und Inzidenz der Pouchitis gefunden. Diese Arbeiten zeigen, daß zwischen einer qualitativ guten Handnaht und einer ebenso guten Klammernaht geringe Differenzen bestehen.

■ **Funktion?:** Nicht kontrollierte, funktionelle Studien, welche den Effekt des Verlusts der UEZ nach Mukosektomie verglichen mit der Erhaltung eines ca. 1–2 cm breiten Mukosastreifens unterhalb der Anastomose, zeigten bisher unterschiedliche Resultate. Die Empfindung im Analkanal wurde bei 15 Patienten nach Mukosektomie, 14 Patienten mit Kolitis und intaktem Rektum sowie 14 normalen Kontrollpatienten untersucht [5]. Die Stuhl- bzw. Gasdiskrimination und nächtliches Stuhlschmieren waren in keiner der Gruppen signifikant verschieden. Andere fanden [119] bei 14 Patienten mit und 13 ohne Mukosektomie unterschiedliche Diskriminationsfähigkeit, aber keine Differenz im Kontinenzverhalten. Beide oben beschriebenen kontrollierten Studien [116, 117] fanden zwischen totaler bzw. partieller Mukosektomie keinen Unterschied in der postoperativen Funktion. Zur Zeit verfügbare Daten zeigen, daß Kontinenzleistung und Defäkationsqualität durch Mukosektomie nur unwesentlich gestört werden.

■ **Karzinomrisiko?** Das Dysplasierisiko der analen Mukosa bei Colitis ulcerosa, Polyposis coli und nach IPAA wurde mehrfach dokumentiert. Von 16 Patienten mit Colitis ulcerosa hatten 4 eine mäßige Dysplasie und einer ein wenig differenziertes Karzinom [120]. Andere Autoren [121] fanden bei 3 von 118 Patienten (3%) mit Kolitis eine Dysplasie in der analen Mukosa. Dagegen hatten 12 von 14 Patienten mit Polyposis eine Dysplasie. Daraus wäre zu folgern, daß Kolitispatienten mit synchronem Karzinom und Patienten mit Polyposis coli einer analen Mukosektomie bedürfen. Die Inzidenz der Mukosadysplasie inklusive der Fälle mit synchronem Kolonkarzinom und langer Krankheitsdauer beträgt 2,5%. Die Mayo-Gruppe [115] fand in einer histopathologischen Untersuchung von 29 exzidierten J-Pouches in 14% der Fälle eine retinierte Mukosa zwischen Ileumserosa und Rektumcuff und in weiteren 7% unterhalb der Anastomose. Ein Karzinom im Rektumcuff, 4 Jahre nach IPAA, wurde erst kürzlich beschrieben [122]. Das bedeutet, daß die Mukosa, u. a. wegen variabler Höhe der UEZ [123], nicht immer vollständig gestrippt werden kann. Somit ist ein Dysplasie- und Karzinomrisiko nicht vollständig auszuschließen. Wird die Mukosa belassen, verbleiben nach Double-Stapling-IPAA durchschnittlich 14 mm anale Mukosa unterhalb der Anastomose. In dieser histopathologischen Untersuchung [124] bestanden 6 von 13 Staplergeweberingen und 5 von 10 postoperativen Biopsien histologisch aus Plattenepithel.

Somit lassen sich bisher aus karzinologischer Sicht keine klaren Argumente gegen die partielle Erhaltung der analen Mukosa finden. Diese ist außerdem anoskopisch und bioptisch gut kontrollierbar.

Operationsablauf

Die Operation wird üblicherweise in 2 Phasen durchgeführt. Die erste Phase besteht in einer totalen Proktokolektomie, Konstruktion einer J-Pouch mit endständigem Ileum, pouch-anale Rekonstruktion und protektive doppelläufige Ileostomie. In einer zweiten Phase folgt 2-3 Monate später der Stomaverschluß.

Phase I

Die präoperative Vorbereitung entspricht den üblichen Maßnahmen zur Kolonresektion:
- Lavage mit 3-4 l Fordtran-Lösung
- Antibiotikaprohylaxe mit Metronidazol und Cephalosporin
- Thromboembolieprophylaxe mit Low-dose-Heparin
- Urindeviation mit Cystofix
- Lagerung des Patienten in modifizierter Steinschnittlage mit beweglichen Beinstützen
- Elektrodissektion mit hoher Leistung (299 W) und Kugelelektrode
- Ein kombiniertes Licht- Saug- Spülgerät ist vorteilhaft zur übersichtlichen Präparation

■ **Totale Proktokolektomie.** Nach medianer Laparotomie erfolgt die Inspektion des Abdomens zum Ausschluß einer mesenterialen Fibromatose bzw. eines Desmoidtumors im Falle der Polyposis coli. Die Präparation beginnt am Zäkum, wobei die Transsektion des Ileums mit dem GIA-Klammerapparat nahe am ileozäkalen Übergang erfolgt. Die ileozäkalen Gefäßarkaden sollten vorerst erhalten bleiben (Abb. 7.8 a, b).

Das Omentum majus wird durch die gefäßfreie Schicht vom Kolonrahmen freipräpariert und nicht reseziert. 406 Patienten mit Proktektomie und Omentektomie der Mayo-Klinik wurden mit 239 ohne Omentektomie verglichen [125]. Letztere zeigten eine signifikant tiefere Morbidität bezüglich postoperativer Sepsis und sepsisbedingter Reoperation. Nach Skelettierung des rechten Hemikolons und Versorgung des vaskulären Stiels der Colica media erfolgt die Ablösung des Mesocolon transversum vom Pankreasunterrand, Ligatur der kololienalen Bandstrukturen und Dissektion von linkem Hemikolon und Sigma. Oberhalb des rektosigmoidalen Übergangs erfolgt die quere Transsektion des Sigmas und Entfernung des Kolektomiepräparates. Dies erleichtert die Exposition zur Rektumresektion.

Zur Proktektomie wird der präsakrale Raum auf Höhe des Promontoriums eröffnet. Die Präparation erfolgt dorsal zwischen präsakraler Faszie und Fascia propria ohne Eröffnung des Mesorektums, ventral und ventrolateral, rektumnahe, ohne Eröffnen der Denonvillier- bzw. der endopelvinen Faszie. Die Durchtrennung der lateralen Ligamente wird nahe am Rektum durchgeführt. Oberhalb der rektosakralen Faszie sind die hypogastrischen Nerven beidseitig darzustellen, und unterhalb lateral sind die Sakraläste 2-4 zu beachten. Eine praktisch unblutige Dissektion gewährt Übersicht und vermindert das Verletzungsrisiko dieser Nervenäste. Die Präparation reicht bis zum M. levator ani und Eingang in den intersphinktären Raum (Abb. 7.9). Einige Autoren empfehlen dorsal die rektumnahe perimuskuläre Präparation zwischen Rek-

Abb. 7.8. a Die ileozäkale Gefäßarkade. **b** Zäkumnahe Durchtrennung des Ileums mit dem Klammerapparat

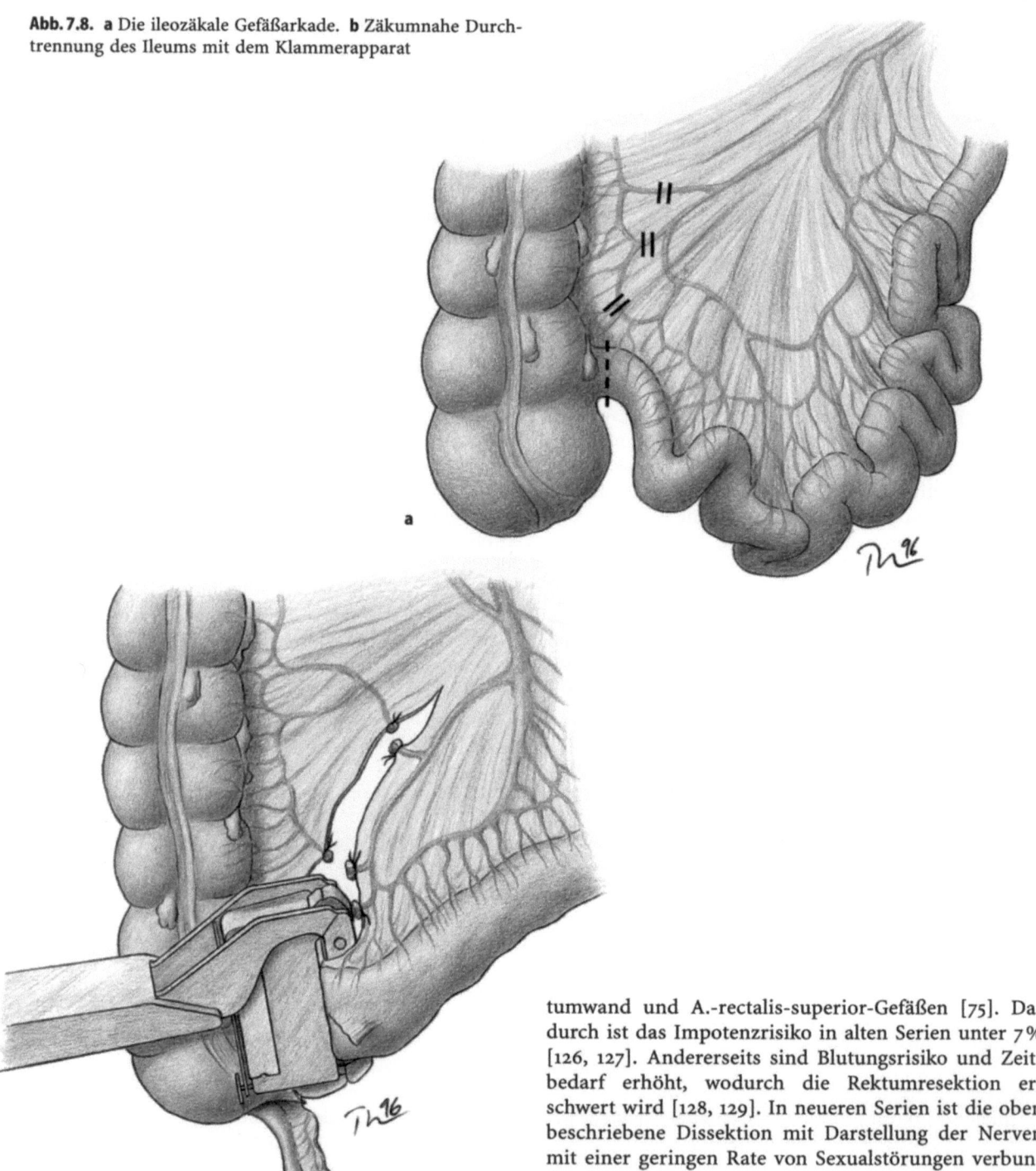

tumwand und A.-rectalis-superior-Gefäßen [75]. Dadurch ist das Impotenzrisiko in alten Serien unter 7 % [126, 127]. Andererseits sind Blutungsrisiko und Zeitbedarf erhöht, wodurch die Rektumresektion erschwert wird [128, 129]. In neueren Serien ist die oben beschriebene Dissektion mit Darstellung der Nerven mit einer geringen Rate von Sexualstörungen verbunden [130, 131].

■ **Pouchkonstruktion.** Der Dünndarm wird von allen Adhäsionen befreit, A. mesenterica superior (mit Processus uncinatus) sowie Duodenum werden durch Inzision des Peritoneums von Pars II lateral (nach Kocher) und duodenojejunalem Übergang (Treitz-Band) mobilisiert (Abb. 7.10). Die Spitze des J-Pouches wird 15 cm proximal des ileozäkalen Übergangs gewählt

Die Ileum-J-Pouch-anale Rekonstruktion 77

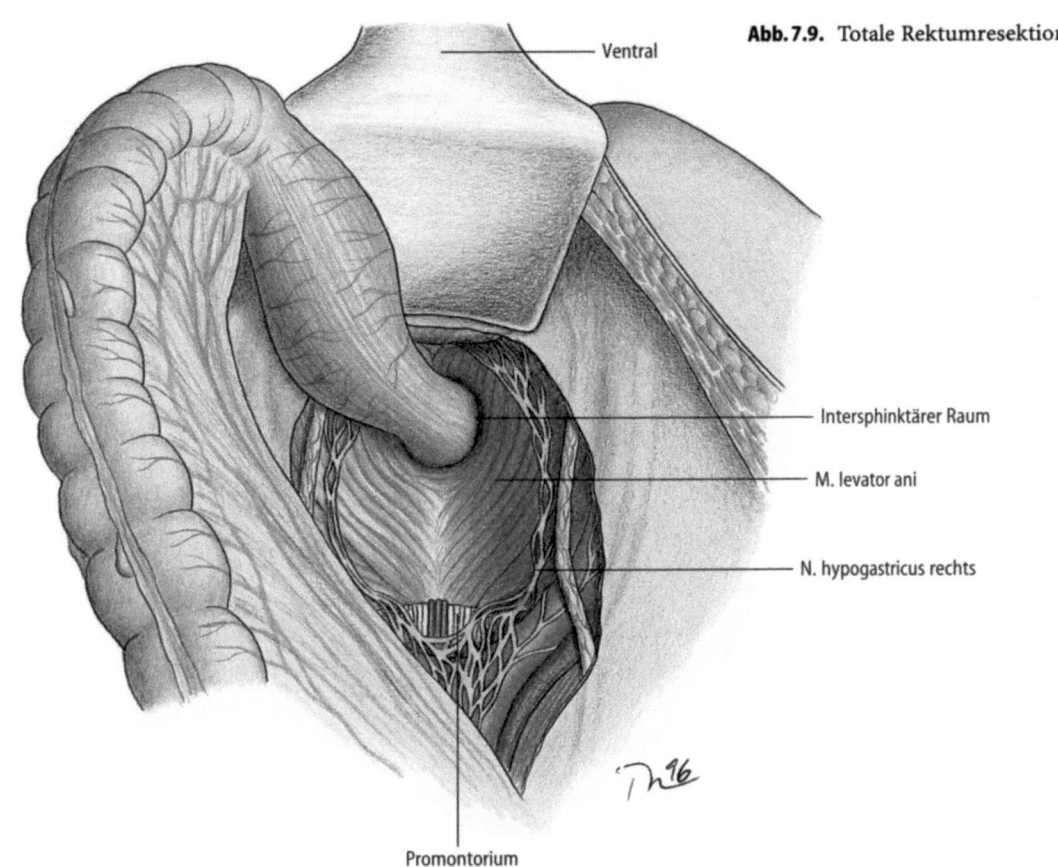

Abb. 7.9. Totale Rektumresektion

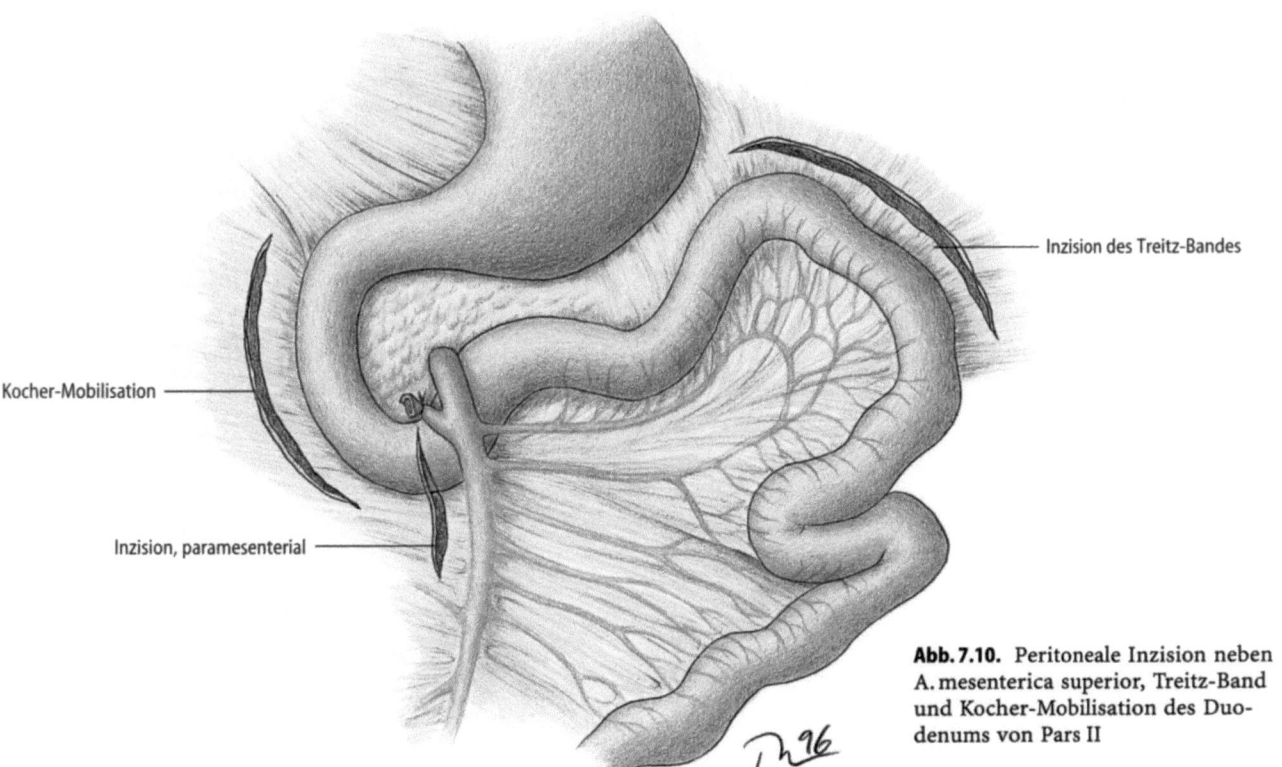

Abb. 7.10. Peritoneale Inzision neben A. mesenterica superior, Treitz-Band und Kocher-Mobilisation des Duodenums von Pars II

[132] und mit einem Haltefaden markiert (Abb. 7.11). Zum Längengewinn können das Mesenterium fenestriert und nötigenfalls der erste ileale Ast der A. ileocolica durchtrennt werden (Abb. 7.12). Die A. ileocolica darf nur in Ausnahmefällen bei ausreichender Versorgung der Arkaden (Dopplerkontrolle nach temporärer Abklemmung des Hauptastes mit Gefäßklemme) durchtrennt werden. Die antimesenteralen Ränder des J-förmig umgestülpten Ileums werden mit 3 Haltefäden markiert und gestrafft. Es erfolgt die Längenkontrolle: Die Spitze der Pouch muß die Symphyse um ca. 6 cm überragen (Abb. 7.7); die Spitze des Reservoirs muß

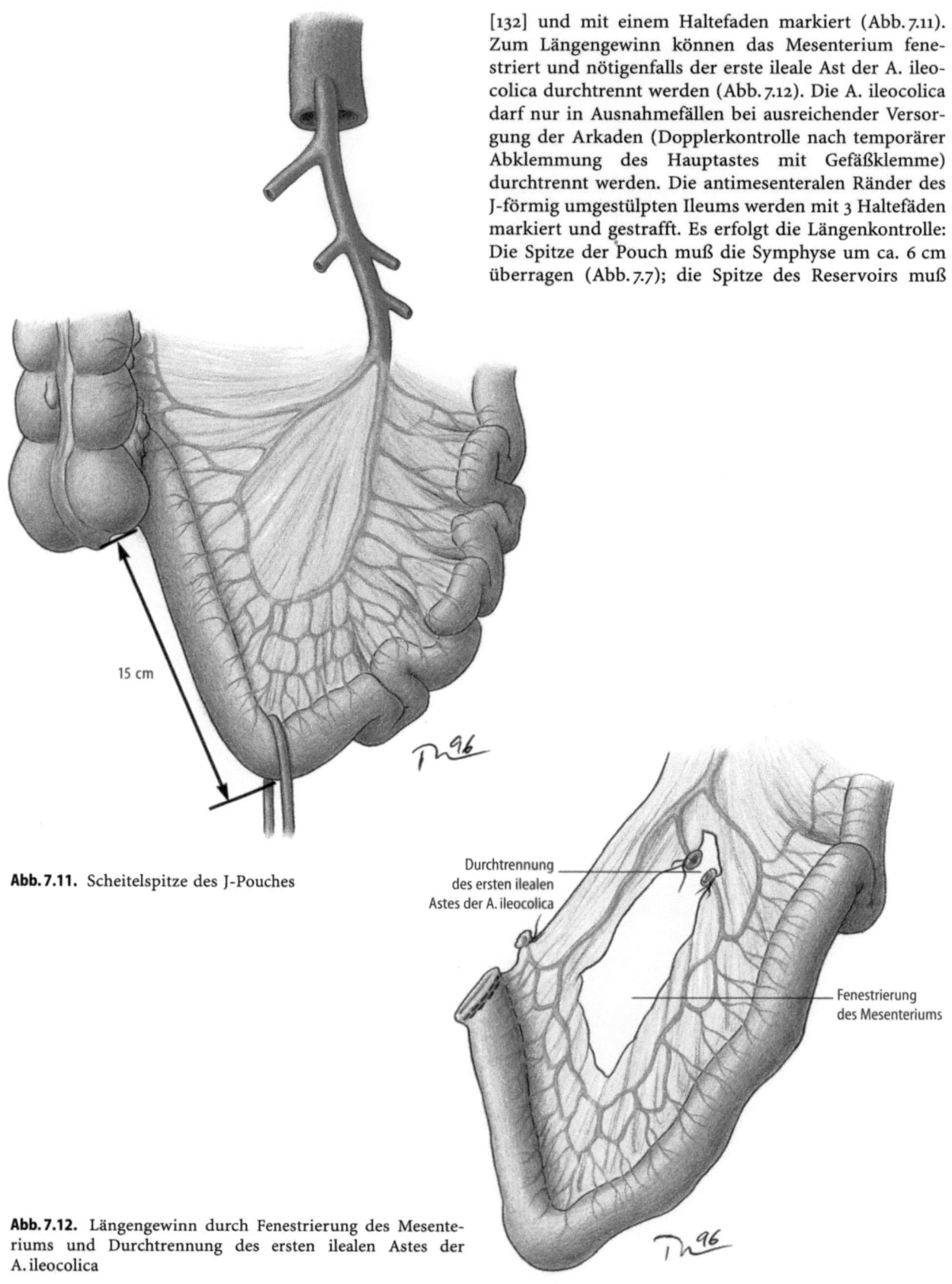

Abb. 7.11. Scheitelspitze des J-Pouches

Abb. 7.12. Längengewinn durch Fenestrierung des Mesenteriums und Durchtrennung des ersten ilealen Astes der A. ileocolica

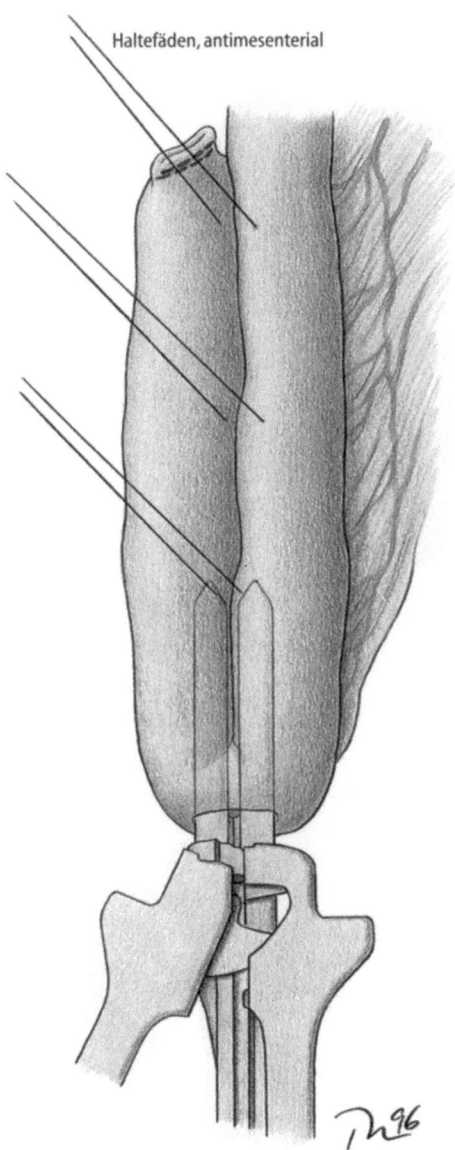

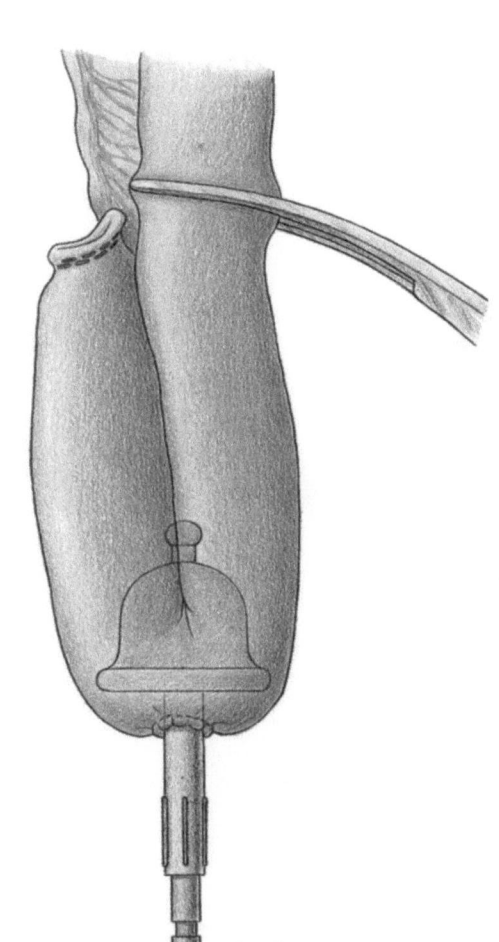

Haltefäden, antimesenterial

◄ **Abb. 7.13.** Pouchkonstruktion mit GIA-100-Stapler

Abb. 7.14. Staplerkopfeinlage nach Dichtigkeitsprüfung des Reservoirs mittels Ballonkatheter (H2o)
▼

die Linea dentata spannungsfrei erreichen. Danach erfolgt eine 2 cm lange Längsinzision am Apex der Pouch, wodurch der GIA-100-Stapler eingeführt und das Reservoir konstruiert wird. (Abb. 7.13). Mittels Ballonkatheter und H_2O-Instillation wird die Dichtigkeit der Pouch geprüft. Durch die gleiche Öffnung wird der Staplerkopf eingebracht und mittels Tabaksbeutelnaht gesichert (Abb. 7.14), nachdem ischämische Randzonen exzidiert wurden.

Im Falle einer geplanten Handnaht empfiehlt es sich, die Enterotomie und das Einführen des GIA-Klammerapparates durch eine kleine quere Inzision in der Mitte der beiden Ileumschenkel anzulegen (Abb. 7.15). Mit dem GIA-90-Stapler erfolgt nach proximal und distal intraluminal die Pouchbildung. Es verbleibt distal eine kleine Gewebebrücke, die separat mit einer gebogenen Klemme gefaßt und mit dem Stapler durchtrennt werden muß. Die quere Enterotomie wird mit 4-0 Maxon in fortlaufender extramuköser Nahttechnik verschlossen. Der Apex wird erst nach transanalem Durchzug eröffnet.

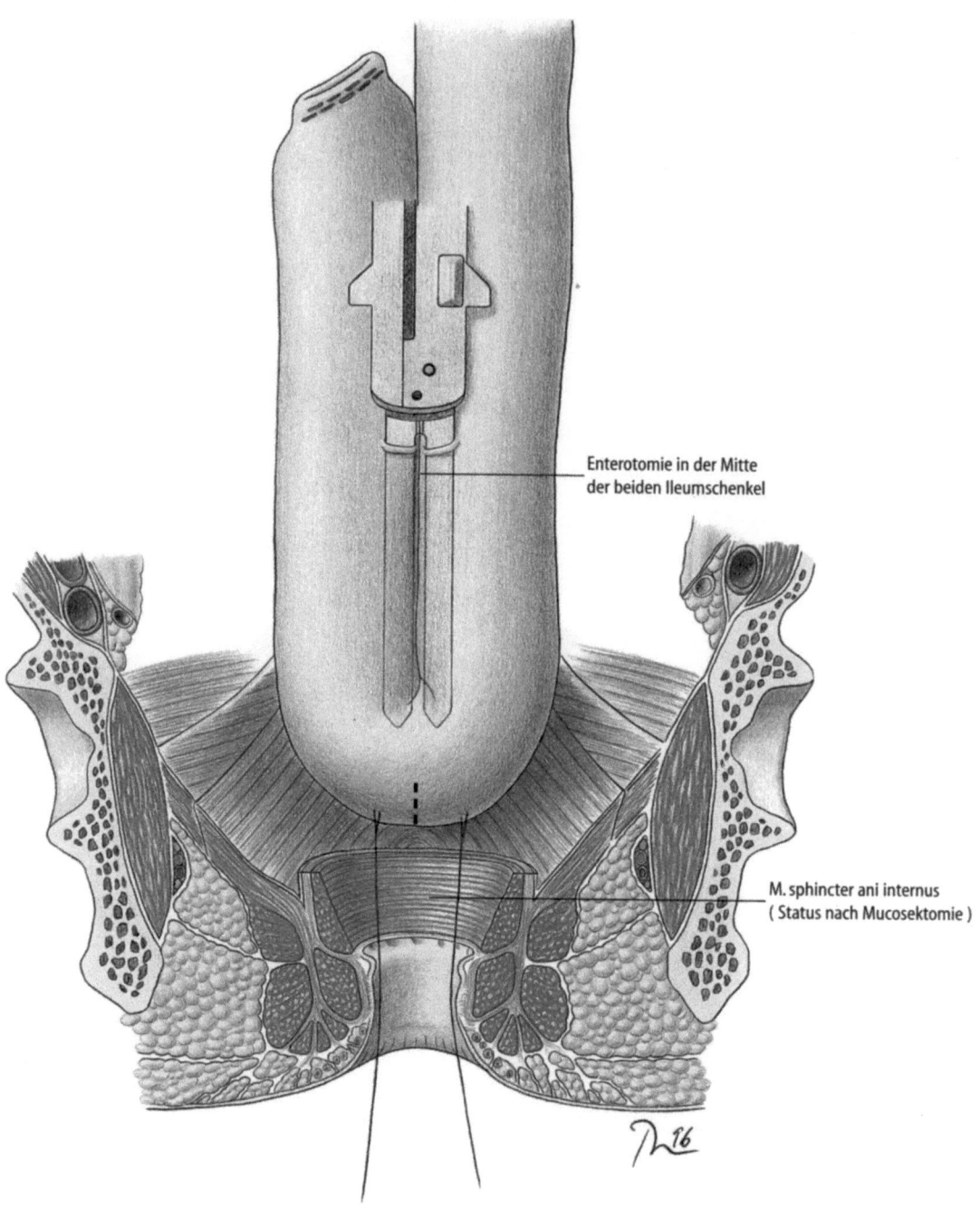

Abb. 7.15. Reservoirkonstruktion bei analer Handnaht

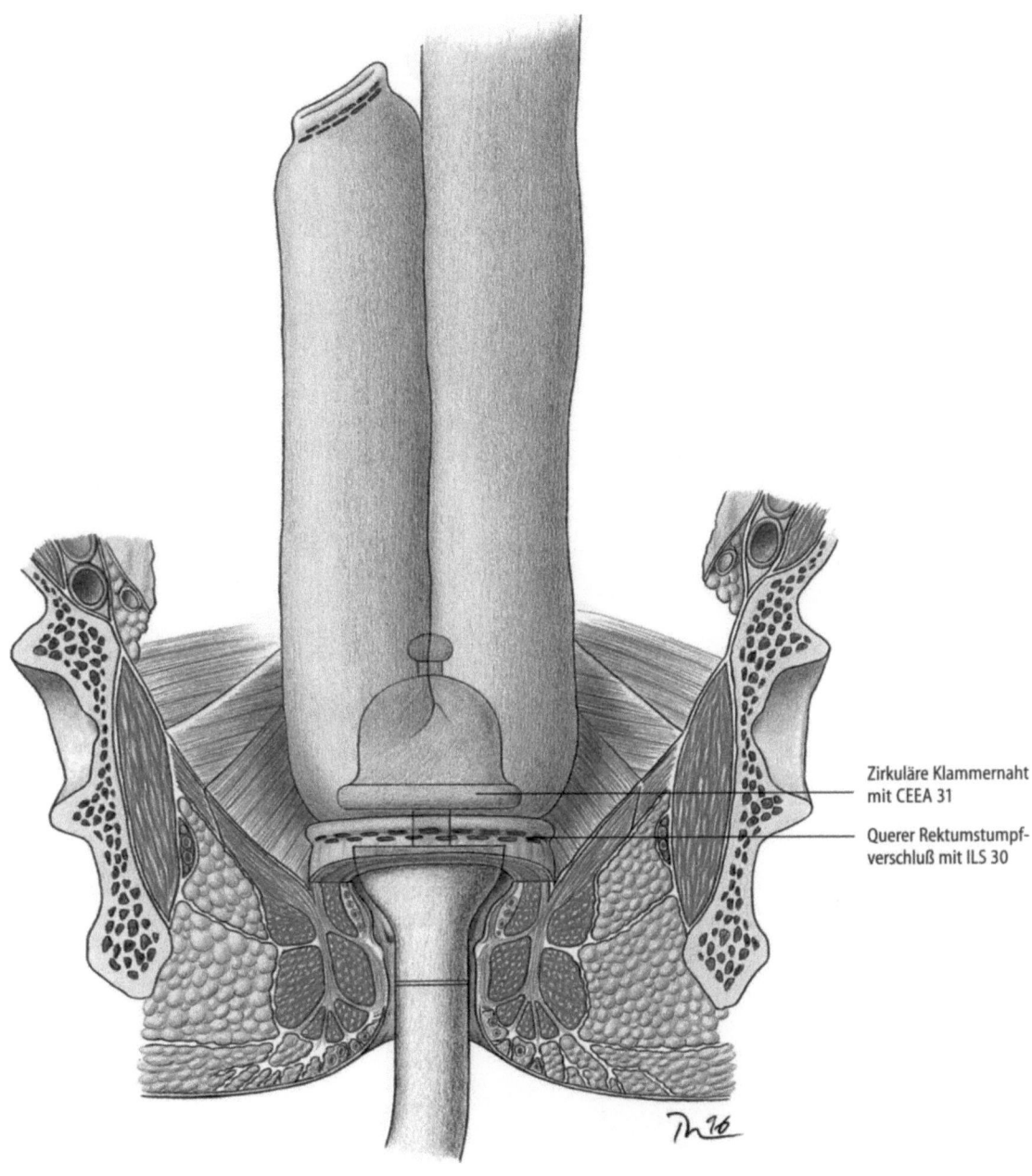

Abb. 7.16. Ileum-J-Pouch-anale Stapleranastomose

■ **Anale Anastomose.** Die Anastomose erfolgt nach der Double-Stapling-Technik, nachdem der proximale Analkanal ca 2 cm oberhalb der Linea dentata mit einem ILS-30-Stapler quer verschlossen wurde (Abb. 7.16). Die richtige Höhe ist digital zu kontrollieren. Mit dieser Technik verbleiben etwa 1 cm anale Mukosa. Die Geweberinge nach Klammernaht sind auf ihre Vollständigkeit zu prüfen und histologisch zu untersuchen.

Zur Handnaht wird der Analkanal mit dem Lone-Starr-Retraktor dargestellt. Die Mukosektomie erfolgt oberhalb der Linea dentata nach Instillation von Por-8-Lösung oder 1:30 000 verdünnter Adrenalinlösung. Auf Höhe LDA werden zirkulär ca. 16 Nähte mit 4–0

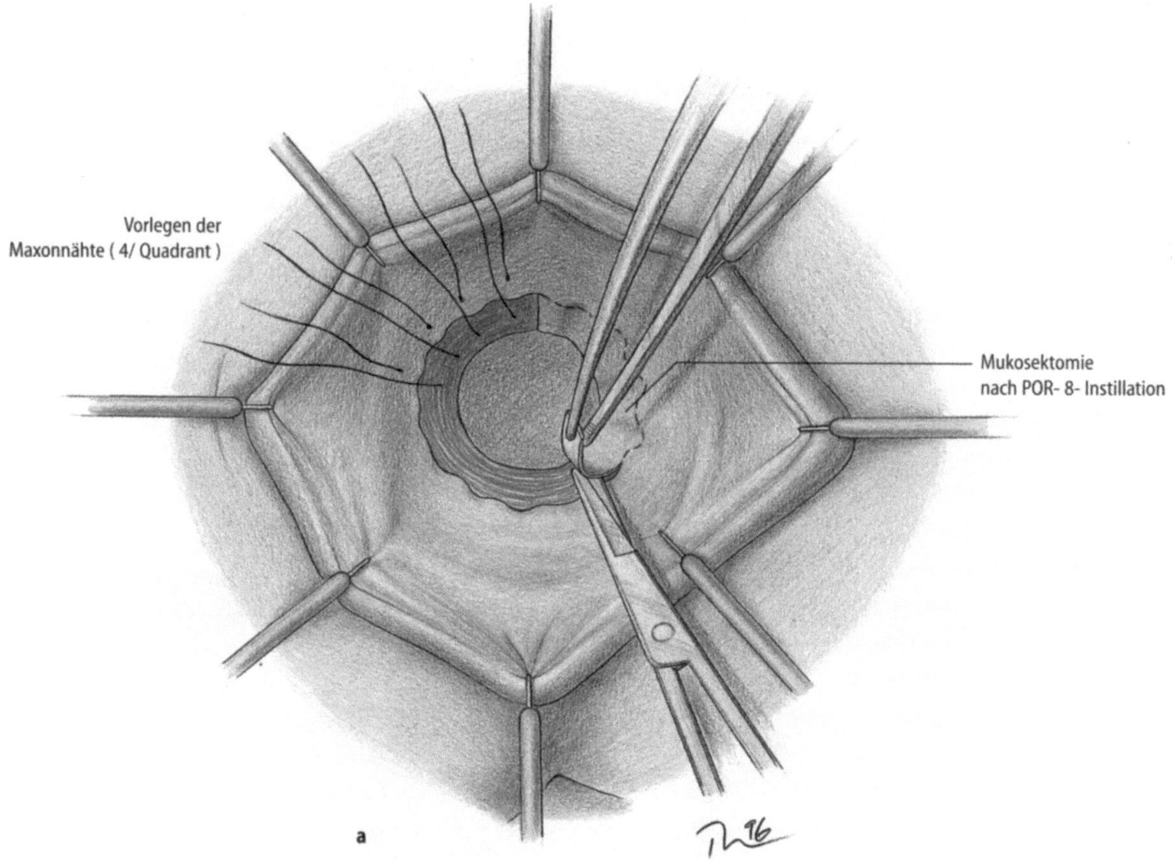

Kapitel 7 Gegenüberstellung und funktionelle Analyse der gebräuchlichen Verfahren zum Rektumersatz

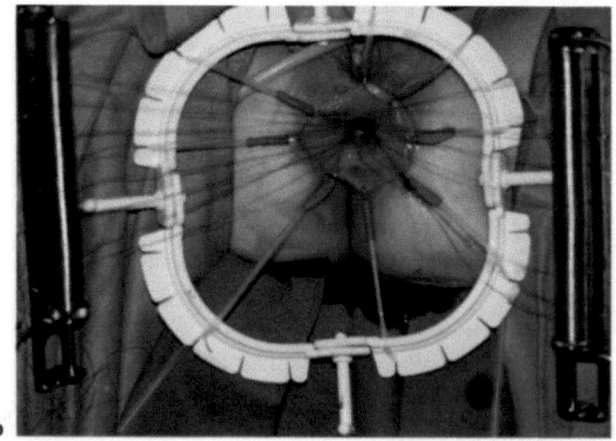

Abb. 7.17. a Anale Mukosektomie und Vorlegen der analen Nähte **b** Anale Exploration mittels Lone-Starr-Retraktor, Fadenfixation mit Spiralfeder beidseits

Maxon (doppeltarmiert) gesetzt, sodaß in jedem Quadranten 4 tief verankerte Nähte zu liegen kommen (Abb. 7.17 a, b). Das Reservoir wird durchgezogen und an 3 Stellen am proximalen Analkanal fixiert. Dadurch wird die Anastomosennaht technisch einfach, da gute Übersicht und Spannungsfreiheit gewährleistet sind. Das Reservoir wird am Apex ca. 1 cm breit eröffnet.

Die vorgelegten Nähte werden am Ileum gesetzt und nicht zu satt geknotet. Abschließend erfolgt die doppelläufige Ileostomie (Abb. 7.18).

Phase II

2–3 Monate später wird die Dichtigkeit von Pouch und Anastomose mit einem wasserlöslichen Kontrastmittel (Peritrast) über den distalen Stomaschenkel geprüft. Eine anorektale Manometrie prüft die Sphinkterfunktion. Patienten mit tiefem Sphinkterdruck werden vor Stomaverschluß einem Biofeedbacktraining unterzogen.

Der Verschluß erfolgt durch spindelförmige Umschneidung des Stomas und Mobilisation des Ileums. Der Stomabereich wird skelettiert und nach einer limitierten Segmentresektion entfernt. Die Anastomose wird terminoterminal mit 4-0 Maxon in extramuköser Nahttechnik fortlaufend genäht.

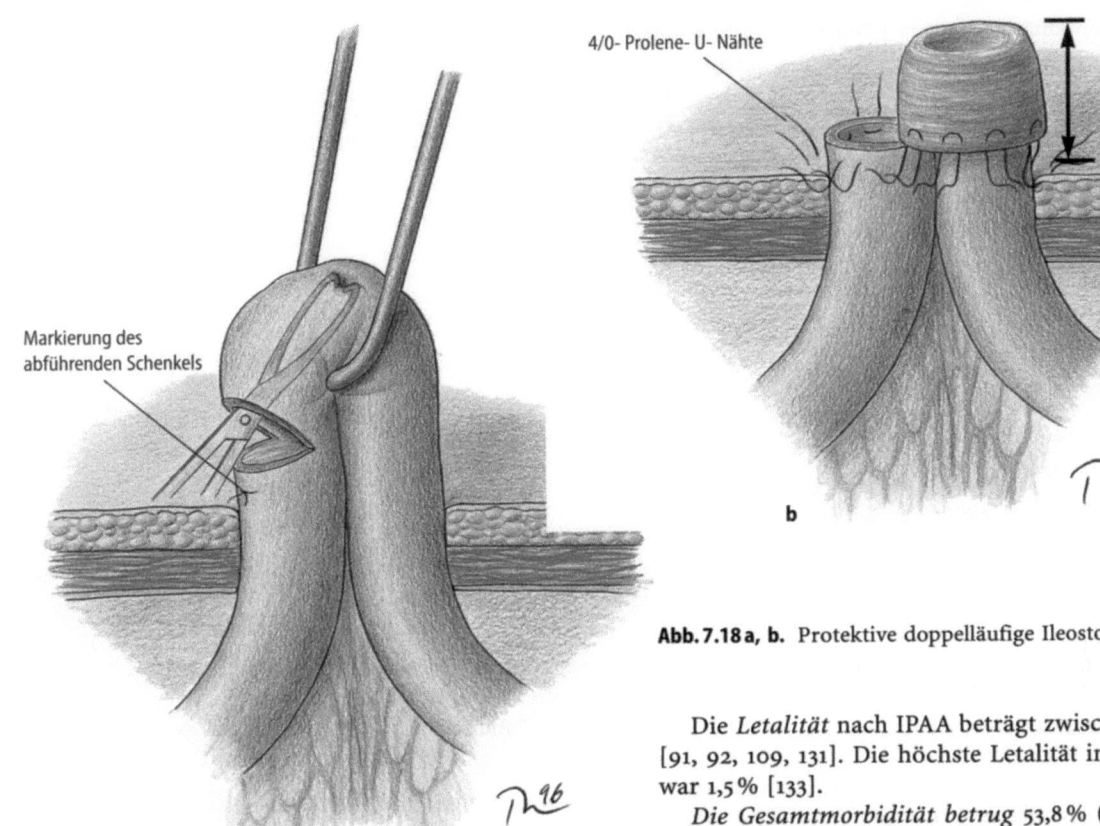

Abb. 7.18a, b. Protektive doppelläufige Ileostomie

Postoperativ werden Quellmittel (Metamucil) und Loperamid appliziert, um den Stuhl einzudicken und die Anzahl der Entleerungen zu reduzieren. Die perianale Haut wird durch den Dünndarmsaft irritiert und kann mit Multilind oder anderen zinkhaltigen Pasten geschützt werden. Die Patienten werden angehalten, den Stuhldrang nicht zurückzuhalten und dem Urge Folge zu leisten. Nach einigen Wochen kann der Stuhldrang verzögert werden (Dehnung der Pouch).

7.3.2
Morbidität

Diese ist u. a. abhängig von der Grundkrankheit: Colitis ulcerosa (UC) oder Polyposis coli (PC). Deshalb wird die nachfolgende Analyse auch die krankheitsspezifische Morbidität erfassen. In den letzten Jahren wurden viele Fragestellungen im Zusammenhang mit dieser Operation untersucht, sodaß hier nur neueste Daten über perioperative und Langzeitmorbidität wiedergegeben sind. Dabei werden die Daten der großen Zentren analysiert, um chirurgenabhängige Faktoren möglichst auszuschließen und ein reelles Bild über die Leistung der Methode zu gewinnen.

Die *Letalität* nach IPAA beträgt zwischen 0 und 1 % [91, 92, 109, 131]. Die höchste Letalität in der Literatur war 1,5 % [133].

Die Gesamtmorbidität betrug 53,8 % (50–58 %) (Tabelle 7.12). Darin waren perioperative und späte Komplikationen enthalten. Die Pouchitis machte zwischen 20 und 30 % dieser Komplikationen aus, obwohl nur die schwere und rezidivierende Form berücksichtigt wurde. Die Pouchischämie trat in allen Serien unter 5 % auf und war die fatalste Komplikation, welche die Exzision des Reservoirs nötig machte.

■ **Grundkrankheit:** Pelvine Sepsis und Pouchitis traten nach IPAA wegen PC signifikant weniger auf. Ein Grund ist der bessere Allgemein- und Ernährungszustand (keine steroidale bzw. immunsupressive Therapie) der meist jüngeren Patienten. Die Inzidenz des postoperativen Ileus betraf beide Krankheiten gleich häufig. Ein weiterer Grund war die präoperativ unvermutete Crohn-Diagnose nach IPAA, welche in den meisten Serien bei 5 % liegt [98, 137]. Diese Untergruppe barg ein pouchspezifisches Komplikationsrisiko bis zu 50 % [137]. Zirka 25 % dieser Untergruppe verloren das Ileumreservoir.

■ **Ileus:** 19,2 % (14–22 %) aller Patienten hatten im postoperativen Verlauf eine behandlungsbedürftige Dünndarmobstruktion. Davon mußten ca. 40 % operativ gelöst werden. Eine Obstruktion trat bei Patienten mit protektiver Ileostomie signifikant häufiger auf (22 ↔ 9 %) [103]. Fälle mit rotierter Stomaanlage hatten ein zweifach höheres Ileusrisiko als diejenigen mit

Tabelle 7.12. Morbidität nach Ileum-J-Pouch-analer Anastomose

Autor	Diagnose	Patienten(n)	Ileus (%)	Insuffizienz (%)	Fistel (%)	Striktur (%)	Pouchitis (%)	Stoma (%)	Gesamt (%)
Pemberton[92] 1987 Mayo-Clinic	UC	390	22	5	9	5	14	6	51
Dozois[134] 1989 Mayo-Clinic	UC	758		6			20		26
	PC	94		0			7		29
Keighley[98] 1993 Queen Elisabeth Hospital	UP + PC	69	21	7.4	5.8	4	17.3	8.8	55
Marcello[135] 1993 Lahey-Clinic	UC + PC	460	20	5	5.6	9	18	3.5	58
Nicholls[136] St Marks-Clinic	UP + PC	205	14	16			20	6	50
Gemlo[137] Minnesota	UP + PC	196	–	2.5	–	–	32	12.7	

direkter Konstruktion (30 ↔ 16%) [135]. Dies sind Gründe, weshalb neuerdings einige Zentren die One-stage-IPAA bevorzugen.

■ **Pelvine Sepsis:** Dieser lag meist eine Anastomoseninsuffizienz zugrunde und sie trat nach IPAA wegen UC signifikant häufiger auf. Die Insuffizienzrate betrug 6,9% (0–16%), eine tiefe Rate, wenn man das riskante Patientengut bei UC bedenkt. Seitdem der mukosektomierte Rektumcuff auf 2 cm gekürzt wurde, konnten pelvine Infekte drastisch reduziert werden [138].

■ **Fisteln:** Diese Spätkomplikation trat in 6,8% (5,6–9%) der Fälle auf. Die Fisteln verliefen bei 460 Patienten der Lahey-Klinik [135] in abnehmder Häufigkeit zu Anus (50%), Vagina (39%), Blase (7%) und Gesäß (4%). 46% der Patienten bedurften einer proximalen Ileostomie, welche bei 27% permanent blieb.

■ **Strikturen:** 6% (4–9%) der Patienten hatten eine therapiebedürftige Anastomosenstriktur. In einer randomisierten Studie [103] trat sie nach protektiver Ileostomie in 22% ↔ 5% ohne Ileostomie auf. Eine Differenz zwischen Hand und Staplernaht konnte nicht gefunden werden [117]. Strikturen sind meist Folge von Spannung oder Insuffizienz der Anastomose mit pelviner Sepsis. Durch Spannung an der Anastomose kommt es zur Retraktion der Pouch, Freiliegen des SAI und langstreckiger Vernarbung. Die pelvine Sepsis führt nach Abheilung zur Beckenbodenvernarbung mit Verlust der Compliance.

■ **Pouchitis:** Das häufigste und zugleich schwierigste Problem bietet die postoperative Pouchitis, die in 21,4% der Fälle auftrat (14–32%). Während sie bei PC-Patienten um 7% auftrat, betraf sie bis zu 30% der UC-Patienten [139]. Die Ätiologie der Pouchitis ist unklar. Mehrere Hypothesen werden z. Z. diskutiert:

- abnorme Pouchmotilität mit nachfolgender Entleerungsstörung
- bakterielle Überwucherung
- immunologische Reaktion auf bakterielle Produkte
- Ischämie- oder Reperfusionsschaden
- lokal toxischer Effekt oder nutritives Defizit [140]
- Neumanifestation der entzündlichen Grundkrankheit

Die Definition der Pouchitis basiert primär auf klinischen Grundlagen [85]. Einige Autoren [141, 142] meinen, daß der histologische Entzündungsgrad zur Diagnosestellung hilfreich ist. Dabei besteht das Problem, daß histologische Kriterien häufig nicht mit dem Pouchitisgrad einhergehen d.h., daß eine histologisch akute oder chronische Entzündung der Mukosa ohne klinisches Korrelat vorhanden sein kann. In der Mayo-Serie [139] trat sie durchschnittlich 17 Monate (2 Tage–95 Monate) postoperativ auf. In 61% der Fälle nahm sie einen chronisch rezidivierenden Verlauf. Patienten mit extraintestinaler Kolitismanifestation vor IPAA hatten das höhere postoperative Pouchitisrisiko (39% ↔ 26%). Waren extraintestinale Zeichen nach IPAA vorhanden, trat die Pouchitis in 53% ↔ 25% auf. Die Korrelation zwischen Pouchitis und extraintestinaler Manifestation läßt vermuten, daß die pathophysiologischen Mechanismen, welche der Pouchitis zugrundeliegen, eine systemische Entzündungsreaktion, ähnlich der Grundkrankheit, bewirken.

- **Stoma:** 7,4% (3,5–12,7%) der Patienten nach IPAA enden mit einem permanenten Ileostoma wegen verfahrens- und krankheitsspezifischer Komplikationen. Die Gründe sind pelvine Sepsis, Pouchischämie, schwere Stuhlinkontinenz, multiple Stuhlentleerungen und granulomatöse Kolitis. Pouchitis alleine war nur in 2% Ursache zur Entfernung des Reservoir. In der Mayo-Serie [92] traten alle Pouchversager (6%) bei Kolitis-Patienten auf. Bei Patienten mit PC mußte kein Reservoir entfernt werden.

ZUSAMMENFASSUNG

Die Letalität nach IPAA liegt im Bereich der anderen sphinktererhaltenden Eingriffe. Die Morbidität ist bedingt durch die Grundkrankheit bedeutend größer. Auch spezialisierte Zentren mit großer Fallzahl und Limitierung der Anzahl von Operateuren auf wenige erfahrene Chirurgen haben eine Morbidität um 50% zu erwarten. Dies bedingt eine aufwendige Nachsorge zur Optimierung der Resultate. Folglich sollte dieser Eingriff nur an Zentren mit großer Erfahrung in kolorekataler- insbesondere sphinktererhaltender tiefer Rektumchirurgie durchgeführt werden.

7.3.3
Defäkationsqualität

Zur Beurteilung der Defäkationsqualität muß man sich bewußt bleiben, daß diese meist jungen Patienten als Alternative nur das permanente Ileostoma mit spezifischen Risiken und Problemen erwartet. Mangels Kolon werden distale Segmente des Ileums als Speicherorgan umfunktioniert. Die Folgen sind flüssige bis breiige Stuhlform, höhere Stuhlfrequenzen und in Abhängigkeit von der Grundkrankheit teilweise Stuhldrang und Entleerungsstörung. Deshalb muß der Sphinkterapparat absolut leistungsfähig sein, um den erhöhten Ansprüchen zu genügen (Tabelle 7.13).

- **Kontinenz:** In 87% (76–100%) kann nach IPAA tagsüber eine komplette Kontinenz erwartet werden. Zwischen 30 und 40% ist mit nächtlichem Schmieren zu rechnen [143]. 68% der Frauen verwendeten nachts Einlagen [144], jedoch meist zur Vermittlung eines Sicherheitsgefühls. Sagar et al. [145] untersuchten 20 Patienten, 3, 7 und 12 Monate postoperativ; dabei fanden

Tabelle 7.13. Defäkationsqualität nach Ileum-J-Pouch-analer Anastomose 12 Monate postoperativ

Autor	Diagnose	Patienten (n)	Kontinenz (%) (tags/nachts)			Frequenz (Anzahl)		Antidiarrhoika (%)	Urge (%)	Stuhl-/Gasdiskrimination (%)
			I	II	III	tags	nachts			
Pemberton[92] 1987 Mayo-Clinic	UC	390 J	75 50	20 45	5 5	5±3	1±1	55	–	77
Nicholls[91] 1987 St Marks-Clinic	UP + PC	71S	76	– 21		3.6	+	10	–	–
		17J	79	– 21		5.5	++	50	–	–
		64W	92	– 8		3.3	+	20	–	–
Oresland[148] 1989 Göteburg	UP + PC	100 J	100	20		5	+	79	–	–
Dozois[134] 1989 Mayo-Clinic	UC	758		30						
	PC	94		13						
Wexner[149] 1989 Minneapolis	UP + PC	180	92	12 29		5.4	1.5	50	–	–
Keighley[150] 1993 Queen Elisabeth Hospital	UP + PC	156	92	4 21		4.7	0.8	34	0	90
Marcello[135] 1993 Lahey-Clinic	UC + PC	326	90	10 58		6±2	1±1	38	0	–

sie eine Abnahme von nächtlichem Schmieren und Gebrauch antidiarrhoischer Mittel. Eine andere Untersuchung [135] zeigte, daß im späteren Verlauf, d.h. nach 12 Monaten Kontinenz, Stuhlfrequenz und Gebrauch von Antidiarrhoika konstant bleiben. Komplette Inkontinenz tags und nachts trat nur in 3 bzw. 8% der Fälle auf. Bis zu 30% hatten unkontrollierten Gasabgang. Eine Korrelation zwischen Pouchgröße und Inkontinenz wird vermutet [146]. Zudem waren Frauen häufiger von nächtlichem Schmieren betroffen.

■ **Frequenz:** Die Stuhlfrequenz beträgt zwischen 5 und 8 Entleerungen tags und 1–2 nachts. Sie ist abhängig vom Reservoirtyp [91]. Randomisierte Arbeiten [111, 112] konnten nach 1 Jahr keine Differenz zwischen K- und J-Pouch bzw. W- und J-Pouch finden. In der Mayo-Serie [92] zeigte sich, daß betagte Patienten eine signifikant höhere Stuhlfrequenz hatten als jüngere. Frauen und Männer hatten dieselbe Anzahl Stuhlentleerungen. Jedoch hatten Frauen häufigere Schmierepisoden tags und nachts. Diese zeigten eine Korrelation zur präoperativen Stuhlfrequenz; je höher die präoperative Stuhlfrequenz, desto häufiger trat postoperatives Schmieren auf. So hatten Patienten mit PC gegenüber UC eine tagsüber erniedrigte Stuhlfrequenz und auch seltener nächtliches Stuhlschmieren (26% bzw. 40%) [134].

Ein weiterer Grund für erhöhte Stuhlfrequenz ist die bakterielle Besiedlung des Ersatzreservoirs, wobei nach O'Connell eine bakterielle Fehlbesiedlung bzw. Übersiedlung des proximalen Dünndarmes entscheidend sein soll [147].

■ **Antidiarrhoika:** 42% (10–79%) der Patienten brauchen 12 Monate postoperativ eindickende Medikamente (Loperamid, Lomotil oder/und Metamucil). Ein Vergleich des Patientenkollektivs der Lahey-Klinik [135] zeigte, daß der Gebrauch von Antidiarrhoika bei 395 Patienten 1–3 Monate postoperativ und 5 Jahre später kontrolliert gleich blieb. Andererseits nahmen 26% der Kolitispatienten in der Serie von Pemberton et al. nach 6 Monaten Antidiarrhoika und 43% eindickende Substanzen. Nach Ablauf von 5 Jahren war dies noch bei 4% bzw. 27% der Fall.

■ **Urge:** Dieses Problem trat nach IPAA sehr selten auf. Je länger das postoperative Zeitintervall war, desto länger konnten die Patienten eine Defäkation schmerzfrei hinauszögern. Entleerungsstörungen und somit Intubation des Reservoirs ist beim J-Typ gegenüber den S- und H-Typen sehr selten [91, 151]. In einer randomisierten Studie J-vs. K-Pouch [112] bestanden in 7% Evakuationsstörungen, jedoch mußte keiner der Patienten das Reservoir intubieren.

■ **Diskrimination für Stuhl/Gas:** Diese bleibt trotz Mukosektomie in über 80% der Fälle erhalten. Bei Einschränkung bessert sie sich im Laufe der Zeit [152]. In der Serie von Cohen et al. [153] konnten nur wenige Patienten wirklich zwischen Stuhl und Wind unterscheiden.

Die Lebensqualität vor IPAA ist für 95% der Patienten schlecht und für 75% katastrophal. Der Gedanke an ein permanentes Ileostoma ist für 85% der Patienten unerträglich [154]. Obwohl Patienten mit Brooks-Ileostomie zufrieden sind, würden 40% einen Wechsel zur IPAA begrüßen, teils nach 9 Jahren Erfahrung mit dem Stoma [155]. Der entscheidende Faktor bezüglich Lebensqualität ist die Resektion des entzündeten Kolons bei UC. Eine Qualitätsuntersuchung bei Patienten der Mayo-Klinik zeigte, daß unabhängig vom Operationsverfahren (Brooke, Kock, IPAA) über 90% der Patienten mit der momentanen Situation zufrieden sind (Tabelle 7.14 [155]). Nach IPAA sind dank Wiederherstellung der körperlichen Integrität Arbeitsfähigkeit und Sexualleben signifikant besser im Vergleich zu präoperativ und zur Ileostomie [154]. Vergleicht man Patienten nach IPAA mit einer gesunden Kontrollgruppe (Patienten nach elektiver Cholezystektomie), zeigte sich auch im Langzeitverlauf keine Differenz bezüglich

Tabelle 7.14. Lebensqualität nach totaler Proktokolektomie [155]

		Ileostomie (n = 406) (%)	Kock-Pouch (n = 313) (%)	IPAA (n = 298) (%)
Postoperatives Befinden	Besser	60	60	62
	–	35	36	34
	Unverändert Schlechter	5	4	4
Subjektive Einschätzung	Zufrieden	93	98	96
Wechselwunsch	Zustand +	33	11	3
Wechselwunsch	Zustand –	6	3	1

Tabelle 7.15. Sphinkterleistung nach I-J-PAA 12 Monate postoperativ

Autor	Ruhedruck				Preßdruck	RAI (%+)	Hochdruckzone (mm)	
	Stapler	Hand	Präoperativ	Kontrolle				Kontrolle
Becker[157] 1985		86.1 ± 3[a*]	87.1 ± 3[a*]		158.5 ± 8.1[a]	92		
Johnston[123] 1987	70[b*] (25–104)	40[b*] (22–80)	83.5[b*] (60–125)		141.5[b] (38–254)	–		
O'Connell[76] 1988		56 ± 3[b*]		65 ± 3[b*]	126 ± 6[b]	0	3.9 ± 0.1	3.8 ± 0.1
Lindquist[158] 1990		62[a*] (32–109)	109[a*] (48–181)		240 (100–288)	–		
Pescatori[159] 1992		65 ± 18[a*]	88 ± 31[a*]		130 ± 62[a]	95		

[a] cm H$_2$O.
[b] mm Hg.
* Prä- und postoperativ: $p < 0{,}05$.

Lebensqualität, Gesundheitszustand und Zufriedenheit mit der persönlichen Situation [156].

ZUSAMMENFASSUNG

Die Defäkationsqualität nach IPAA ist gut. Über 80 % der Patienten sind vollständig kontinent. Die Stuhlfrequenz ist generell erhöht, jedoch praktisch nie (außer bei Pouchitis!) mit imperativem Stuhldrang verbunden. Das J-Reservoir ist auch bezüglich Defäkationsqualität den komplizierteren Reservoirtypen überlegen. Multiple Evakuation und Entleerungsstörungen treten in den wenigsten Fällen auf. Ungefähr 90 % der Patienten beurteilen ihre Lebensqualität als gut. Dafür spielen früher durchgemachte Grundkrankheit und Zustand nach temporärem Ileostoma eine wesentliche Rolle.

7.3.4 Sphinkterleistung

Die gute klinische Kontinenzleistung läßt wenig alterierte Sphinkterdruckwerte erwarten. Dies ist teils bedingt durch das eher jugendliche Alter der Patienten mit UC und PC. Die Sphinkterleistung vor und nach IPAA ist in der Literatur sehr gut untersucht, jedoch sind die Resultate wegen unterschiedlicher Meßanordnungen und Techniken nicht immer vergleichbar.

■ **Sphinkterruhedruck:** Wie bei der CAA ist und bleibt dieser postoperativ gegenüber präoperativen und normalen Kontrollwerten vermindert (Tabelle 7.15). Als Ursachen werden direktes Trauma des SAI bei Mukosektomie [143, 160], Überdehnung des Analkanals wegen Spreizereinlage [161] und Beschädigung der autonomen neuralen Versorgung während der Rektummobilisation [162] vermutet. Obwohl früher vermutet wurde, daß ein postoperativ tiefer Ruhedruck mit schweren Kontinenzstörungen einhergehe [76], konnte dies bis jetzt nicht bewiesen werden. Denn trotz partieller Internusresektion und postoperativen Abfalls des Ruhedrucks kann die Kontinenz erhalten bleiben [93]. Eine Arbeit konnte zeigen [163], daß der Ruhedruck nach IPAA auch nachts erhalten bleibt. Nur bei tiefem Schlaf kam es zu einem geringen Abfall und weniger Druckwellen bzw. weniger Variationen im Tonus.

■ **Sphinkterpreßdruck:** Dieser weist postoperativ nur nach traumatischer Schädigung des Muskels oder seiner neuralen Strukturen eine signifikante Differenz auf. Daraus resultiert meist eine Kontinenzstörung. Einige Autoren [164, 165] haben nach IPAA anomale EMG-Veränderungen am Sphinkter festgestellt. Die Tatsache, daß über 80 % der Patienten nach IPAA voll kontinent bleiben, spricht für eine geringe Inzidenz der SAE-Verletzung. In einer Serie [159] war nach Handnaht (LDA) auch der SPP signifikant tiefer im Vergleich zum Normkollektiv. Dieser erholte sich innerhalb von 2 Jahren. Nach Handnaht an der Linea dentata wurde ein größerer Druckabfall als nach High-anal-Staplernaht beschrieben [166]. Andererseits kommt es bei Staplernaht an der LDA zum Druckabfall wie nach Handnaht [124]. Wahrscheinlich sind diese Veränderungen Folge der Analkanaldehnung. Zusätzliche Resektion der UEZ mit Verlust der Columnae Morgagnii, partielle Internusresektion, postoperative Narbenbildung und Interposition des Ileumreservoirs erhöhen einzeln oder in Kombination das Inkontinenzrisiko.

■ **Rektoanaler Inhibitionsreflex:** Während der RAI nach IPAA im Patientengut der Mayo-Klinik [85] nicht mehr nachweisbar war, berichteten andere Autoren über mehrheitlich (> 90 %) erhaltenen Reflex [157, 159]. Die Bedeutung dieses Reflexes für die anale Kontinenz ist nicht genau bekannt, da Patienten aufgrund des fehlenden RAI allein keine Kontinenzstörung aufweisen. Auch gibt es keinen funktionellen Unterschied zwischen IPAA mit bzw. ohne Mukosektomie [5, 116], obwohl der RAI in einer Serie [167] 12 Monate nach Mukosektomie in 3% und ohne Mukosektomie (Stapler) in 23% nachweisbar war.

■ **Hochdruckzone:** Die Analkanallänge hatte nach Messungen bei 50 Patienten nach IPAA an der Mayo-Klinik im Vergleich zu 30 Kontrollen keinen wesentlichen Einfluß auf die Kontinenz [76].

ZUSAMMENFASSUNG:
Die Sphinkterleistung bleibt nach IPAA erhalten, vorausgesetzt, daß weder ein muskuläres (Dilatation, Nahtkanäle, Mikroabszesse, Narbenbildung) noch ein nervales (Rektummobilisation) Trauma gesetzt wurde. Der postoperativ bleibend verminderte Ruhedruck vermindert die Kontinenzleistung nur bei synchroner Störung zusätzlicher kontinenzerhaltender Faktoren.

7.3.5
Reservoirkapazität und Compliance

Einige Autoren berichteten über eine Korrelation zwischen Stuhlfrequenz und Reservoirkapazität [77, 112], während dies durch andere nicht bestätigt werden konnte [81], denn Grundkrankheit, Stuhlqualität und Dünndarmmotilität sind ebenso wichtige frequenzbestimmende Faktoren wie Volumen und Dehnbarkeit. Das normale Rektum faßt zwischen 250 und 400 ml Flüssigkeit und verfügt über eine Dehnbarkeit von 6,14 ml/cm H_2O [11]. Ziel der IPAA ist, ein Neorektum zu konstruieren, das ähnliche Reservoircharakteristika aufweist.

Bei der proktovolumetrischen Auswertung des Ileumreservoirs gelten dieselben meßtechnisch bedingten Einschränkungen wie nach Messung der CAA und des Kolonreservoirs (Tabelle 7.16).

■ **Empfindungsschwelle:** Die hohe Sensibilitätsschwelle von 150 ml (52–435 ml) ist mitunter Grund für die geringe Inzidenz von imperativem Stuhldrang nach IPAA. Als Vergleich beträgt diese nach CAA um 50 ml. Schwellenvolumen und Stuhldrang nach Pouchfüllung sind signifikant höher als beim normalen Rektum [167]. 10% der Patienten hatten kein Dranggefühl und nur 1/3 empfanden den Drang gleich wie früher im normalen Zustand. In einer Arbeit [169] fand sich kein Unterschied im Schwellenvolumen nach IPAA im Vergleich zum normalen Rektum. Trotz dieser unterschiedlichen Resultate ist die Defäkationsleistung bei Patienten beider Serien erhalten. Damit kommen Zweifel an der Hypothese neurosensorischer Rezeptoren im Levator, Sphincter ani internus und Rektumwand auf [1, 3]. Denn die autonomen Äste sind nach Rektumresektion, Mukosektomie und postoperativer Vernarbung des Beckenbodens zumindest partiell lädiert. Dafür spricht, daß ein Teil der Patienten keine Empfindungsschwelle angibt und anstelle des Defäkationsdranges einen intraabdominalen Druck oder gar Schmerz empfindet.

■ **Maximal tolerables Volumen:** Dieses beträgt nach IPAA durchschnittlich 277 ml (65–440 ml) und weist gegenüber normalen Kontrollen keinen signifikanten Unterschied auf. Die Kapazität nach »gerader« ileoanaler Anastomose war beträchtlich geringer als die des normalen Rektums [170]. Je größer die Kapazität im postoperativen Verlauf, desto geringer wurde die Anzahl der Stuhlentleerungen pro 24 h, die anfänglich bis zu 20 Entleerungen ausmachte. Infolge hoher Frequenzen und Inkontinenz war die Versagerrate nach »gerader« ileoanaler Anastomose 32%. Eine Untersuchung der J-Pouch-Kapazität vor und 12 Monate nach Ileostomieverschluß bei 67 Patienten zeigte, daß das Volumen um mehr als das Doppelte zunahm [171]; nach 12 Monaten blieb das Pouchvolumen konstant. In dieser Arbeit war das Pouchvolumen funktionell relevant, indem Patienten mit geringem Volumen hohe Stuhlfrequenz, tagsüber Schmieren und vermehrten

Tabelle 7.16. Reservoirqualität nach Ileum-J-Pouch-analer Anastomose

Autor	Patienten (n)	Follow Up (Monate)	Empfindungsschwelle (ml)	Maximal tolerables Volumen (ml)	Compliance
O'Connell[13] 1987	23 J	24	140	320 ± 29	14.7 ± 1.4[a]
Oeresland[167] 1990	67 J	24	178 (52–435)	221 (65–440)	8.0 ± 2.8[a]
Ambroze[168] 1991	12 J	24	132 ± 13	290 ± 27	5.5 ± 0.7[a]

[a] ml/mm Hg.

Gebrauch von Antidiarrhoika aufwiesen. Patienten mit Pouchitis wiesen 1 Jahr später signifikant geringere Kapazität auf. Eine vorangegangene pelvine Sepsis hatte im Gegensatz dazu keinen signifikanten Einfluß auf Kapazität und Compliance des Reservoirs im weiteren Verlauf [169].

■ **Compliance:** Die Dehnbarkeit des Ileumreservoirs betrug durchschnittlich 9,4 ml/cm H_2O (5,5–14,7) und zeigte in den meisten Serien keinen signifikanten Unterschied zum normalen Rektum. Die Compliance vor Stomaverschluß korreliert mit der Stuhlfrequenz 1 Jahr postoperativ [171, 172]. Schnelle Füllung des Reservoirs durch rasch einfließende Stuhlvolumina kann den Kontinenzmechanismus überfordern und zu sog. Überlaufinkontinenz führen [168].

ZUSAMMENFASSUNG

Das IPAA hat ausgezeichnete Reservoircharakteristika und liegt nahe den Eigenschaften des normalen Rektums. Hohe Empfindungsschwelle und Kapazität gewährleisten eine geringe Inzidenz von imperativem Stuhldrang und eine akzeptable Anzahl von Stuhlentleerungen trotz der dünnen Stuhlform nach totaler Proktokolektomie.

7.3.6
Evakuation

Ist das maximal tolerable Volumen im Ileumreservoir erreicht, lösen u. a. »high pressure waves« die Defäkation aus. Kann des Reservoir nicht komplett entleert werden, bedarf es geringerer Volumina zur Auslösung dieser Kontraktionen, folglich steigt die Stuhlfrequenz. In der Mayo-Serie [13, 168, 173] konnten die Patienten 55% eines breiigen künstlichen Stuhles entleeren im Vergleich zu 75% gesunder Probanden (p < 0,05). Auch Zeitpunkt der Defäkationsauslösung, Stuhlflußrate (ml/s) und Gebrauch des Valsalva-Manövers waren mit normalen Kontrollen vergleichbar. Unter 7% der Patienten mit J-Pouch bedürfen einer regelmäßigen Intubation zur Entleerung des Reservoirs [91] im Vergleich zu 20–40% anderer Pouchformen (S- bzw. H-Pouch) [107, 151].

Entzündliche, metaplastische und bakterielle Besiedlung korrelierten [147, 174, 175] nicht mit der Effizienz der Pouchentleerung. Auch Heppell et al. [174] fanden keinen Zusammenhang zwischen Pouchitis und Entleerungseffizienz. Kontinente Patienten entleerten 98% des Reservoirs gegenüber 64% bei bestehendem Stuhlschmieren [175].

Der anorektale Winkel wurde bei verschiedenen Funktionszuständen mittels Szintigraphie untersucht [176]. Er war bei Pouchpatienten und normalen Probanden in Ruhe und bei Defäkation unabhängig von Lage und Valsalva-Manöver. Einzig während Sphinkterkontraktion in liegender Position wurde der anorektale Winkel bei Kontrollen enger. Andererseits führte die Kontraktion zu keiner signifikanten Elevation des Beckenbodens bzw. des anoneorektalen Übergangs. Das heißt, daß nach IPAA die anatomisch-funktionelle Integrität der anorektalen Einheit erhalten bleibt, jedoch die Beweglichkeit von Beckenboden und anoneorektalem Übergang eingeschränkt bleibt (postoperative Fibrose).

Weitere Faktoren, die einen Einfluß auf die Defäkationsleistung nach IPAA haben, sind Koordination der anoneorektalen Motilität, proximale Dünndarmmotilität und die Qualität und Menge des Reservoirinhalts. Während der Gesunde täglich ca. 150 ml geformten Stuhl produziert, betrifft dies nach IPAA 650 ml dünnflüssigen bis breiigen Stuhl. Dadurch wird der Sphinkter stärker beansprucht. Die besten Resultate werden bei Stuhlmengen ≤ 500 ml und breiiger Konsistenz gefunden [85].

7.3.7
Bewertung und Indikation

Die Wertung des Verfahrens basiert auf den Parametern *Sicherheit*, *Defäkationsqualität* und Wiederherstellung *der anorektalen Physiologie*.

Die mit einer J-förmigen Ileumschlinge konstruierte IPAA als Neorektum gewährleistet:
- eine *sichere Operation* bezüglich Letalität (die Morbidität ist auch in spezialisierten Zentren beachtlich hoch),
- eine *gute Defäkationsqualität in ca. 80%* der Fälle,
- Wiederherstellung der anorektalen Physiologie hinsichtlich der *Kontinenzleistung,* jedoch *nicht der Defäkation* wegen nichtreservoirspezifischer Veränderungen (Stuhlform, Konsistenz, Schwellenvolumen zur Pouchkontraktion etc.).

INDIKATION

Die Ileum-J-Pouch-anale Rekonstruktion wird als Rektumersatz nach totaler Proktokolektomie wegen Colitis ulcerosa und Polyposis coli verwendet. In Ausnahmefällen kann sie zur analen Rekonstruktion nach totaler mesorektaler Resektion wegen eines Rektumbzw. Kolonkarzinoms notwendig werden. Dies ist meistens nur bei synchronem Vorkommen einer Colitis ulcerosa bzw. Polyposis coli der Fall, wenn die tumorbiologischen und die funktionellen Voraussetzungen gegeben sind.

Literatur

1. Lane RHS, Parks AG (1977) Function of the anal sphincters following colo-anal anastomosis. Br J Surg 64: 596–599
2. Leo E, Belli F, Baldini MT et al. (1993) Total rectal resection, colo-endoanal anastomosis and colic reservoir for cancer of the lower third of the rectum. Eur J Surg Oncol 19: 283–293
3. Schärli AF, Kiesewetter WB (1970) Defäcation and continence: some new concepts. Dis Colon Rectum 13: 81–107
4. Grotz RL, Pemberton JH (1993) The ileal pouch operation for ulcerative colitis. Surg Clin North Am 73: 909–932
5. Keighley MRB, Winslet MC, Yoshioka K, Lightwood R (1987) Discrimination is not impaired by excision of the anal transition zone after restorative proctocolectomy. Br J Surg 74: 1118–1121
6. Schiessel R, Wunderlich M, Waneck R (1986) Ergebnisse der coloanalen Anastomose bei tiefsitzenden Tumoren des Rektums. Chirurg 57: 79
7. Braun J, Treutner KH, Winkeltau G, Heidenreich U, Lerch MM, Schumpelick V (1992) Results of intersphincteric resection of the rectum with direct coloanal anastomosis for rectal carcinoma. Am J Surg 163: 407–412
8. Bartolo DCC, Roe AM, Locke-Edmunds JC, Virjie J, Mortensen NJM (1986) Flap-valve theory of anorectal continence. Br J Surg 73: 1012–1014
9. Womack NR, Morrison JFB, Williams NS (1988) Prospektive study of the effects of postanal repair in neurogenic faecal incontinence. Br J Surg 75: 48–52
10. Miller R, Bartolo DCC, Locke-Edmunds JC, Mortensen NJM (1988) Prospective study of conservative and operative treatment for faecal incontinence. Br J Surg 75: 101–105
11. von Flüe M, Rothenbühler JM, Helwig A, Beglinger C, Stalder GA, Harder F (1995) Sphinktererhaltende Chirurgie bei Tumoren des mittleren und distalen Rektum: Methoden, Indikation und Grenzen. Schweiz Med Wochenschr 125: 278–294
12. Schumpelik V, Braun J (1991) Rectumresektion mit coloanaler Anastomose Ergebnisse der Kontinenz und Radikalität. Chirurg 62: 25–31
13. O'Connell PR, Pemberton JH, Brown ML, Kelly KA (1987) Determinants of stoole frequency after ilealpouch-anal Anastomosis. Am J Surg 153: 157–164
14. Keighley MRB, Matheson D (1980) Functional results of rectal excision and endoanal anastomosis. Br J Surg 67: 757–761
15. Williams NS, Price R, Johnston D (1980) The long term effect of sphincter preserving operations for rectal carcinoma on function of the anal sphincter in man. Br J Surg 67: 203–208
16. Jostarndt L, Thiede A, Lau G, Hamelmann H (1984) Anorectale Kontinenz nach manueller und maschineller Anastomosennaht. Ergebnisse einer kontrollierten Studie in der Rektumchirurgie. Chirurg 55: 385–390
17. Varma JS, Smith AN (1986) Reproducibility of the proctometrogram. Gut 27: 288–292
18. Habr Gama A (1991) A preservaçcao do aparelho esfincteriano no tratamento do cancer do reto - necassaria ou desejavel? Rev Bras Colo Proc 11: 45–47
19. Pedersen IK, Christiansen J, Hint K, Jensen P, Olsen J, Mortensen PE (1986) Anorectal function after low anterior resection for carcinoma. Ann Surg 204: 133–135
20. Burke ERC, Welvaart K (1990) Complications of stapled anastomoses in anterior resection for rectal carcinoma: Colorectal anastomosis versus coloanal anastomosis. J Surg Oncol 45: 180–183
21. Karanjia ND, Schache DJ, Heald RJ (1992) Function of the distal rectum after low anterior resection for carcinoma. Br J Surg 79: 114–116
22. Lewis WG, Holdsworth PJ, Stephenson BM, Finan PJ, Johnston D (1992) Role of the rectum in the physiological and clinical results of coloanal and colorectal anastomosis after anterior resection for rectal carcinoma. Br J Surg 79: 1082–1086
23. Batignani G, Monaci I, Ficari F, Tonelli F (1991) What affects continence after anterior resection of the rectum? Dis Colon Rectum 34: 329–335
24. Jehle EC, Haehnel T, Starlinger MJ et al. (1995) Level of the anastomosis does not influence functional outcome after anterior rectal resection for rectal cancer. Am J Surg 169: 147–153
25. Kumar D, Williams NS, Waldron D, Wingate DL (1989) Prolonged manometric recording of anorectal motor activity in ambulant human subjects: evidence of periodic activity. Gut 30: 1007–1011
26. Hildebrandt U, Zuther T, Lindemann W, Ecker K (1993) Elektromyographische Funktion des coloanalen Pouches. Springer, Berlin Heidelberg New York Tokyo (Langenbecks Archiv für Chirurgie, Bd 44, S 127–131)
27. Knight C, Griffen FD (1980) An improved technique for low anterior resection of the rectum using the EEA stapler. Surgery 88: 710–714
28. Enker WE, Stearns MW Jr, Janov AJ (1985) Peranal coloanal anastomosis following low anterior resection for rectal carcinoma. Dis Colon Rectum 28: 576–581
29. Lazorthes F, Fages P, Chiotasso P, Lemozy J, Bloom E (1986) Resection of the rectum with construction of a colonic reservoir and colo-anal anastomosis for carcinoma of the rectum. Br J Surg 73: 136–138
30. Drake BD, Pemberton JH, Beart WB, Dozois RR, Wolff BG (1987) Coloanal anastomosis in the management of benign and malignant rectal disease. Ann Surg 206: 600–605
31. Hautefeuille P, Valleur P, Perniceni T et al. (1988) Functional and oncologic results after coloanal anastomosis for low rectal carcinoma. Ann Surg 207: 61–64
32. Nicholls RJ, Lubowski DZ, Donaldson DR (1988) Comparison of colonic reservoir and straight colo-anal reconstruction after rectal excision. Br J Surg 75: 318–320
33. Vernava AM, Robbins PL, Brabbee GW (1989) Restorative Resection: Coloanal anastomosis for benign and malignant disease. Dis Colon Rectum 32: 690–693
34. Bernard D, Morgan S, Tassé D, Wassef R (1989) Preliminary results of coloanal anastomosis. Dis Colon Rectum 32: 580–584
35. McAnena OJ, Heald RJ, Lockhart-Mummery HE. (1990) Operative and functional results of total mesorectal excision with ultra-low anterior resection in the management of carcinoma of the lower one-third of the rectum. Surg Obstet Gynecol 170: 517–521

36. Karanjia ND, Corder AP, Bearn P, Heald RJ (1994) Leakage from stapled anastomosis after total mesorectal excision for carcinoma of the rectum. Br J Surg 81: 1224–1226
37. Schiessel R, Karner Hanusch J, Herbst F, Teleky B, Wunderlich M (1994) Intersphincteric resection for low rectal tumours. Br J Surg 81: 1376–1378
38. Benchimol D, Chazal M, Mouroux J et al. (1994) Résultats carcinologiques et fonctionnels de l'anastomose colo-anale directe après exérèse totale du rectum pour cancer. Ann Chir 48: 596–603
39. MacFarlane JK, Ryall RDH, Heald RJ (1993) Mesorectal excision for rectal cancer. Lancet 341: 457–460
40. Deddish MR, Stearns MW (1961) Anterior resection for carcinoma of the rectum and rectosigmoid. Ann Surg 154: 961–966
41. Goligher JC, Lee PWR, Macfie J (1979) Experience with the Russian model 249 suture gun for anastomosis of the rectum. Surg Gynecol Obstet 148: 517–524
42. Beart RW, Kelly KA (1981) Randomised prospective evaluation of the EEA stapling device for colorectal anastomosis. Am J Surg 141: 143–147
43. Ling L, Broom A, Ryden S (1979) Low anterior resection using stapling instrument. Acta Chir Scand 145: 487–489
44. Williams NS (1984) The rationale for preservation of the anal sphincter in patients with low rectal cancer. Br J Surg 71: 575–581
45. Hall NR, Finan PJ, Stephenson BM, Lowndes RH, Young HL (1995) High tie of the mesenteric artery in distal colorectal resections – a safe vascular procedure. Int J Colorectal Dis 19: 29–32
46. Mealy K, Burke P, Hyland J (1992) Anterior resection without a defunctioning colostomy: questions of safety. Br J Surg 79: 305–307
47. Kirwan WO, Rupert B, Turnbull B, Fazio VW, Weaklea FL (1978) Pullthrough operation with delayed anastomosis for rectal cancer. Br J Surg 65: 695–699
48. Taylor BA, Wolff BG, Dozois RR, Kelly KA, Pemberton JH, Beart RW Jr (1988) Ileal pouch-anal anastomosis for chronic ulcerative colitis and familial polyposis coli complicated by adenocarcinoma. Dis Colon Rectum 31: 358–362
49. Paty BP, Enker WE, Cohen AM, Minsky BD, Friedlander-Klar H (1994) Long-term functional results of coloanal anastomosis for rectal cancer. Am J Surg 167: 90–95
50. Carmona JA, Ortiz H, Perez Cabanas I (1991) Alterations in anorectal function after anterior resection for cancer of the rectum. Int J Colorectal Dis 6: 108–110
51. Braun J, Steinau G, Schumpelik V (1988) Anorektale Funktionsdiagnostik. Präoperativer Aussagewert zur Kontinenzleistung nach tiefer anteriorer Rektumresektion mit koloanaler Anastomose. Zentralbl Chir 113: 1120
52. Suzuki H, Matsumoto K, Amano S, Fujioka M, Honzumi M (1980) Anorectal pressure and rectal compliance after low anterior resection. Br J Surg 67: 655–657
53. Catchpole BN (1988) Motor pattern of the left colon before and after surgery for rectal cancer: possible implicatione in other disorders. Gut 29: 624–630
54. Kollmorgen CF, Meagher AP, Wolff BG, Pemberton JH, Martenson JA, Ilstrup DM (1994) The long-term effect of adjuvant postoperative chemoradiotherapy for rectal carcinoma on bowel function. Ann Surg 220: 676–682
55. Mahieu P, Pringot J, Bodart P (1984) Defecography: I. Description of a new procedure and results in normal patients. Gastrointest Radiol 9: 253–261
56. Neill ME, Parks AG, Swash M (1981) Physiological studies of the anal sphincter musculature in faecal incontinence and rectal prolapse. Br J Surg 68: 531–536
57. Parc R, Tiret E, Frileux P, Moszkowski E, Loygue J (1986) Resection and colo-anal anastomosis with colonic reservoir for rectal carcinoma. Br J Surg 73: 139–141
58. Kusunoki M, Shoji Y, Yanagi H et al. (1991) Function after anoabdominal rectal resection and colonic J pouch-anal anastomosis. Br J Surg 78: 1434–1438
59. Berger A, Tiret E, Parc R et al. (1992) Excision of the Rectum with Colonic J Pouch-Anal Anastomosis for Adenocarcinoma of the Low and Mid Rectum. World J Surg 16: 470–477
60. Cohen AM (1993) Colon-J-pouch rectal reconstruction after total or subtotal proctectomy. World J Surg 17: 267–270
61. von Flüe M, Rothenbühler JM, Hellwig A, Beglinger C, Harder F. (1994) Die colo-j-pouch-anale Rekonstruktion nach totaler Rektumresektion: funktionelle Aspekte. Schweiz Med Wochenschr 124: 1056–1063
62. Lazorthes F, Fages P, Chiotasso P, Bugat R (1986) Synchronous abdominotransphincteric resection of low rectal cancer: New technique for direct colo-anal anastomosis. Br J Surg 73: 573–575
63. Menningen R, Kohler L, Troidl H (1990) Relevante »Endpunkte« zur Wertung des Kolon-Pouches nach tiefer Rektumresektion. Zentralbl Chir 115(13): 835–841
64. Guillemot F, Leroy J, Boniface M et al. (1991) Functional assessment of coloanal anastomosis with reservoir and excision of the anal transition zone. Dis Colon Rectum 34 (11): 967–972
65. Pelissier EP, Blum D, Bachour A, Bosset JF (1992) Functional results of coloanal anastomosis with reservoir. Dis Colon Rectum 35: 843–846
66. Landi E, Marmorale C, Piloni V, Fianchini A, Landa L, Cavicchi A (1993) Funktionelle Bewertung von koloanalen Anastomosen mit und ohne Reservoir. Coloproctology 6: 359–362
67. Kelly KA, Pemberton JH, Wolff BG, Dozois RR (1992) Ileal Pouch - Anal Anastomosis. Curr Probl Surg XXIX: 106–108
68. Varma JS, Smith AN, Busuttil A (1985) Correlation of clinical and manometric abnormalities of rectal function following chronic radiation injury. Br J Surg 72: 875–878
69. Sarna SK (1991) Physiology and pathophysiology of colonic motor activity (Part I). Dig Dis Sci 36: 827–862
70. Sarna SK (1991) Physiology and pathophysiology of colonic motor activity (Part II). Dis Dis Sci 36: 998–1018
71. Sarna SK (1992) Effect of fluid perfusion and cleansing on canine colonic motor activity. Am J Physiol 262: 62–68
72. Seow-Choen F (1992) Function of the distal rectum after low anterior resection for carcinoma. Br J Surg 79: 1248
73. von Flüe M, Degen L, Beglinger C, Helwig A, Rothenbühler JM, Harder F (1995) Ileo-coecal pouch reconstruction with physiological function after total mesorectal cancer excision. Gastroenterology (in press)
74. Kusunoki M, Shoji Y, Yanagi H et al. (1993) Anorectal function after preoperative intraluminal brachytherapy and colonic J pouch-anal anastomosis for rectal carcinoma. Br J Surg 80: 933–935

75. Parks AG, Nicholls RJ (1978) Proctocolectomy without ileostomy for ulcerative colitis. Br Med J 2: 85-88
76. O'Connell PR, Stryker SJ, Metcalf AM, Pemberton JH, Kelly KA (1988) Anal canal pressure and motility after ileoanal anastomosis. Surg Obstet Gynecol 166: 47-54
77. Levitt MD, Kamm MA, Groom J, Hawley PR, Nicholls RJ (1992) Ileoanal pouch compliance and motor function. Br J Surg 79: 126-128
78. Santos MC, Thompson JS (1993) Late complications of the ileal pouch-anal anastomosis. Am J Gastroenterology 88: 3-10
79. Hallgren T, Fasth S, Nordgren S, Oresland T, Hulten L (1990) The stapled ileal pouch-anal anastomosis. A randomized study comparing two different pouch designs. Scand J Gastroenterol 96: 804-809
80. Williams NS, Marzouk DE, Hallan RI, Waldron DJ (1989) Function after ileal pouch and stapled pouch-anal anastomosis for ulcerative colitis. Br J Surg 76: 1168-1171
81. DeSilva HJ, DeAngelis CP, Soper N, Kettlewell M, Mortensen NJ, Jewell DP (1991) Clinical and functional outcome following restorative proctocolectomy. Br J Surg 78: 1039-1044
82. Lohmuller JL, Pemberton JH, Dozois RR, Ilstrup D, Van Heerden J (1990) Pouchitis and extraintestinal manifestations of inflammatory bowel disease after ileal pouch anal anastomosis. Ann Surg 211: 622-629
83. McHugh SM, Diamant NE (1987) Effect of age, gender and parity on anal canal pressure. Contribution of impaired anal sphincter function to faecal incontinence. Dig Dis Sci 32: 726-736
84. McHugh SM, Diamant NE, McLeod R (1987) S-pouches vs J-pouches: A comparison of functional outcomes. Dis Colon Rectum 30: 671
85. Kelly KK, Pemberton JH, Wolff BG, Dozois RR (1992) Ileal Pouch-Anal Anastomosis. Curr Probl Surg 29: 91-93
86. Nelson H, Dozois RR, Kelly KA, Malkasian GD, Wolff BG, Ilstrup DM (1989) The effect of pregnancy and delivery on the ileal pouch anal anastomosis functions. Dis Colon Rectum 32: 384-388
87. Metcalf AM, Dozois RR, Kelly KA (1986) Sexual function in women with proctocolectomy. Ann Surg 204: 624-627
88. Sultan AH, Kamm MA, Hudson CN, Thomas JM, Bartram CI (1993) Anal-Sphincter disruption during vaginal delivery. N Engl J Med 329: 1905-1911
89. Williams NS, Johnson D (1985) The current status of mucosal proctectomy and ileo-anal anastomosis in the surgical treatment of ulcerative colitis and adenomatous polyposis. Br J Surg 72: 159-168
90. Walsh PC, Schlegel P (1988) Radical pelvic surgery with preservation of sexual function. Ann Surg 208: 391-400
91. Nicholls RJ (1987) Restorative proctocolectomy with various types of reservoir. World J Surg 11: 751-762
92. Pemberton JH, Kelly KA, Beart RW, Dozois RR, Wolff BG, Ilstrup DM (1987) Ileal pouch-anal anastomosis for chronic ulcerative colitis.Long term results. Ann Surg 206: 504-511
93. Ryan P, Fink R (1988) New rectum and new anal canal: two cases of ileal reservoir-cutaneous anastomosis. Aust N Z J Surg 58: 161-165
94. Parker MC, Nicholls RJ (1992) Restorative proctocolectomy in patients after previous intestinal or anal surgery. Dis Colon Rectum 37: 681-684
95. Hulten L, Fasth S, Nordgren S, Oresland T (1988) Kock's pouch converted to a pelvic pouch. Dis Colon Rectum 31: 467-469
96. Penna C, Kartheuser A, Parc R et al. (1993) Secondary proctectomy and ileal pouch-anal anastomosis after ileorectal anastomosis for familial adenomatous polyposis. Br J Surg 80: 1621-1623
97. Pena JP, Gemlo BT, Rothenberger DA (1992) Ileal pouch-anal anastomosis: State of the art. Bailliere S Clin Gastroenterol 6: 113-128
98. Keighley MRB, Grobler S, Bain I (1993) An audit of restorative proctocolectomy. Gut 34: 680-684
99. Kmiot WA, Keighley MRB (1989) Totally stapled abdominal restoration proctocolectomy. Br J Surg 76: 961-964
100. Sugarman HJ, Newsome HH, DeCosta G (1991) Stapled ileoanal anastomosis for ulcerative colitis and familial polyposis without a temporary diverting ileostomy. Ann Surg 213: 606-619
101. Galandiuk S, Wolff BG, Dozois RR (1991) Ileal pouch-anal anastomosis without ileostomy. Dis Colon Rectum 34: 870-873
102. Matikainen M, Santavirta J, Hiltunen KM (1990) Ileoanal anastomosis without covering ileostomy. Dis Colon Rectum 33: 384-388
103. Grobler SP, Hosie KB, Keighley MRB (1992) Randomized trial of loop ileostomy in restorative proctocolectomy. Br J Surg 79: 903-906
104. Beart RW, Dozois RR, Kelly KA (1982) Ileoanal anastomosis in the adult. Surg Gynecol Obstet 154: 826-828
105. Odiwe L, Sherman PM, Filler R, Shandling B, Wesson D (1987) Straight ileoanal anastomosis and ileal pouch anal anastomosis in the surgical management of idiopathic ulcerative colitis and familial polyposis coli in children. J Pedr Gastroenterol Nutr 6: 426-429
106. Parks AG, Nicholls RJ, Belliveau P (1980) Proctocolectomy with ileal reservoir and anal anastomosis. Br J Surg 67: 533-538
107. Fonkalsrud EW (1981) Endorectal ileal pull-through with lateral ileal reservoir for benign colorectal disease. Ann Surg 194: 761-766
108. Harms BA, Pellet JR, Starling JR (1987) Modified quadruple-loop (W) ileal reservoir for restorative proctocolectomy. Surgery 101: 234-237
109. Nasmyth DG, Williams NS, Johnston D (1986) Comparison of the function of triplicated and duplicated pelvic ileal reservoirs after mucosal proctectomy and ileoanal anastomosis for ulcerative colitis and adenomatous polyposis. Br J Surg 73: 361-366
110. Utsunomiya S, Iwana T, Imago M (1980) Total colectomy, mucosal proctectomy, and ileoanal anastomosis. Dis Colon Rectum 23: 459-466
111. Keighley MRB, Yoshioka K, Kmiot W (1988) Prospective randomized trial to compare the stapled double lumen pouch and the sutured quadruple pouch for restorative proctocolectomy. Br J Surg 75: 1008-1011
112. Oeresland T, Fasth S, Nordgren S, Hallgren T, Hultén L (1990) A prospective randomized comparison of two different pelvic pouch designs. Scand J Gastroenterol 25: 986-996
113. Soper NJ, Kerstenberg A, Becker JN (1988) Experimental ileal J pouch construction (a comparison of the three techniques). Dis Colon Rectum 31: 186-189

114. Miller K, Bartolo DCC, Roe AM, Mortensen NJM (1988) Anorectal sampling: a comparison of normal and incontinent patients. Br J Surg 75: 44–46
115. O'Connell PR, Pemberton JH, Weiland LH (1987) Does rectal mucosa regenerate after ileoanal anastomosis? Dis Colon Rectum 30: 1–5
116. Seow-Choen A, Tsunoda A, Nicholls RJ (1991) Prospective randomised trial comparing anal function after handsewn ileoanal anastomosis with mucosectomy versus stapled ileoanal anastomosis without mucosectomy in restorative proctocolectomy. Br J Surg 78: 430–434
117. Luukkonen P, Heikki J (1993) Stapled vs hand-sutured ileoanal anastomosis in restorative proctocolectomy. Arch Surg 128: 437–440
118. Gozzetti G, Poggioli G, Marchetti F et al. (1994) Functional outcome in handsewn versus stapled ileal pouch-anal anastomosis. Am J Surg 168: 325–329
119. Holdsworth PJ, Johnston D (1987) Anal sensation after restorative proctocolectomy for ulcerative colitis. Br J Surg 74: 940–944
120. King DW, Lubowski DZ, Cook TA (1989) Anal canal mucosa in restorative proctocolectomy for ulcerative colitis. Br J Surg 76: 970–972
121. Tsunoda A, Talbot IC, Nicholls RJ (1990) Incidence of dysplasia in the anorectal mucosa in patients having restorative proctocolectomy. Br J Surg 77: 506–508
122. Stern H, Walfisch S, Mullen B, McLeod R, Cohen Z (1990) Cancer in an ileoanal reservoir: a new late complication? Gut 31: 473–475
123. Johnston D, Holdsworth PJ, Nasmyth DG (1987) Preservation of the entire anal canal in conservative proctocolectomy for ulcerative colitis; a pilot study comparing end-to-end ileoanal anastomosis without mucosal resection with mucosal proctectomy and endoanal anstomosis. Br J Surg 74: 940–944
124. Wexner SD, James K, Jagelman DG (1991) The double-stapled ileal reservoir and ileoanal anastomosis. Dis Colon Rectum 34: 487–494
125. Ambroze LW, Bruce GW, Kelly KA, Beart Jr RW, Dozois RR, Ilstrup DM (1991) Let sleeping dogs lie: Role of the omentum in the ileal pouch-anal anastomosis procedure. Dis Colon Rectum 34: 563–565
126. Lee ECG, Dowling BL (1972) Perimuscular excision of the rectum for Crohn's disease and ulcerative colitis. Br J Surg 59: 29–43
127. Lyttle JA, Parks AG (1977) Intersphincteric excision of the rectum. Br J Surg 64: 413–416
128. Beart Jr RW (1988) Proctocolectomy and ileoanal anastomosis. World J Surg 12: 160–163
129. Rothenberger DH, Vermeulen FD, Christenson CE (1983) Restorative proctocolectomy with ileal reservoir and ileoanal anstomosis. Am J Surg 145: 82–88
130. Fonkalsrud EW (1987) Update on clinical experience with different surgical techniques of the endorectal pullthrough operation for colitis and polyposis. Surg Gynecol Obstet 165: 309–316
131. Cohen Z, McLeod RS, Stephen W, Stern HS, O'Connor B, Reznik R (1992) Continuing evolution of the pelvic pouch procedure. Ann Surg 216: 506–512
132. Smith L, Friend WG, Medwell SJ (1984) The superior mesenteric artery.The critical factor in the pouch pullthrough procedure. Dis Colon Rectum 27: 741–744
133. Morgan RA, Manning PB, Coran AG (1987) Experience with the straight endorectal pullthrough for the management of ulcerative colitis and familial polyposis in children and adults. Ann Surg 206: 595
134. Dozois RR, Kelly KA, Welling DR (1989) Ileal pouch-anal anastomosis: comparison of results in familial adenomatous polyposis and chronic ulcerative colitis. Ann Surg 210: 268–273
135. Marcello PW, Roberts LP, Schoetz DJ, Coller JA, Murray JJ, Veidenheimer MC (1993) Long-term results of the ileoanal pouch procedure. Arch Surg 128: 500–504
136. Nicholls RJ (1990) Restorative proctocolectomy with ileal reservoir: indications and results. Schweiz Med Wochenschr 120: 485–488
137. Gemlo BT, Wong DW, Rothenberger DA, Goldberg SM (1992) Ileal pouch-anal anastomosis. Arch Surg 127: 784–787
138. Becker JM, Parodi JE (1989) Total colectomy with preservation of the anal sphincter. Surg Ann 21: 263–302
139. Lohmüller JL, Pemberton JH, Dozois RR (1990) Pouchitis and extraintestinal manifestations of inflammatory bowel disease after ileal pouch-anal anastomosis. Ann Surg 211: 622–629
140. Harig JM, Soergel KH, Komorowski RA, Wood CM (1989) Treatment of diversion colitis with short-chain-fatty acid irrigation. N Engl J Med 320: 23–28
141. Shepherd NA, Jass JR, Durval I (1987) Restorative proctocolectomy with ileal reservoir: Pathological and histochemical study of mucosal biopsy specimens. J Clin Pathol 40: 601–607
142. Tytgat GNJ, Van Deventer SJH (1988) Pouchitis. Int J Colorectal Dis 3: 226–228
143. Buhr HJ, Heuschen UA, Stern J, Herfarth C (1993) Kontinenzerhaltende Operation nach Proktokolektomie. Indikation, Technik und Ergebnisse. Chirurg 64: 601
144. Wexner SD, Jagelman D, Lavery D, Fazio V (1990) Ileoanal reservoir. Am J Surg 159: 178–185
145. Sagar PM, Holdsworth PJ, Johnston D (1991) Correlation between laboratory findings and clinical outcome after restorative proctocolectomy: Serial studiesin 20 patients after end to end pouch anal anastomosis. Br J Surg 78: 67–70
146. Dayton MT, Morell DG (1991) Factors associated with nighttime incontinence following ileoanal pullthrough. Am J Surg 162: 599–602
147. O'Connell PR, Rankin DR, Weiland LH, Kelly KA (1986) Enteric bacteriology, absorption, morphology and emptying after ileal pouch-anal anastomosis. Br J Surg 73: 909–914
148. Oresland T, Fasth S, Nordgren S, Hulten L (1989) The clinical and functional outcome after restorative proctocolectomy. A prospective study in 100 patients. Int J Colorectal Dis 4: 50–56
149. Wexner SD, Jensen L, Rothenberger DA, Wong WD, Goldberg SM (1989) Long term functional analysis of the ileoanal reservoir. Dis Colon Rectum 32: 275–281
150. Keighley MRB (1993) Restorative Proctocolectomy and ileal pouch anal anastomosis. In: Keighley MRB, Williams NS (eds) Surgery of the Anus,Rectum and Colon. Saunders, London Philadelphia Toronto Sydney Tokyo, p 1560
151. Fonkalsrud EW, Phillips JD (1990) Reconstruction of malfunctioning ileoanal pouch procedure as an alternative to permanent ileostomy. Am J Surg 160: 245–251

152. Metcalf AM, Dozois RR, Kelly KA, Beart RW, Wolff BG (1985) Ileal »J« pouch-anal anastomosis. Clinical outcome. Ann Surg 202: 735-739
153. Cohen Z, McLeod RS, Stern H, Grant D, Nordgren S (1985) The pelvic pouch and ileoanal anastomosis procedure. Surgical technique and initial results. Am J Surg 150: 601-607
154. Köhler L, Troidl H (1995) The ileoanal pouch: a risk-benefit analysis. Br J Surg 82: 443-447
155. Köhler LW, Pemberton JH, Zinsmeister AR, Kelly KA (1991) Quality of life after proctocolectomy. A comparison of Brooke ileostomy, Kock pouch and ileal pouch-anal anastomosis. Gastroenterology 101: 679-684
156. Köhler LW, Pemberton JH, Hodge DO, Zinsmeister AR, Kelly KA (1992) Long-term functional results and quality of life after ileal pouch-anal anastomosis and cholecystectomy. World J Surg 16: 1126-1131
157. Becker JM, Hillard AE, Mann FA, Kestenberg A, Nelson JA (1985) Functional assessment after colectomy, mucosal proctectomy, and endorectal ileoanal pull-through. World J Surg 9: 598-605
158. Lindquist K (1990) Anal manometry with microtransducer technique before and after restorative proctocolectomy. Sphincter function and clinical correlations. Dis Colon Rectum 33: 91-97
159. Pescatori M (1992) The results of pouch surgery after ileo-anal anastomosis for inflammatory bowel disease: the manometric assessment of pouch continence and its reservoir function. World J Surg 16: 872-879
160. Keighley MRB, Yoshioka K, Kmiot W, Heyen F (1988) Physiological parameters influencing function in restorative proctocolectomy and ileo-pouch-anal anastomosis. Br J Surg 75: 997-1002
161. Speakman CTM, Burnett SJD, Kamm MA, Bartram CI (1991) Sphincter injury after anal dilatation demonstrated by anal endosonography. Br J Surg 78: 1429-1430
162. Braun J, Lerch M, Harder M, Schumpelik V (1989) Die direkte Ileumpouch-anale Anastomose. Klinische und funktionelle Kontinenzergebnisse. Chirurg 60: 578-583
163. Orkin BA, Seper NJ, Kelly KA (1993) The influence of sleep on anal sphincter pressure in health and after ileal pouch-anal anastomosis. Dis Colon Rectum
164. Stryker SJ, Daube JR, Metcalf AM (1985) Anal canal pressure and motility after ileoanal anastomosis. Arch Surg 201: 713-716

165. Emblem R, Erichsen AA, Mörkrid L, Ganes T, Stiern R, Bergan A (1989) Failed ileoanal anastomoses: correlation between clinical findings and anal canal neurophysiologic and histologic examinations. Scand J Gastroenterol 24: 171-178
166. Tuckson W, Lavery I, Fazio V, Oakley J, Church J, Milsom J (1991) Manometric and functional comparison of ileal pouch anal anastomosis with and without anal manipulation. Am J Surg 161: 90-96
167. Oeresland T, Fasth S, Nordgren S, Hulten L (1990) Manovolumetric and sensory characteristics of the ileoanal J pouch compared with healthy rectum. Br J Surg 77: 803-806
168. Ambroze WL, Pemberton JH, Bell AM, Brown ML, Zinsmeister AR (1991) The effect of stool consistency on rectal and neorectal emptying. Dis Colon Rectum 34: 1-7
169. Keighley MRB, Yoshioka K, Kmiot W, Heyen F (1988) Physiological parameters influencing function in restorative proctocolectomy and ileo-pouch-anal anastomosis. Br J Surg 75: 997-1002
170. Heppell J, Kelly KA, Phillips SF, Beart RW, Telander RL, Perrault J (1982) Physiologic aspects of continence after colectomy, mucosal proctectomy and endorectal ileoanal anastomosis. Ann Surg 195: 435-443
171. Oeresland T, Fasth S, Nordgren S, Akervall S, Hultén L (1990) Pouch size: the important functional determinant after restorative proctocolectomy. Br J Surg 77: 265-269
172. Scott NA, Pemberton JH, Barkel DC, Wolff BG (1989) Anal and ileal pouch manometric measurements before ileostomy closure are related to functional outcome after ileal pouch-anal anastomosis. Br J Surg 76: 613-616
173. O'Connell PR, Kelly KA, Brown ML (1986) Scintigraphic assessment of neorectal function. J Nucl Med 27: 422-427
174. Heppell J, Belliveau P, Taillefer R, Dube S, Derbekyan V (1987) Quantitative assessment of pelvic ileal reservoir emptying with a semisolid radionuclide enema: A correlation with clinical outcome. Dis Colon Rectum 30: 81-85
175. Nasmyth DG, Johnston D, Godwin PG, Dixon MF, Smith A, Williams NS (1986) Factors influencing bowel function after ileal pouch-anal anastomosis. Br J Surg 73: 469-473
176. Barkel DC, Pemberton JH, Pezim ME, Phillips SF, Kelly KA, Brown ML (1988) Scintigraphic assessment of the anorectal angle in health and following ileal pouch-anal anastomosis. Ann Surg 208: 42-49

Konzept und funktionelle Analyse der ileozäkalen Interposition als neues Verfahren zum Rektumersatz

8.1 Konzept der ileozäkalen Interposition

8.1.1 Anatomie und Pathophysiologie der Grundidee

Bisher wurden 3 Möglichkeiten zur koloanalen Rekonstruktion analysiert: die »gerade« koloanale, die Kolon-J-Pouch-anale und die Ileum-J-Pouch-anale Rekonstruktion. Dabei zeigte sich, daß der perioperative Verlauf von CAA und CJPA vergleichbar sind. Die IPAA weist, bedingt durch Grundkrankheit und Fehlens des Kolorektums, eine hohe Morbidität auf. Im Spätverlauf leiden über 40% der Patienten mit CAA an Kontinenz- und Defäkationsstörungen, die teilweise auf die geringe Kapazität und Compliance des Neorektums zurückzuführen sind. Colon descendens und insbesondere Sigma sind Kolonsegmente mit kleinem Durchmesser und hoher Tendenz zu Spastizität und Divertikelkrankheit. Anale Transposition dieser Segmente erfordert die ausgedehnte Mobilisierung des ganzen linken Hemikolons bis zur Gefäßachse der Colica media. Es ist nachgewiesen [1], daß dadurch die Kolonmotilität links abnimmt, wahrscheinlich als Folge der Transsektion der extrinsischen Nervenversorgung.

Unkontrollierte Daten zeigen, daß die Defäkationsqualität, beurteilt an den Parametern Kontinenz, Stuhlfrequenz, imperativer Drang und Evakuationsstörung, durch ein der koloanalen Anastomose vorgeschaltetes Reservoir verbessert werden kann. Diese subjektiven und klinischen Daten wurden durch ausgedehnte Untersuchungen der defäkationssteuernden Parameter nach Rektumersatz unterstützt. Die folgenden Resultate nach CAA mit Kolonreservoir als Rektumersatz wurden nach kurzer Adaptationszeit (6 Monate) festgestellt:

- minimale Auswirkungen auf den Sphinkterapparat
- gute Reservoircharakteristika
- minimale postoperative Auswirkungen auf Beckenbodenfunktion und anorektale Winkelverhältnisse
- klinisch und proktographisch unvollständige Entleerung

Entleerungsstörungen treten bei bis zu 30% der Patienten nach Kolon-J-Reservoir auf [2]. Dabei könnten Motilitätsverminderungen wegen Abnahme der elektrischen Potentiale im Reservoir [3] eine Rolle spielen. Weitere potentielle Nachteile dieser Verfahrens sind:

- Ausgedehnte Mobilisation des linksseitigen Kolons mit Mobilisation der Milzflexur. Akzidentelle Milzruptur [4] und Kolonischämie wegen insuffizienter Kollateral- bzw. Arkadengefäße [4, 5] sind die unmittelbaren Risiken, welche in der jüngeren Literatur mit 7,9% bzw. 2,6% angegeben sind.
- Die Mobilisation der linken Flexur erfordert eine großzügige Laparotomie vom Xiphoid bis zur Symphyse. Der linke Oberbauch muß exploriert werden, wobei Operationstrauma und Morbiditätsrisiko größer sind als nach alleinigem Unter- bzw. Mittelbaucheingriff.
- Nach Konstruktion des Reservoirs resultieren 2 10 cm lange Klammernahtreihen. Dadurch ergibt sich eine partielle Störung des intrinsischen Nervensystems der Darmwand. Nach Vorbestrahlung sind langstreckige Nahtreihen unerwünscht.

Diese Gründe veranlaßten, einen Rektumersatz zu finden, welcher anatomische Integrität mit physiologischer Reservoireigenschaft verbindet. Theoretisch könnten proximale Kolonanteile diese Voraussetzungen erfüllen, da Zäkum und proximales Colon ascendens einen weiten Durchmesser und hohe Dehnbarkeit aufweisen. Folglich sind 2 Fragen auf ihre anatomischen und physiologischen Grundlagen zu prüfen:

1. Ist die ileozäkale Transposition ins kleine Becken technisch machbar?
2. Sind die anatomischen und funktionellen Eigenschaften dieser Darmabschnitte als Rektumersatz geeignet?

Anatomie

Zäkum und Ileozäkalklappe bilden den Übergang zwischen Dünndarm und Ileum. Das Zäkum ist dünnwandig und zeichnet sich durch hohe Dehnbarkeit zur Aufnahme, vorübergehenden Speicherung und Durchmischung des flüssig bis breiigen Darminhalts aus. Es wird auch als »Magen des Kolons« bezeichnet. Die Ileozäkalklappe besteht aus autonom kontrollierter, glatter Muskulatur, welche 2 halbmondförmige Lippen mit konusförmiger Aufweitung Richtung Ileum bilden. Diese verhindern die Regurgitation von Zäkuminhalt ins Ileum.

Die *Blutversorgung* ist über die A. ileocolica, welche unterhalb des Processus uncinatus der A. mesenterica superior entspringt, gewährleistet. Arkaden am Zäkum und Colon ascendens verbinden diese mit der A. colica dextra. Venöses Blut und Lymphe fließen über den ileokolischen Mesenterialstiel zu V. mesenterica superior bzw. zum portalen Lymphabflußgebiet.

Die *Nervenversorgung* (Abb. 8.1 und 8.2) geschieht über das autonome Nervensystem, welches intrinsische und extrinsische, sympathische und parasympathische Fasern unterscheidet [6].

Das *extrinsische System* erhält seine sympathischen Fasern aus den Segmenten T 11–L2 über den Plexus coeliacus und mesentericus superior. Diese verlaufen entlang dem ileokolischen Gefäßstiel zu Zäkum und Colon ascendens, die sie bis zur linken Kolonflexur versorgen. Linkes Hemikolon, Sigma, und Rektum sind mit Fasern des Plexus hypogastricus inferior und pelvinus innerviert. Die parasympathischen Fasern entspringen den Vaguskernen des Hirnstammes und verlaufen über Plexus coeliacus und mesentericus superior entlang dem ileokolischen Gefäßstiel zur ileozäkalen Region. Der Innervationsbereich dieser Fasern endet ebenso an der linken Kolonflexur. Die terminalen Fasern fließen in die Ganglien des Plexus myentericus.

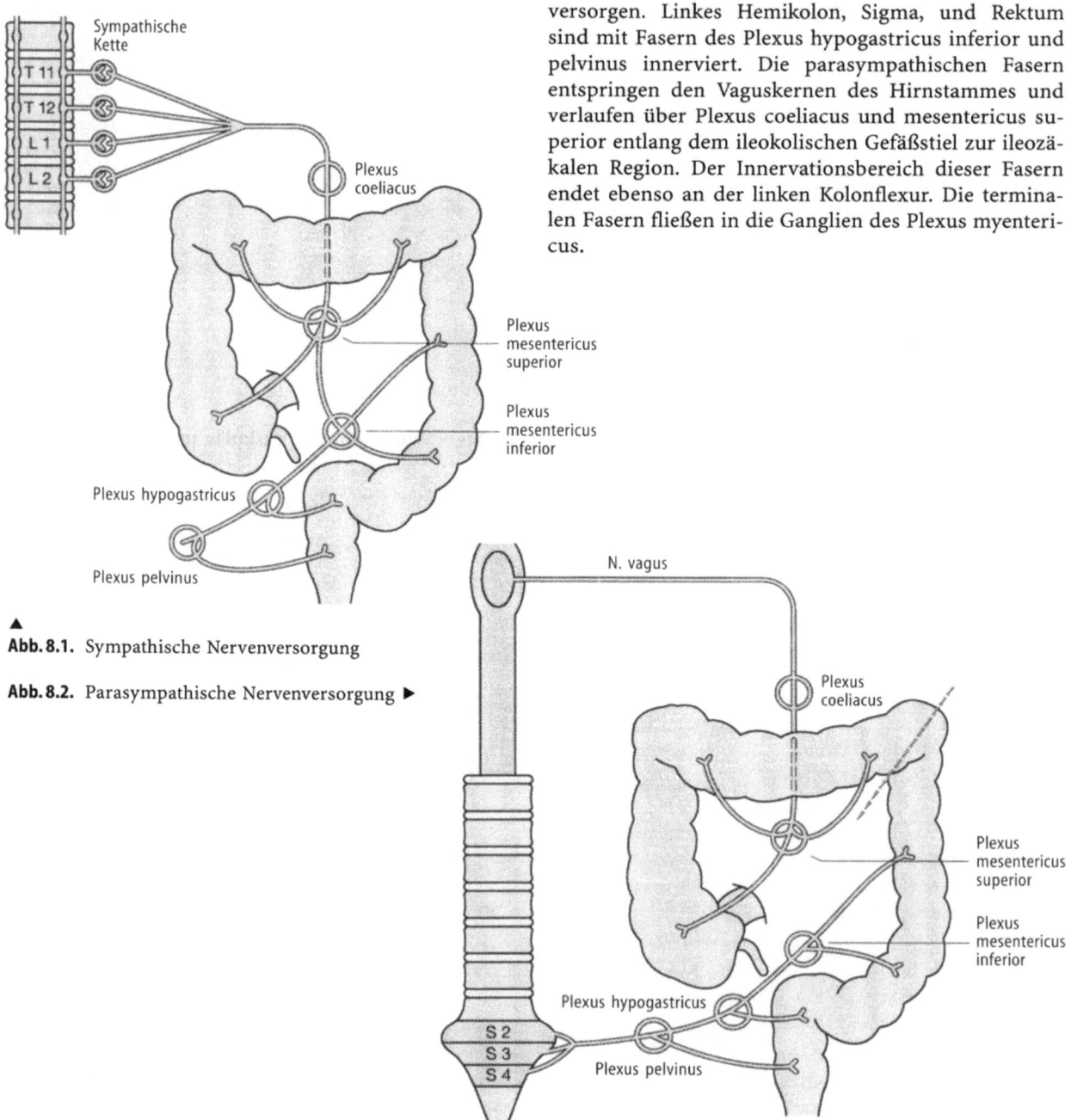

Abb. 8.1. Sympathische Nervenversorgung

Abb. 8.2. Parasympathische Nervenversorgung ▶

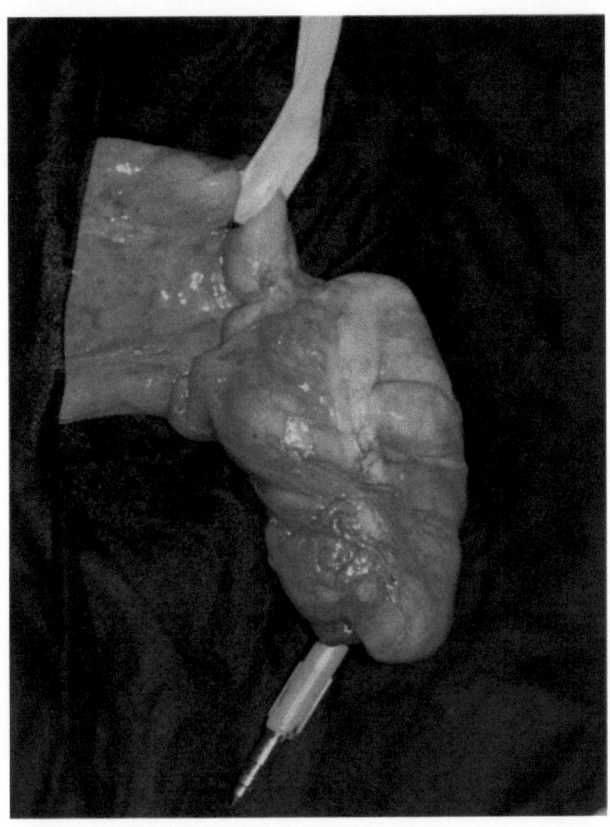

Abb. 8.3. Isolation des ileozäkalen Segments

Das *intrinsische System* besteht aus Plexus myentericus und submucosus, interstitiellen Nerven (Cajal) und synaptischen Vesikeln, welche die Transmittersubstanzen enthalten. Dieses System ist über interganglionäre Fasern eng vernetzt und funktioniert autonom.

Diese anatomischen Grundlagen ermöglichen die chirurgische Isolierung von 20–25 cm intaktem Ileokolon, ohne die Durchblutung und Innervation zu zerstören. Die Befreiung des ileokolischen Gefäß-Nerven-Stieles von Duodenalunterrand, Processus uncinatus mit Lösung peritonealer Adhäsionen verleiht dem ileozäkalen Segment eine beträchtliche Länge (Abb 8.3). Dadurch kann das isolierte Segment nach Rotation um 180° im Gegenuhrzeigersinn bis ins kleine Becken transponiert werden. Die spannungsfreie Anastomose zwischen Colon ascendens und Analkanal wird somit möglich.

Pathophysiologie

Die ileozäkale Region ist beim Menschen schwer zugänglich. Deshalb wurden physiologische Grundlagen bis jetzt meist am Tiermodell untersucht. Quigley et al. [7] isolierten das ileozäkale Segment bei 5 Hunden. Dieses wurde isoliert und das Aszendensende als Stoma ausgeleitet. Dadurch blieb der ileokolische Gefäßstiel intakt und die intrinsische Innervation wurde über eine erhaltene Muskelbrücke gewährleistet. Mittels intraluminaler Druckmessung und elektromyographischer Ableitung konnte der Einfluß von Mahlzeiten und Fasten auf die ileozäkale Klappe untersucht werden. Es wurden alternierende tonische und phasische Kontraktionen festgestellt, welche den Ileuminhalt verzögern und segmentieren. Durch Dehnung der Ileumwand über ein Schwellenpotential werden »high pressure waves« ausgelöst, welche den Klappenwiderstand überwinden. Retrograd bleibt die Klappe dicht, so daß der Zäkuminhalt erst bei hohem Druck ins Ileum regurgitiert. Zäkumkapazität und Compliance wurden nicht untersucht. Jedoch unterstützen die Resultate dieser Versuchsanordnung die Hypothese, daß das ileozäkale Segment nach Isolation und Stielung am ileokolischen Gefäß-Nerven-Bündel elektrophysiologisch intakt bleibt.

Diese anatomischen und pathophysiologischen Voraussetzungen lassen vermuten, daß das Zäkum als genuines Kapazitätsgefäß einen physiologischen Rektumersatz bieten könnte. Folgende potentiellen Vorteile und attraktiven Gesichtspunkte gegenüber herkömmlichen Verfahren rechtfertigen die Prüfung des Zäkums als Rektumersatz:

1. Das Zäkum kann als vaskulär und neural integres Darmsegment verwendet werden, ohne daß die Kapazität durch Konstruktion eines Darmbeutels erhöht werden muß. Es bedarf keiner longitudinalen Transsektion des Kolons wie zur Konstruktion der Kolon-J-Pouch. Nach analer Anastomose resultiert keine schmale (potentiell ischämiegefährdete) Gewebebrücke zwischen 2 T-förmig angeordneten Staplerreihen (extrinsische und intrinsische Versorgung bleiben intakt).
2. Die Mobilisation der linken Kolonflexur ist nicht notwendig, so daß die Laparotomie auf den Unter- und Mittelbauch beschränkt bleibt.
3. Zäkum und ileozäkale Klappe werden einfach zugänglich, wodurch mehr Informationen über Eigenschaften, Pathophysiologie und Funktion dieses Organs gewonnen werden.
4. In der Situation nach vorangegangener Rektumresektion und kurzem Restkolon bietet diese Technik die einzige Chance für einen nochmaligen sphinktererhaltenden Eingriff.

Auf der Suche nach einem idealen Rektumersatz werden nachfolgend *Sicherheit, Defäkationsqualität und anorektale Funktion* der Zäkum-Pouch-analen Rekonstruktion geprüft.

8.2 Kasuistik und Normkollektiv

8.2.1 Patienten

30 Patienten mit Rektumtumor zwischen 4 und 10 cm ab LAC wurden sphinktererhaltend operiert (Tabelle 8.1). Der Rektumersatz erfolgte in allen Fällen mittels ileozäkaler Interpositionspouch. Sämtliche Patienten wurden durch das gleiche Team operiert.

Präoperativ wurden alle Patienten in einer interdisziplinären koloproktologischen Sprechstunde (Chirurgie/Gastroenterologie) standardisiert abgeklärt: Clinical staging, Endoskopie bzw. Biopsie, endorektaler und abdominaler Ultraschall. Das Clinical staging wurde nach Mason [8] durchgeführt. Die endorektale Sonographie erfolgte bei allen Patienten mit dem Gerät von Brüel-Kjär durch denselben Untersucher (MvF). Bei fixiertem Tumor und Verdacht auf ein T4-Karzinom wurde präoperativ zusätzlich eine Computertomographie des Abdomens angeordnet. Von den in Tabelle 8.1 charakterisierten 30 Patienten hatten 3 eine präoperative und 5 eine postoperative Radiotherapie vor Stomaverschluß. Die präoperative Radiotherapie wurde mit einer Gesamtdosis von 40 Gy über 6 Wochen appliziert. Nach einem Intervall von 4–6 Wochen wurde die Operation angeschlossen. Die postoperative Radiotherapie wurde 4 Wochen nach der Operation unter Kolostomieschutz begonnen und mit einer Dosis von 50 Gy über 6 Wochen appliziert. Eine kombinierte postoperative Radiochemotherapie erhielten 3 Patienten. Die Indikation zur adjuvanten Therapie wurde bei wenig differenzierten und uT3/uT4-Tumoren gestellt. Alle anderen Patienten wurden mit einer totalen mesorektalen und weit lateralen Rektumresektion [9] behandelt. Sämtliche Patienten wurden präoperativ ausführlich über Krankheit, therapeutische Optionen, geplantes Vorgehen und Risiken der Operation informiert.

Tabelle 8.1. Patientencharakteristika

Patienten (n)		30
Alter (J)	Mittel	65
	Bereich	44–85
Geschlecht	Männlich	20
	Weiblich	10
Tumorlokalisation (cm) (*oberhalb LAC*)	Mittel	5
	Bereich	4–9
TNM-Stadium	I (+Adenom)	4
	II	14
	III	11
	IV	1
Differenzierungsgrad	Hoch	5
	Mäßig	20
	Wenig	5
Sicherheitsabstand (cm) (kaudal)	Mittel	3.4
	Bereich	2–6
Anastomosenhöhe	High anal (Apex)	15
	Low anal (LAC)	15
Anastomosentechnik	Stapler	15
	Handnaht transanal	15
Temporäres Stoma	(3 Monate)	30

Tabelle 8.2. Charakteristika des Normalkollektivs

		Probanden
Probanden (n)		15
Alter	Mittelwert	62.3
	Bereich	41–81
Geschlecht	Weiblich	6
	Männlich	9
Empfindungsschwelle (ml)	Mittelwert	147.4
	Bereich	78–290
Maximal tolerables Volumen (ml)	Mittelwert	312.4
	Bereich	188–425
Compliance (ml/cm/H_2O)	Mittelwert	6.14
	Bereich	2.2–14.2
Kolontransitzeit (h)	Normzeitgrenze	<72
Evakuation	Normal	15
	Akkumulation im Rektum	–

8.2.2
Normkollektiv

Reservoircharakteristika und Kolontransitzeiten von 20 untersuchten Patienten (Sechsmonatskontrolle) wurden 15 Probanden gegenübergestellt, welche in Alter und Geschlecht vergleichbar waren. Das Normkollektiv erfüllte die folgenden Voraussetzungen:

- normale Mobilität
- keine abdominalen oder analen Voroperationen
- keine stuhlregulierenden Mittel
- keine Medikamente, welche die Darmmotilität beeinflussen
- 60 min vor Proktometrographie: 1 Practo-Clyss zur Säuberung der Rektumampulle

Die Tabelle 8.2 dient der Definition des Normkollektivs. Daten für Reservoircharakteristika und Transitzeiten des Patientenkollektivs werden in Abschn. 8.6.2 behandelt.

8.3
Untersuchungsprotokoll und Statistik

8.3.1
Untersuchungsprotokoll

Die Untersuchungen erfolgten nach einem standardisierten Protokoll. Kolonoskopie und Defäkographie wurden durch bestimmte Spezialisten (Gastroenterologie, Radiologie) durchgeführt. Die übrigen Untersuchungen erfolgten durch das gleiche interdisziplinäre Team. Das Untersuchungsprotokoll ist durch die ethische Kommission der Fakultät geprüft und in dieser Form genehmigt worden.

Das Protokoll beinhaltet folgende Untersuchungen und Sequenzen:

Präoperativ

Funktionelle Anamnese

Kontinenzgrad: (Kirwan-Parks [10])	Kontinent
	Unkontrollierter Flatus
	Inkontinenz Gas/flüssiger Stuhl
	Inkontinenz Gas/flüssige/feste Stühle
	Kolostoma
Stuhlfrequenz:	<2/Woche
	<2/24 h
	2–5/24 h
	>5/24 h
Stuhlkonsistenz:	Solid
	Breiig
	Flüssig
Stuhlschmieren:	Fehlt
	Nachts
	Tags und nachts
Warnungsperiode:	>30 min
	<30 min/>2 min
	<2 min
	Fehlt
Diskrimination:	Normal
	Schwach
	Fehlt
Stuhldrang:	Normal
	Imperativ
Einlagen:	Nicht nötig
	Gelegentlich
	Konstant
Miktion:	Normal
	Gestört
Erektion:	Normal
	Gestört
Ejakulation:	Normal
	Gestört

Rektoskopie/Kolonoskopie

- Tumorhöhe (mm ab Linea dentata)
- Quadrantenbefall
- Zweitkarzinom
- Strahlenstenose

Sphinktermanometrie

- Ruhedruck (mm Hg)
- Preßdruck (mm Hg)
- Rektoanaler Inhibitionsreflex
- Länge der »high pressure zone«

Endoanale Sonographie

- Puborectalis
  - Hypodense Zone
  - Hyperdense Zone
  - Mischecho
- Internus
  - Durchmesser bei 3 Uhr (mm)
  - Durchmesser bei 9 Uhr (mm)
  - Hypodenser Ring
  - Hyperdense Zone

Defäkographie

- Anorektaler Winkel (Grad)
  - Ruhe
  - Pressen
- Beckenbodendeszensus
  - Ruhe
  - Pressen
  - Kontraktion
- Evakuation
  - Vollständig
  - Unvollständig

Perioperativ:

- Tumorstadium
- Tumorgrading
- Kaudaler Sicherheitsabstand
- Anastomosenhöhe
  - High anal
  - Low anal
- Anastomosentechnik
  - Stapler
  - Hand
- Eingriffsart
  - Kurativ
  - Palliativ
- Reoperation

Komplikationen

- Anastomoseninsuffizienz
  - Klinisch
  - Radiologisch
- Pelvine Sepsis
- Wundinfekt
- Urininfekt
- Pneumonie
- Stomaprobleme
- Anzahl Erythrozytenkonzentrate
- Miktionsprobleme

Vor Stomaverschluß (3 Monate postoperativ)

- Anale digitale Untersuchung (schonende Dehnung der Anastomose)
- Peritrasteinlauf (durch kaudalen Stomaschenkel)
- Sphinktermanometrie (s. präoperativ)

Sechsmonatskontrolle

- Funktionelle Anamnese (s. präoperativ)
- Kolonoskopie
- Sphinktermanometrie (s. präoperativ)
- Endoanale Sonographie (s. präoperativ)
- Defäkographie (s. präoperativ)

Proktometrographie

- Empfindungsschwelle (ml)
- Maximal tolerables Volumen (ml)
- Compliancemessung (ml/cm H_2O)

Radiomarkertest

- Kolontransitzeit (h)
- Evakuation der Marker
  - Normal
  - Akkumulation

Proktometrographie und Kolontransitstudie wurden erst postoperativ durchgeführt, da diese Untersuchungen präoperativ wegen karzinombedingten Veränderungen wenig aussagekräftig sind. Diese Sechsmonatskontrollresultate wurden einem in Alter und Geschlecht vergleichbaren Normkollektiv gegenübergestellt.

Zu diesem Zeitpunkt erfolgte auch eine endorektale Sonographie zur Anastomosen- und perirektalen Kontrolle bezüglich Tumorrezidiv. Die übrigen Untersuchungen zur Tumornachsorge erfolgten in einer speziellen Sprechstunde.

Zwölfmonatskontrolle

- Funktionelle Anamnese (s. präoperativ)
- Digitale Untersuchung
- Endorektale Untersuchung zur Tumornachsorge

Bisher wurden 30 Patienten prä- und perioperativ untersucht. Davon haben 20 Patienten das protektive Transversostoma verschlossen und die Sechsmonatskontrolle vollendet. In 13 Fällen ist die Zwölfmonatskontrolle abgeschlossen.

8.3.2
Statistik

Alle Daten werden als Mittelwert und Bereich angegeben. Die manometrischen und physiologischen Daten zwischen vergleichbaren Gruppen werden mittels Varianzanalyse (Student-t-Test) ausgewertet. Differenzen zwischen unabhängigen Gruppen werden mit dem nichtparametrischen Mann-Whitney-U-rank-Summentest analysiert. Ein p-Wert < 0,05 wird als statistisch signifikant definiert.

Die Daten sind teilweise in graphischer Form wiedergegeben. Dafür wurde die Box & Whisker-Darstellung gewählt (Abb. 8.4). Der Medianwert wird im Datenbereich zwischen den 25%–75%-Percentilen berechnet (quadratische Fläche). Minimal- und Maximalwert sind als Querbalken bezeichnet.

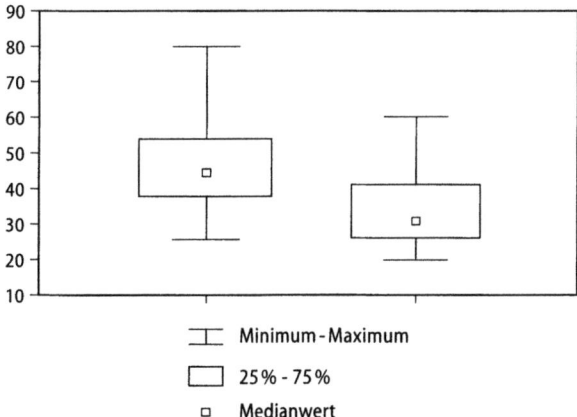

Abb. 8.4. »Box & Whisker«-Darstellung

8.4
Untersuchungstechnik

6 Monate postoperativ bzw. 3 Monate nach Stomaverschluß wurden die Patienten bezüglich subjektivem Befinden, Defäkations- und Lebensqualität befragt. Die Defäkationssteuernden Parameter wurden mittels bewährter Standardmethoden gemessen.

8.4.1
Defäkationsqualität

Damit diese Resultate mit den Daten der Literatur verglichen werden können, wurden 3 Funktionsscores verwendet. Zuerst wird durch Bewertung der funktionellen Anamnese ein Score erstellt. Der zweite Funktionsscore wurde durch Paty et al. [11] kürzlich publiziert. Diese Gruppe publizierte die größte Serie von Langzeitergebnissen nach CAA. Zudem wurden 50% der Patienten mit einer adjuvanten Radiotherapie behandelt. Die Feinkontinenzstörung wurde mit einem Score, welcher an der Mayo-Klinik [12] verwendet wird, beurteilt. Schließlich werden die Patienten nach ihrem subjektiven Befinden und der Zufriedenheit mit der Funktion des Neorektums befragt.

1. Funktionsscore nach Paty et al. [11]
(Sloan Memorial Kettering CC, New York)

Diese Gruppe untersuchte 81 Patienten nach CAA mit einer mittleren Nachbeobachtungszeit von 4,5 Jahren. Als Endpunkte zur Beurteilung der Defäkationsqualität wurden Kontinenz, Stuhlfrequenz, imperativer Stuhldrang und Entleerungsstörungen insbesondere multiple Evakuation mit Stuhlfragmentierung gewählt (Tabelle 8.3).

Tabelle 8.3. Funktionsscore nach Paty et al.[11]

1.	Ausgezeichnet	Normale Kontinenz 1–2 Entleerungen pro Tag Gute Evakuation
2.	Gut	Gasinkontinenz 3–4 Entleerungen pro Tag Gelegentlich multiple Evakuationen
3.	Mäßig	Inkontinenz für flüssigen Stuhl 5–6 Entleerungen pro Tag Häufig multiple Evakuationen
4.	Schlecht	Inkontinenz für festen Stuhl > 6 Entleerungen pro Tag Evakuation nur nach Einlauf

Zur Beurteilung der Kontinenz wurde in diesem Score das Schema von Kirwan et al. [10] verwendet. Als multiple Evakuation wurde unvollständige Entleerung mit persistierendem Stuhldrang, welche das wiederholte Aufsuchen der Toilette in kurzen Zeitabständen notwendig machte, verstanden. Dieser Score gibt keine Auskunft über Feinkontinenzstörungen, d. h. Stuhlschmieren tags/nachts (soiling), gelegentliches Stuhltropfen (seepage) und Diskriminationsstörungen. Die Notwendigkeit Einlagen (pads) zu tragen, ein guter subjektiver Maßstab zur Beurteilung der inneren Unsicherheit bezüglich Kontinenzvermögen, wurde ebenso nicht berücksichtigt.

2. Kontinenzscore der Mayo-Klinik [12] (Rochester, Minnesota) (Tabelle 8.4)

Die Kontinenz gilt als perfekt, wenn weder Stuhltropfen noch Stuhlschmieren eintreten. Tropfen (seepage) bedeutet gelegentliche geringe Verschmutzung der Unterwäsche tags oder nachts. Schmieren (soilage) bedeutet tragen von Einlagen tags oder nachts.

Tabelle 8.4. Kontinenzscore Mayo-Clinic

Inkontinenz
Keine
Stuhltropfen *(seepage)*
Stuhlschmieren *(soiling)*

3. Funktionsscore (Interdisziplinäre Koloproktologie, KSB)

Durch Bewertung der aus der funktionellen Anamnese erhobenen Parameter mit je einem Punkt (bei gutem Resultat) und Addition der Anzahl Stuhlentleerungen pro 24 h wurde ein Score zur Beurteilung der Defäkations- und Lebensqualität kreiert. Dieser Score wird mit den präoperativ erhobenen Daten und dem Normkollektiv verglichen.

Defäkationsqualität (Score)

Kontinenzgrad: (Kirwan-Parks) [10]	Kontinent	1
	Unkontrollierter Flatus	2
	Inkontinenz Gas/ flüssiger Stuhl	3
	Inkontinenz für Gas/ flüssige/feste Stühle	4
	Kolostoma	5
Stuhlfrequenz:	Anzahl Entleerungen/24 h	n
Stuhlkonsistenz:	Solid	1
	Breiig	2
	Flüssig	3
Stuhlschmieren:	Fehlt	1
	Nachts	2
	Tags und nachts	3
Warnungsperiode:	>30 min	1
	<30 min/>2 min	2
	<2 min	3
	Fehlt	4
Diskrimination:	Normal	1
	Schwach	2
	Fehlt	3
Stuhldrang:	Normal	1
	Imperativ	2
Einlagen:	Nicht nötig	1
	Gelegentlich	2
	Konstant	3

Lebensqualität (Score)

Defäkationsqualität	Score	n
Miktion	Normal	1
	Gestört	2
Sexualität	Normal	1
	Gestört	2
Soziales Leben	Normal	1
	Gestört	2
Arbeitsfähigkeit (Rentnertätigkeit)	Normal	1
	Gestört	2

Score

	Defäkationsqualität	Lebensqualität
Gut	8,0–9,5	12–13,5
Befriedigend	10,0–11,5	14–15,5
Unbefriedigend	12,0–14,0	16–18

Tabelle 8.5. Subjektive Beurteilung des Operationserfolges

Subjektives Resultat	Definition
Sehr gut	Defäkationsqualität wie präoperativ
Gut	Geringe Einschränkungen (fühlt sich wenig gestört)
Genügend	Störungen täglich
Schlecht	Wunsch nach Kolostoma

4. Subjektive Zufriedenheit

Diese berücksichtigt ähnlich der Visick-Klassifikation persönliches Empfinden und Beurteilung des Operationsresultates durch die Patienten (Tabelle 8.5)

8.4.2
Anale Manometrie

Der Sphinkterdruck der Patienten wurde in Linksseitenlage gemessen. Dazu wurde die Perfusionskathetertechnik verwendet [13, 14]. Ein wasserperfundierter Katheter mit apikal 4 offenen Stellen, welche zirkulär verteilt und mit einem longitudinalen Abstand von 1 cm angelegt sind, wird mit Drucktransducern eines pneumohydraulischen, kapillären Perfusionssystems [13] konnektiert.

Gemessen wurde *Ruhe- und Preßdruckprofil* mittels Durchzugsmethode. Die physiologische *Sphinkterlänge* war als »Hochdruckzone« innerhalb des Ruhedruckprofils definiert.

Der *rektoanale Inhibitionsreflex* wurde mittels transanal eingeführten Latexballons an der Spitze des Katheters ausgelöst. Nach Stabilisierung des Ruhedruckes während 1–2minütiger Registrierung, wurden mit schneller Bewegung 50 ml Luft in den Ballon insuffliert und wieder entfernt. Ein positiver Reflex war als Abfall des Ruhedruckes von der Grundlinie um mehr als 20 % während 30–60 s definiert. Dasselbe Procedere wurde nach jeweils 2 min zweimal wiederholt.

8.4.3
Endoanale Sonographie

Die Patienten wurden in Linksseitenlage durch einen Untersucher (MvF) mit einer mit 7 MHz rotierenden Ultraschallsonde (Brüel Kjär 1860) untersucht. Der Schallkopf wurde mit einem wassergefüllten Plastikkonus überzogen und im Analkanal plaziert. Dadurch ergaben sich konzentrische Serienbilder von SAI und SAE auf verschiedenen Höhen. Primär wurde eine Tumorinfiltration des Sphinkters ausgeschlossen sowie Durchmesser und Morphologie des SAI und SAE auf Höhe des M. puborectalis geprüft. Dabei ist der ca. 7–9 mm dicke M. puborectalis V-förmig nach vorne offen dargestellt und erzeugt ein streiffig gemischtes Echomuster. Der SAI bildet einen hypoechogenen Ring von ca. 2–3 mm Durchmesser. Gleichzeitig wurde mittels endorektaler Sonographie das Tumorstaging vorgenommen. Die Proktoskopie bzw. Kolonoskopie diente zur Festlegung von Tumorunterrand und zur Biopsie.

8.4.4
Proktometrographie

Die Proktometrographie untersucht Rektumsensibilität (Empfindungsschwelle für Volumen), Rektumkapazität und Rektumcompliance d.h. die Volumen-Druck-Beziehung.

Ein apikal offener Doppellumenkatheter mit hochdehnbarem Latexballon an der Spitze wurde transanal im Rektum bzw. Reservoir plaziert. Durch den einen Kanal wurden 50 ml H_2O/min kontinuierlich infundiert und über den zweiten Lumen der intraluminale Druck mittels Transducer (Dantec) registriert. Der Mikrotransducer wurde für den Druckbereich 0–100 cm H_2O kalibriert, die »chart«-Geschwindigkeit betrug 10 mm/s.

Die Untersuchung erfolgte bei leerer Blase und Rektum. Erste Empfindung, Defäkationsdrang und permanenter schmerzhafter Urge wurden durch Handheben registriert. Letzterer wurde als maximal tolerables Volumen gewertet.

Die Dehnbarkeit bzw. Compliance ($\Delta V/\Delta P$ ml/cm H_2O) ließ sich aus folgender Division errechnen:

*Maximal tolerables Volumen /
(intraluminaler Druck − Balloneigendruck).*

Der Balloneigendruck betrug nach Instillation von 50 ml H_2O konstant 16 cm H_2O. Dieser Druck blieb bei Füllung bis 1000 ml H_2O konstant. Die Zuverlässigkeit dieser Methode wurde durch Varma et al. [15] mehrfach geprüft und ergab reproduzierbare Resultate.

8.4.5
Defäkographie

Die verwendete Technik basiert auf der Methode von Mahieu et al. [16]. Die Untersuchung wurde bei allen Patienten durch das gleiche Team des Departementes Radiologie am KSB durchgeführt. Das Rektum des Patienten wurde in Linksseitenlage mit einer barium- und stärkehaltigen Paste (Polybar) von stuhlähnlicher Konsistenz, gefüllt. Der Patient wurde auf einer strahlendurchlässigen Kommode plaziert und mittels serieller Röntgenaufnahmen untersucht. Statische Aufnahmen erfolgten im Ruhezustand, bei Sphinkterkontraktion, beim Pressen ohne Defäkation, beim Husten und letztlich während der Defäkation.

Der *anorektale Winkel* wurde in Ruhe und beim Pressen gemessen. Er war definiert als Winkel zwischen zentraler Analkanalachse und einer tangentialen Linie entlang der Rektumhinterwand.

Die *Beweglichkeit (Deszensus)* des anorektalen Übergangs bei Kontraktion und unter Defäkation (Pressen) wurde in Relation zu einem Referenzpunkt an der Tuberositas ossis ischii gemessen. Das Bewegungsausmaß wurde folgendermaßen berechnet:

- *Perineale Elevation:*   *Kontraktionswert – Wert im Ruhezustand*
- *Perinealer Deszensus:*   *Wert im Ruhezustand – Defäkationswert*
- *Perineale Beweglichkeit (total):*   *Kontraktionswert – Defäkationswert*

Die Entleerungsdynamik wurde mittels der Videoproktographie beurteilt. Durch Zusammensetzen der obigen Serienaufnahmen und Überspielen auf ein Videogerät wurde der Defäkationsakt zusammenhängend dargestellt. Durch Kontrastierung des Dünndarms mittels Gastrografin konnte die Douglas-Bewegung in Relation zum Beckenboden (Enterozele?) in verschiedenen Funktionszuständen beurteilt werden. Die Vollständigkeit der Entleerung im ersten bzw. weiteren Schub wurde registriert. Quantitative Messungen und Messungen der Flußgeschwindigkeit (ml/s) wurden nicht durchgeführt, da diese Methoden von vielen Variablen abhängig und daher letztlich nicht etabliert sind.

8.4.6
Kolontransitzeit und Evakuation

Die Bestimmung der Kolontransitzeit erfolgte mit Radiomarkern. Während 3 Tagen in 12stündlichen Abständen wurde eine Gelatinekapsel mit 10 röntgendichten Markern aus Polyurethan, 40% Bariumsulfat enthaltend, peroral appliziert. Am 4. Tage erfolgte eine Abdomenleeraufnahme im Stehen. Zwei Untersucher beurteilten unabhängig voneinander die Röntgenbilder bezüglich Anzahl, Lokalisation und Verteilung der verbliebenen Marker. Vor und während diesem Test durften die Patienten weder Laxativa noch motilitätsbeeinflussende Medikamente einnehmen. Die Transitzeit berechnete sich nach der folgenden Formel von Metcalf [17]:

(Summe der Marker × {Zeit zwischen Einnahmen/ Anzahl Markers pro Kapsel})

Anhand der Markerverteilung wurde eine eventuelle Evakuations- oder Motilitätsstörung im Kolorektum identifiziert.

8.5
Operationstechnik

Die Technik der Rektumresektion ist in Kap. 4.2 ausführlich beschrieben und wird nachfolgend nur stichwortartig aufgelistet, um die Reservoirkonstruktion im Zusammenhang darzustellen.

Präoperativ

- Kolonlavage mit 4 l Fordtran-Lösung.
- Anzeichnen der Kolostomiestelle für einen protektiven Anus praeter (AP) transversalis dexter.
- Bei Patienten mit vollständiger Obstruktion und Ileus erfolgt primär ein Kolostoma (AP tranversalis dexter) für 10 Tage zur Korrektur von Wasser- und Elektrolythaushalt und zur Verbesserung des Albuminstatus mittels hochkalorischer parenteraler Ernährung. Der orthograden Darmspülung und präoperativen Kolonoskopie folgen die übrigen Abklärungen.
- Antibiotika-Single-Shoot-Prophylaxe mit Mandokef und Tiberal; Wiederholung nach 3 h Operationszeit.

Perioperativ

- Modifizierte Steinschnittlagerung mit beweglichen Beinstützen zur peroperativen Verlagerung der Beine
- Ausspülen des Rektums mit zytotoxischer Betadinelösung und Belassen eines Ballonkatheters (30 Charr) mit aufgeblasenem Ballon als peroperative Ortungshilfe und Möglichkeit zur Lavage vor Absetzen des Rektums

Operationstechnik

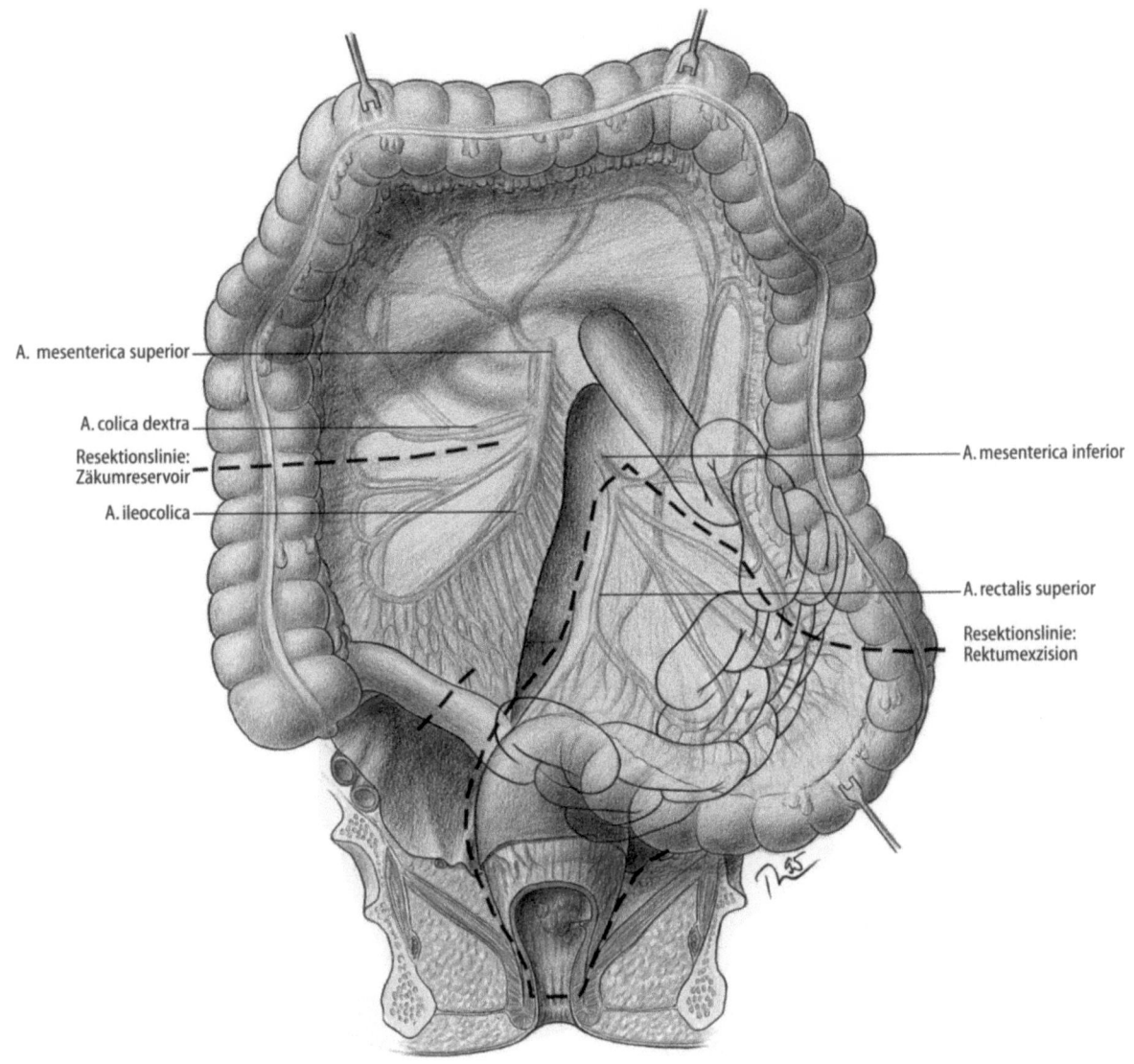

Abb. 8.5 a. Resektionslinien zur Rektumresektion und ileozäkalen Präparation. **b** und **c** s. S. 106, 107

- Mediane Laparotomie handbreit oberhalb des Nabels bis zur Symphyse unter Linksumschneiden des Nabels
- Einsetzen des automatischen Rahmenhalters
- Revision des Abdomens und Suche nach Metastasen
- Intraoperative Sonographie der Leber mit einem linearen Scanner (T-förmig, 5 MHz)
- Exposition des Operationsgebietes mit einem automatischen Hakenhalter (Oktopus)

Abdominale Phase

- Mobilisation des Sigmas (Präparation mit der Hochfrequenzdiathermie), *keine Mobilisation der linken Kolonflexur*
- Inzision des Peritoneums zur Festlegung des Resektionsausmaßes (Abb. 8.5 a):
  - *pararektal beidseitig*
  - *ventral dorsal der Denonvillier-Faszie*
  - *pararektal rechts nach kranial bis zum Treitz-Band*
  - *Pankreasunterrand*
  - *Mesosigma Höhe mittleres Sigma*
- Zentrale Ligatur der A. mesenterica inferior, Ligatur der V. mesenterica inferior am Pankreasunterrand, Versorgung des lymphovaskulären Stieles

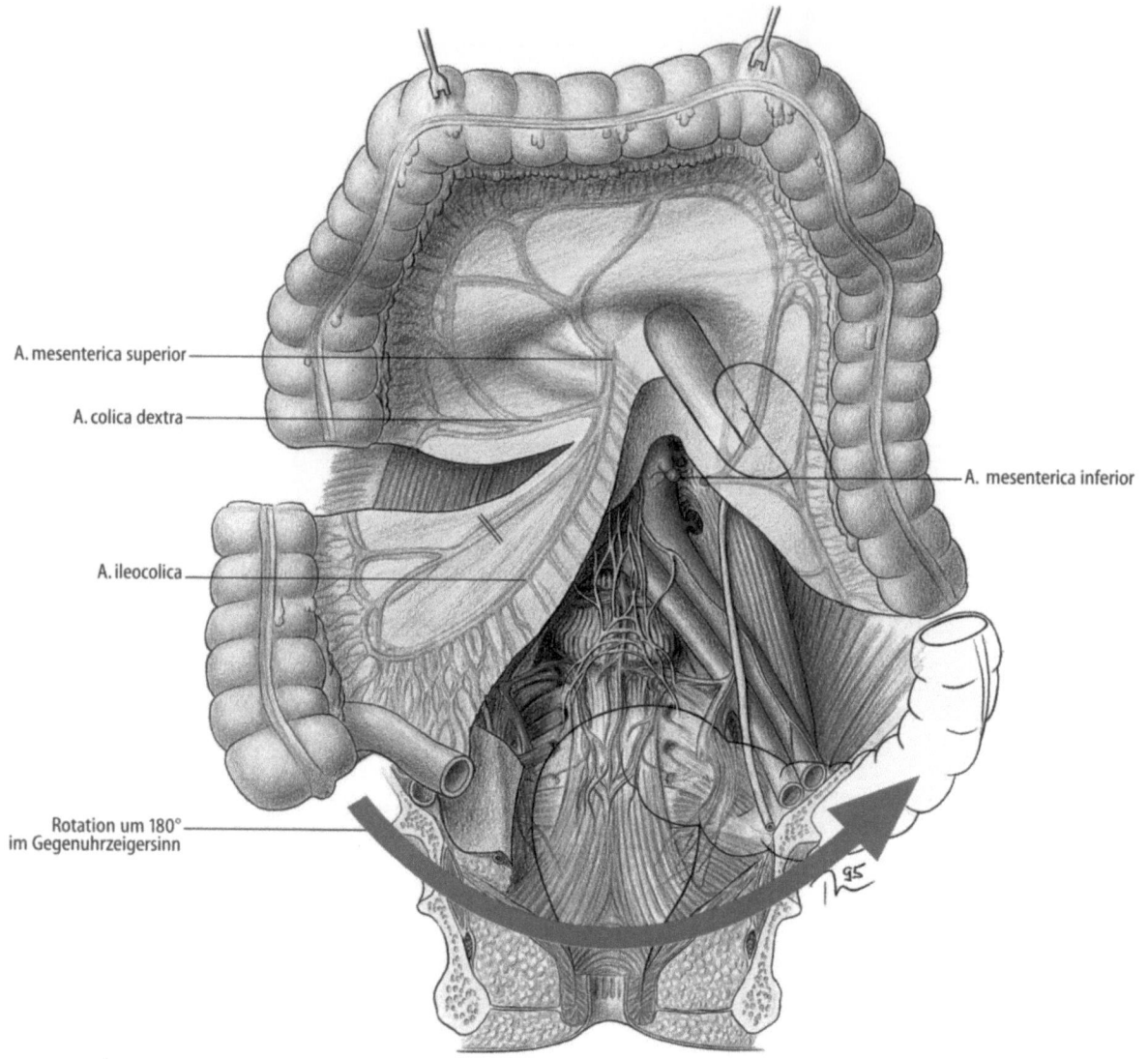

- Absetzen des Sigmas auf Scheitelhöhe mit dem GIA-60
- Eröffnen des präsakralen Raumes zwischen Präsakralfaszie und viszeraler Rektumfaszie
- Eröffnen des Denonvillier-Raumes dorsal der Denonvillier-Faszie, Lokalisieren der Samenblasen
- Durchtrennung der lateralen Bänder ohne Eröffnen der endopelvinen Faszie
- Freilegen von M. levator ani und M. puborectalis, bis der intersphinktäre Raum klar sichtbar wird. (Perineale Kompression durch die Faust des Assistenten oder den sog. Rektumstempel kann hilfreich sein.)
- Anlegen der rechtwinkligen Rektumklemme oder einer ersten Staplerreihe (Triple-Stapling-Technik)

Abb. 8.5 b. Ileozäkales Segment

unterhalb des Tumors und Rektumlavage mit zytotoxischer Betadinelösung durch den intrarektal liegenden Blasenkatheter
- Oberhalb des M. puborectalis Anlegen des 30 mm-PLC (3 M) und querer Verschluß des kranialen Analkanals

Konstruktion des Zäkumreservoirs

- Ein 20–25 cm langes ileozäkales Segment (5 cm Ileum und 15–20 cm Colon ascendens) wird am mesente-

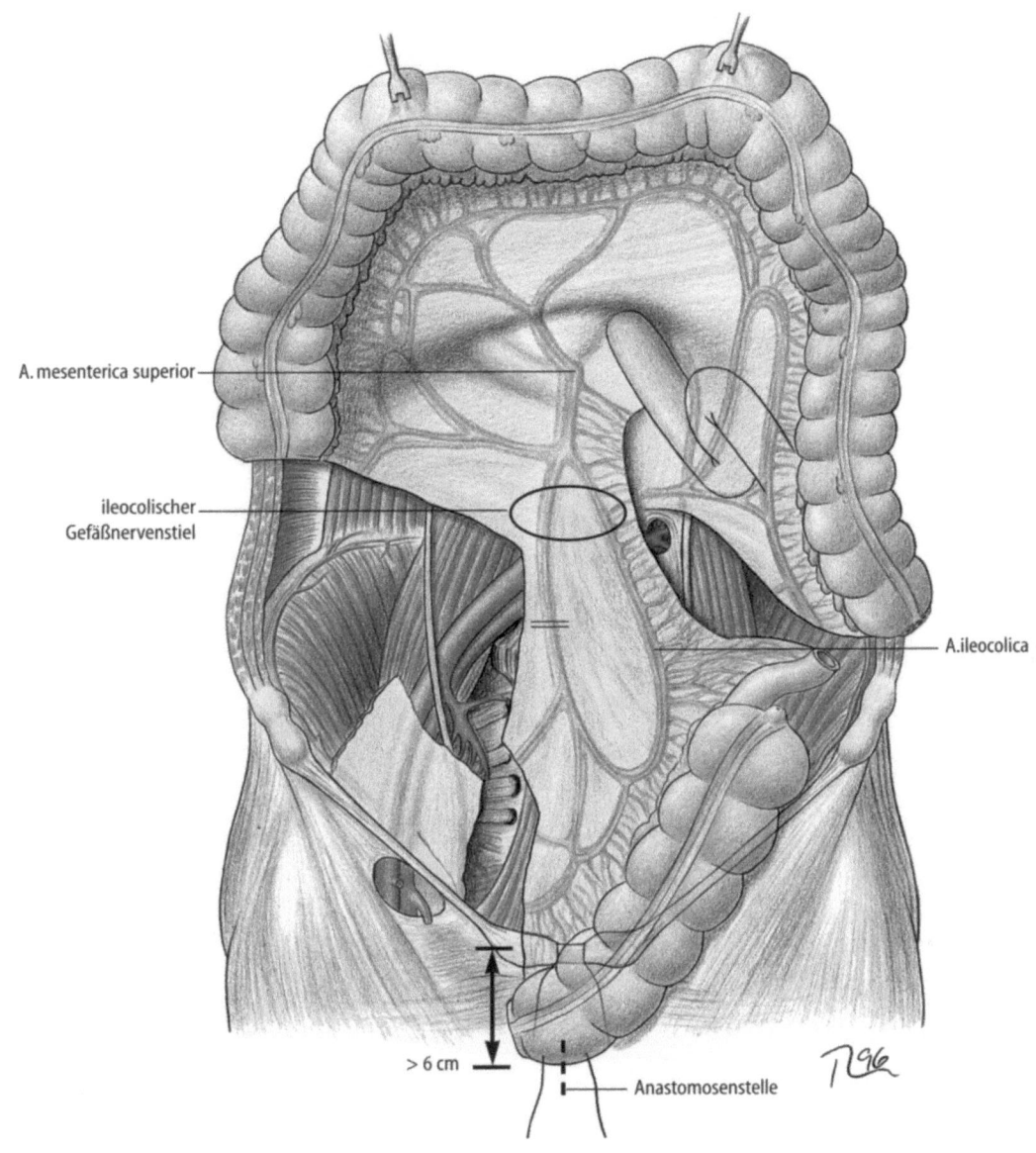

Abb. 8.5 c. Transposition zur ileozäkalen Interposition

rialen Gefäß-Nerven-Bündel gestielt (Abb. 8.5b). Das Colon ascendens wird auf Höhe der A. colica dextra mit dem GIA-60 Stapler quer verschlossen und mit 4–0 Maxon übernäht. Circa 1 cm proximal der Staplerreihe werden 2 Haltefäden für den späteren transanalen Durchzug fixiert. Immer erfolgt eine Gelegenheitsappendektomie.
- Drehung dieses Segmentes um 180° im Gegenuhrzeigersinn nach links und Transposition ins kleine Becken. Die Anastomosenstelle (zwischen den beiden Haltefäden) am Colon ascendens muß die Symphyse um 6 cm überragen, um eine spannungsfreie anale Anastomose zu gewähren (Abb. 8.5 c).

- Exposition des Analkanals von perineal mit dem Lone-Starr-Retraktor eingestellt, Mukosektomie der UEZ nach POR-8-Instillation und Vorlegen der Fäden an der Linea dentata mit doppeltarmiertem 4–0 Maxon. Durchzug des Reservoirs, Fixation am proximalen Analkanal, Eröffnen und Naht der aszendoanalen Anastomose.

Kapitel 8 Konzept und funktionelle Analyse der ileozäkalen Interposition als neues Verfahren zum Rektumersatz

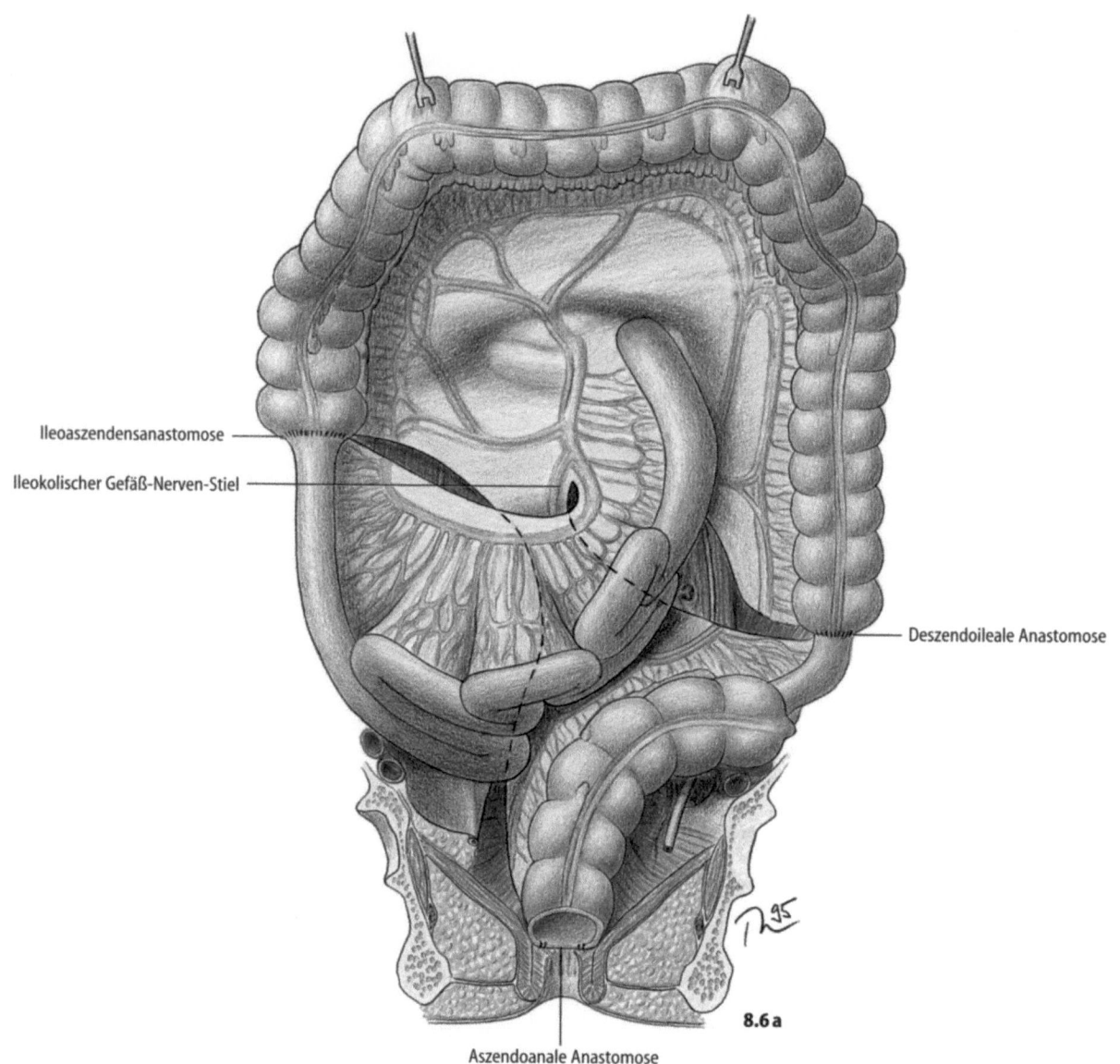

Ileoaszendensanastomose
Ileokolischer Gefäß-Nerven-Stiel
Deszendoileale Anastomose
Aszendoanale Anastomose

8.6a

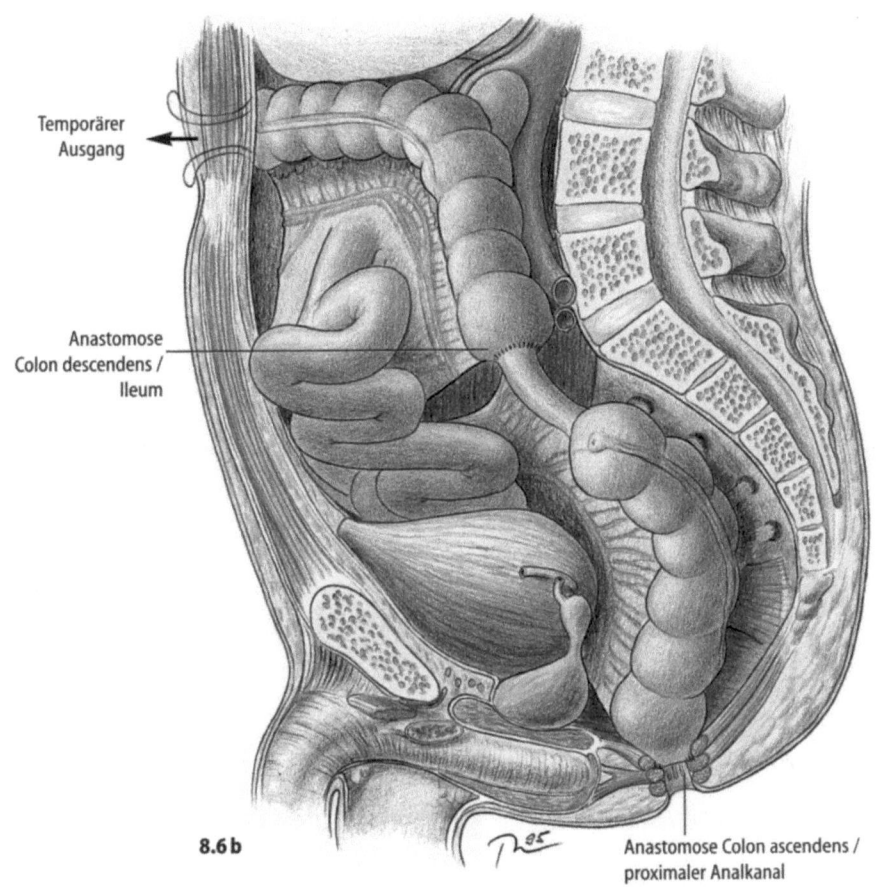

Abb. 8.6 a, b. Endzustand nach ileozäkaler Interposition: **a** a.-p.-Ansicht, **b** Seitenansicht

- Fortlaufende extramuköse Naht zwischen Deszendens und präzäkalem Ileum (Abb. 8.6 a), sowie zwischen kranialem Ileum und Colon ascendens mit 4–0 Maxon.
- Anlegen eines protektiven AP transversalis dexter oder einer doppelläufigen Ileostomie für 4–6 Wochen (Abb. 8.6 b).
- Verschluß des AP transversalis dexter lokal nach spindelförmigem Umschneiden und Exzision des evertierten Stomas. Naht der Vorderwand mit 4–0 Maxon in fortlaufender extramuköser Nahttechnik.

8.6
Ergebnisse

8.6.1
Morbidität

Die Morbidität berücksichtigt perioperative Komplikationen bis zum Stomaverschluß und Spätkomplikationen. Perioperativ und im Spätverlauf verstarb ein Patient an einem akuten Myokardinfarkt 3 Tage postoperativ, trotz präoperativer Risikokalkulation mittels Dipyridamolszintigraphie *(Letalität: 3,3 %)*.

Die *Gesamtmorbidität* betrug *16,5 %*. Dabei wurden alle 30 Patienten, d. h. auch Patienten mit Interpositionsreservoir infolge spezieller Indikation (Strahlenproktitis) berücksichtigt. Alle Komplikationen traten in der Anfangsphase (Patienten 1–20) auf (Tabelle 8.6). Die letzten 10 Patienten hatten keine Komplikationen.

Perioperative Morbidität (3,3 %)

■ **Pelviner Infekt (3,3 %):** Von 30 Patienten entwickelte eine Patientin nach totaler Rektumresektion wegen komplizierter Strahlenproktitis am 12. postoperativen Tag einen lokalisierten präsakralen Abszeß (Durchmesser 2 cm), welcher computertomographisch gezielt punktiert wurde. Der weitere Verlauf war komplikationslos. Keiner der 29 Patienten, die wegen Rektumkarzinom operiert wurden, hatten eine klinisch relevante Anastomoseninsuffizienz oder einen pelvinen Infekt.

■ **Postoperative Infekte (0 %):** Während dem Klinikaufenthalt traten weder Pneumonie noch Urininfekt auf. Alle Patienten erhielten perioperativ intensive Atemtherapie mittels Peep weaner und der Urin wurde mittles Cystofix drainiert.

■ **Erythrozytenkonzentrate (6,6 %):** Zwei Patienten mit villösem Riesenadenom erhielten perioperativ Erythrozytenkonzentrate. Bei den anderen wurde das präoperativ entzogene Eigenblut retransfundiert. Es wurden keine Wundinfekte beobachtet.

Zwei Patienten hatten postoperativ bis zum Stomaverschluß regelmäßig peranal Schleim- bzw. Flüssigkeitsabgang. Die radiologische Anastomosenkontrolle mit Peritrast zeigte keine Fistel. Drei Monate postoperativ, vor Stomaverschluß, konnte kolonoskopisch und radiographisch keine Ursache für diese Sekretion gefunden werden.

Langzeitmorbidität (13,2 %)

Nach Stomaverschluß hatten 4 Patienten im späteren Verlauf eine Komplikation. Beide obig beschriebenen Patienten mit permanenter peranaler Sekretion entwickelten eine ureterozäkale bzw. präsakrale Fistel. Die beiden anderen Patienten wiesen je eine Ringstenose der Anastomose an der Linea dentata (LDA) bzw. am anorektalen Übergang (high anal) auf. Alle 4 Probleme mußten operativ angegangen werden.

■ **Fistel (6,6 %):** Eine lange nicht erkannte *ureterokolische Fistel* führte im Spätverlauf zu Diarrhöe und Inkontinenz für flüssigen Stuhl und Gas. Nach operativer Sanierung war der Patient beschwerdefrei. Eine späte *Fistel, ausgehend von der zäkoanalen Nahtreihe,* zwang 1 Monat nach Stomaverschluß zur erneuten Anlage des protektiven Stomas. Nachdem die Fistel radiologisch kleiner geworden war, wurde sie durch einen parasakralen, suprasphinktären Zugang exzidiert, verschlossen und mittels eines M.-glutaeus-maximus-Verschiebelappens gedeckt.

Tabelle 8.6. Komplikationen nach ileozäkaler Interposition

Patient	Komplikation	Zeitpunkt	Diagnostik	Therapie	Verlauf
K. E./76 J/f *Strahlenproktitis*	Präsakraler Abszeß	12. Tag postoperativ	Computertomographie	CT-gesteuerte Punktion	Bland
L. O./73/m *Rektumkarzinom T_2N_0*	Ureterozäkale Fistel	6 Mon postoperativ	Intravenöses Pyelogramm	Fistelexision Ureterstent	Bland
R. O./50/m *Rektumkarzinom T_3N_0*	Präsakrale Pouchfistel	5 Mon postoperativ	Computertomographie	Fistelexision parasakral	Rezidiv
S. E./77/m *Rektumkarzinom T_2N_0*	Ringstenose an der LDA-Anastomose	5 Mon postoperativ	Digital	Spaltung Narbensegel	Bland
C. F./55/w *Liposarkom*	Ringstenose an der Klammeranastomose	3 Mon postoperativ	Digital	Dilatation Spaltung	Bland

■ **Striktur (6,6%):** Eine *Ringstenose* der Anastomose an der Linea dentata wurde 1 Monat nach Stomaverschluß gespalten. Dadurch verbesserte sich die Evakuation im weiteren Verlauf. Eine zweite Ringstenose nach Klammeranastomose oberhalb des anorektalen Übergangs wurde zweimal pneumatisch dilatiert und schließlich transanal operativ gespalten.

Die Gesamtmorbidität war nach Low-anal-Anastomosen bzw. nach Handnaht (1 von 15) niedriger als nach High-anal-Klammeranastomosen (3 von 15). Das Alter der Patienten hatte keinen Einfluß auf die Morbidität.

8.6.2
Funktion nach 6 Monaten

Die folgenden Resultate betreffen 20 Patienten, welche 6 Monate postoperativ vollständig funktionell nachkontrolliert sind. Der Vergleich erfolgt mit den präoperativen Daten, wenn sinnvoll, bzw. mit einem in Alter und Geschlecht vergleichbaren Normkollektiv.

Defäkationsqualität

Die Resultate der *funktionellen Anamnese* sind als Funktionsscore, der mit einem Normkollektiv verglichen werden kann, aufgeführt. Die Daten sind auch im Funktionsscore von Paty et al. und dem der Mayo-Klinik wiedergegeben (s. 8.4).

1. Funktionelle Anamnese (Tabelle 8.7)

■ **Kontinenz:** 80% der Patienten waren vollständig kontinent für flüssigen Stuhl und für Gas. Feste oder breiige Stuhlkonsistenz vorausgesetzt, hatten 95% der Patienten kein Stuhlschmieren nachts. Eine schwere Inkontinenz, die ein permanentes Stoma erfordert hätte, wurde nicht beobachtet. Bei flüssiger Konsistenz

Tabelle 8.7.
Funktionelle Anamnese, 6 Monate postoperativ

		Patienten (n)	(%)
Kontinenzgrad (Kirwan-Parks)[10]	Kontinent	16	80
	Unkontrollierter Flatus	1	5
	Ink Gas/flüssiger Stuhl	3	15
	Ink Gas/flüssige/feste Stühle	–	
	Kolostoma	–	
Stuhlschmieren: regelmäßig (>3/Woche) Konsistenz fest/breiig	Fehlt	19	95
	Nachts	1	5
	Tag und Nacht	–	–
Stuhlkonsistenz:	Solid	18	90
	Breiig	2	10
	Flüssig	–	
Einlagen	Nicht notwendig	12	60
	Sicherheitsgefühl	7	35
	(<3/Woche nachts verschmutzt) Notwendig	1	5
Stuhlregulation	Keine	12	60
	Metamucil	7	35
	Laxativa	0	–
	Loperamid	1	5
Evakuation	Normal	14	70
	Multipel (fragmentiert)	6	30
	Unvollständig (subjektives Völlegefühl)	–	–
Warnungsperiode	<30 min/>2 min	20	100
	Fehlt/oder <2 min	–	
Diskrimination	Normal	20	100
	Schwach		
	Fehlt		
Stuhldrang	Normal	20	100
	Imperativ		

(Wasserinstillation, Fordtranspülung) wurden 15% der Patienten inkontinent.

35% der Patienten trugen Einlagen, weil sie bis zu dreimal wöchentlich nachts geringradiges Stuhltropfen oder -schmieren hatten (spillage oder soiling). Ein Patient (5%) hatte nachts regelmäßig Schmieren bei breiiger und flüssiger Konsistenz (ernährungsabhängig).

10% der Patienten hatten breiige Stuhlform. Diese konnte durch Ernährungsberatung und Metamucil verbessert werden. Nur ein Patient mit unregelmäßiger Ernährung und abendlichem Bierkonsum blieb therapieresistent.

- **Stuhlregulation:** 60% der Patienten bedurften keiner Maßnahmen. Am häufigsten (35%) wurde Metamucil zur Stuhlregulation verwendet. Ein Patient nahm Loperamid und Metamucil ein. Keiner der Patienten bedurfte medikamentöser Laxativa, digitaler Hilfe oder der Reservoirintubation als Entleerungshilfe.

- **Evakuation:** Stuhl- bzw. Gasdiskrimination war unabhängig von der Anastomosenhöhe bzw. Mukosektomie der UEZ bei allen Patienten vorhanden. Ebenso normal blieb die Warnungsperiode und Fähigkeit, den Stuhl über 30 min zurückzuhalten. Imperativer Stuhldrang wurde nicht beobachtet. 6 Patienten (30%) gaben multiple fragmentierte Evakuation an, d.h. sie mußten innerhalb 1 h zwischen 2 und 5mal die Toilette aufsuchen, um kleine Portionen zu lösen. Danach fand zwischen 1 und 3 Tagen keine Defäkation statt. Die Gründe der Stuhlfragmentierung waren Anitis bzw. Anastomositis (2 Patienten), entzündete Reservoirschleimhaut nach postoperativer Radiotherapie (2 Patienten) und ernährungsbedingt (2 Patienten). Lokale Salofalkeinläufe und Stuhlregulation mit Metamucil verbesserten die Symptomatik in allen Fällen.

Ein unvollständige Evakuation, d.h. das subjektive Gefühl nicht vollständig entleeren zu können, wurde bei keinem Patienten beobachtet.

- **Stuhlfrequenz:** Diese betrug durchschnittlich 2 (0-5) Entleerungen pro 24 h. 20% der Patienten hatten 3 Monate nach Stomaverschluß mehr als 3 Entleerungen pro Tag, wobei die Anzahl bei multipler Evakuationen innerhalb 1 h einzeln berücksichtigt wurde. Die Frequenz zeigte eine Korrelation zur Evakuationsstörung, jedoch nicht zur Kontinenz.

- **Einfluß der Anastomosenhöhe bzw. -technik** (Tabelle 8.8): Patienten nach Low-anal-Anastomose (Mukosektomie der UEZ, Analkanalspreizung zur Handnaht) hatten postoperativ häufiger Feinkontinenzstörungen als Patienten nach High-anal-Anastomosen

Tabelle 8.8. Anastomosenhöhe

	High anal 10	Low anal 10
Inkontinenz *Gas/flüssiger Stuhl*	1	3
Schmieren *(gelegentlich nachts)*	1	5
Einlagen	1	7
Fragmentation	4	2

(Double-Stapling-Technik) mit minimaler Dehnung des Analkanals.

Dies zeigte sich auch darin, daß 7 von 10 Patienten nach Low-anal-Anastomosen sicherheitshalber täglich Einlagen verwendeten. Patienten nach High-anal-Anastomose hatten vermehrt fragmentierte Entleerungen als Patienten nach Low-anal-Anastomose.

Das Alter der Patienten zeigte keinen Zusammenhang zu Kontinenzgrad und Evakuation, unabhängig von der verwendeten Technik.

Das Geschlecht der Patienten wies keine Korrelation zu Kontinenz, Stuhlfrequenz und Entleerungsschwierigkeiten auf.

Die *Defäkationsqualität* für dieses Kollektiv von 20 Patienten ergab einen Score von 9,6 (8-16) gegenüber 8,7 (8,0-10,00) beim Normkollektiv (Abb. 8.7). Die Differenz der Daten dieser beiden Kollektive war statistisch nicht signifikant (p = 0,2).

Die Defäkationsqualität der Patienten mit Zäkumreservoir war gut. Die Ausnahme bildete ein Patient, der nachts für flüssigen Stuhl inkontinent war und permanent Einlagen brauchte. Es handelte sich um den Patienten mit Zustand nach ureterozäkaler Fistel. Dieser hatte als einziger zu diesem Zeitpunkt einen Funktionsscore von 16. Deshalb befindet sich dieser hohe Maximalwert auf der Graphik.

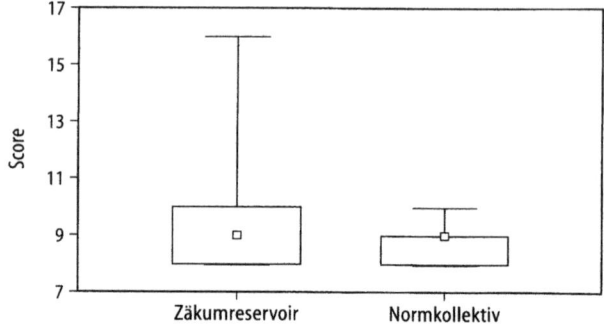

Abb. 8.7. Defäkationsqualität nach Zäkumreservoir

Tabelle 8.9. Subjektive Beurteilung des Operationserfolges

Subjektives Resultat	Definition	Patienten (n)	(%)
Sehr gut	Defäkationsqualität wie präoperativ	12	60
Gut	Geringe Einschränkungen (fühlt sich wenig gestört)	6	30
Genügend	Störungen täglich	2	10
Schlecht	Wunsch nach Kolostoma	0	0

Tabelle 8.10. Defäkationsqualität nach Paty et al.

1. Ausgezeichnet	Normale Kontinenz 1–2 Entleerungen pro Tag kein imperativer Drang Gute Evakuation	16	80
2. Gut	Inkontinenz Gas/flüssiger Stuhl (nachts) 3–4 Entleerungen pro Tag (±) imperativer Drang Gelegentlich multiple Evakuationen	3	15
3. Mäßig	Inkontinenz für flüssigen Stuhl (tags) 5–6 Entleerungen pro Tag (+) imperativer Drang häufig multiple Evakuationen	1	5
4. Schlecht	Inkontinenz für festen Stuhl >6 Entleerungen pro Tag (+) imperativer Drang Evakuation nur nach Einlauf	0	–

Subjektiv befanden 90% der Patienten ihr Operationsresultat sehr gut oder gut (Tabelle 8.9). 10% fühlten sich täglich wegen häufigen Entleerungen und/oder nächtlichem Schmieren gestört und beurteilten das Resultat als genügend. Keiner der Patienten wünschte einen Wechsel zur permanenten Kolostomie oder würde sich zum jetzigen Zeitpunkt gegen die Sphinktererhaltung entscheiden.

2. Funktionsscore nach Paty et al. [11]

Dieser Score mußte etwas modifiziert werden, da unsere 3 Patienten nur nachts für flüssigen Stuhl inkontinent waren. Paty berücksichtigte nur globale Inkontinenz für flüssigen Stuhl und Gas. Unsere Patienten beurteilten ihren Kontinenzgrad jedoch trotz nächtlicher Inkontinenz für flüssigen Stuhl als gut, da sie weniger als 3mal wöchentlich durch geringfügiges Stuhlschmieren nachts gestört waren.

Gemäß den definierten Endpunkten hatten 16 Patienten (80%) eine ausgezeichnete und 3 eine gute Defäkationsqualität. Dieses Resultat entsprach, ausgenommen ein Fall, der subjektiven Beurteilung durch die Patienten (Tabelle 8.10).

3. Kontinenzscore der Mayo-Klinik [12] (Tabelle 8.11)

Nach dieser Beurteilung hatten 35% der Patienten geringgradige Verunreinigung weniger als 3mal wöchentlich und 5% nächtliches Schmieren. Die erste Gruppe bestand aus Patienten mit Low-anal- und intersphinktärer Anastomose und einer Patientin mit High-anal-Anastomose und postoperativer Radiotherapie.

Lebensqualität

Der Score für die Lebensqualität betrug 13,9 (12–23) und wird als befriedigend beurteilt. 85% der Patienten waren normal leistungsfähig in Berufs-, Rentner- und Privatleben. Bei den übrigen Patienten waren die Einschränkungen bedingt durch die Defäkations- oder Sexualitätsstörung. Vier von 13 Männern (31%) hatten eine abgeschwächte Erektion im Vergleich zu präoperativ. Diese Patienten gaben eine Besserung der Symptomatik innerhalb der ersten 6 Monate an. Frauen beurteilten ihr Sexualvermögen im Vergleich zu präoperativ als unverändert. Der Scorebereich für eine gute Lebensqualität wurde zwischen 12 und 13,5 gesetzt. Ein Patient hatte einen schlechten Score von 23. Dieser 73jährige Patient betreibt Nikotin- und Äthylabusus,

Tabelle 8.11. Kontinenzscore Mayo-Clinic

Inkontinenz	Tags (%)	Nachts (%)
Keine	100	60
Stuhltropfen *(seepage)*	–	35
Stuhlschmieren *(soiling)*	–	5

Tabelle 8.12. Lebensqualität 6 Monate nach Zäkumreservoir

Lebensqualität	Score 13.9	Patienten (n)	(%)
Miktion	Normal	20	
	Gestört		
Sexualität	Normal	16	80
	Gestört	4	
Soziales Leben	Normal	20	
	Gestört		
Arbeitsfähigkeit (Rentnertätigkeit)	Normal	17	85
	Gestört	3	

sowie eine unregelmäßige Nahrungszufuhr. Läßt man seinen Score außer Acht, haben die übrigen 19 Patienten einen Score von 13,2 (12–18), d. h. eine gute Lebensqualität (Tabelle 8.12).

Verglichen mit dem Normkollektiv wiesen Patienten mit Zäkumreservoir keinen signifikanten Unterschied bezüglich der Lebensqualität auf (Abb. 8.8).

Der Unterschied zwischen High-anal- und Low-anal-Anastomosen war grenzwertig signifikant (p = 0,05).

Das Geschlecht der Patienten hatte keinen Einfluß auf die Lebensqualität (p = 0,1). Patienten über 70 Jahre wiesen weder bezüglich der Defäkationsqualität (p = 0,5) noch der Lebensqualität (p = 0,4) einen signifikanten Unterschied zu unter 70 jährigen auf.

1. Prä- und postoperativer Unterschied?
2. Unterschied zwischen High-anal- und Low-anal-Anastomosen?
3. Einfluß von Alter und Geschlecht?
4. Korrelation Defäkationsscore und Sphinkterdruck?

1. Prä- und postoperativer Sphinkterdruck
(Tabelle 8.13, Abb. 8.9)

Postoperativ lag der Ruhedruck gegenüber präoperativ signifikant tiefer (p = 0,09), während der Preßdruck keinen Unterschied aufwies (p = 0,7). Die Länge der analen Hochdruckzone wies keinen Unterschied auf. Der RAI war in 80 % der Patienten auslösbar, ohne Korrelation zur Operationstechnik (Mukosektomie).

Tabelle 8.13. Anale Manometrie

Patienten (n)		Präoperativ 20	Postoperativ 20
Ruhedruck (mmHg)	Mittel	47.8	35.2
	Bereich	25.2–70.5	19.1–61.2
Preßdruck (mmHg)	Mittel	140.2	137.1
	Bereich	80–220	60–223
RAI (+)		20	16

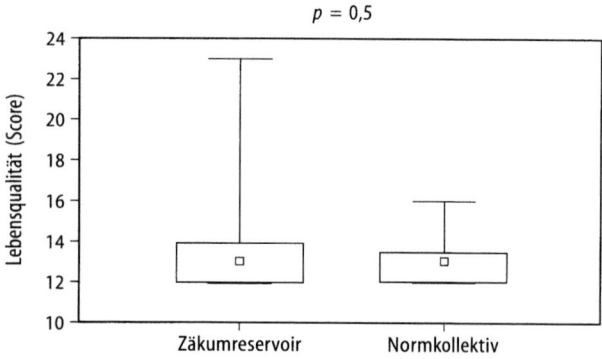

Abb. 8.8. Lebensqualität nach Zäkumreservoir

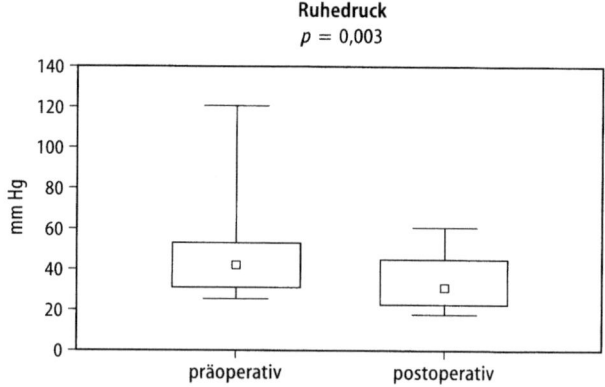

Abb. 8.9. Anale Manometrie

8.6.2.1
Sphinkterfunktion

Zur objektiven Beurteilung der Sphinkterleistung wurden die Parameter SRP und SPP, Länge der Hochdruckzone und RAI nach den folgenden Kriterien geprüft:

2. Unterschied zwischen High-anal- und Low-anal-Anastomosen? (Abb. 8.10)

Patienten nach Mukosektomie und Handnaht hatten gegenüber Staplernaht keinen tieferen Ruhedruck (p = 0,1). Jedoch war die Länge der Hochdruckzone signifikant reduziert (p = 0,004). Der Preßdruck wies keinen Unterschied auf, ebenso nicht der RAI.

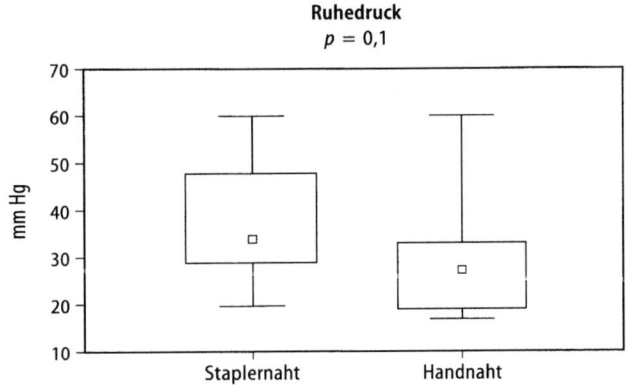

Abb. 8.10. Sphinkterruhedruck in Relation zur Nahttechnik

3. Einfluß von Alter und Geschlecht?

Patienten >70 Jahre wiesen gegenüber <70 jährigen keinen Unterschied bezüglich SRP, SPP, Hochdruckzone und Positivität des RAI auf. Das *Geschlecht* hatte keinen Einfluß auf den Ruhedruck, jedoch hatten Frauen 6 Monate postoperativ einen signifikant tieferen Preßdruck als Männer (p = 0.01). Die Länge der Hochdruckzone war bei beiden Geschlechtern vergleichbar, ebenso der positive RAI.

4. Korrelation Defäkationsscore und Sphinkterdruck?

Patienten mit Defäkationsscore von 10 und mehr, d.h. befriedigend und schlecht, wiesen gegenüber Patienten mit gutem funktionellem Resultat (Score: 8–9.5) weder bezüglich SRP, SPP noch Länge der Hochdruckzone einen signifikanten Unterschied auf. Der RAI war bei 2 Patienten jeder Gruppe nicht nachweisbar.

8.6.2.2
Sphinktermorphologie

Mittels endoanaler Sonographie konnte postoperativ bei keinem der Patienten ein sonomorphologischer Schaden am SAI oder SAE nachgewiesen werden. Bei Patienten mit intersphinktärer Resektion gibt die transanal durchgezogene Zäkumwand ein hypodenses Echo ähnlich dem SAI. Bezüglich des SAI-Durchmessers ergaben sich zwischen prä- und postoperativ keine signifikanten Unterschiede (Tabelle 8.14).

8.6.2.3
Reservoircharakteristika und Compliance

Die Reservoireigenschaften des Zäkums werden anhand der Empfindungsschwelle für Volumen, dem maximal tolerablen Volumen und der Dehnbarkeit der Zäkumwand geprüft. Mithilfe dieser Variablen werden folgende Fragen untersucht:

1. Unterschied gegenüber Normkollektiv?
2. Einfluß der Operationstechnik (low anal bzw. high anal)?
3. Einfluß von Alter und Geschlecht?
4. Korrelation mit Defäkationsscore?
5. Korrelation mit Stuhlfrequenz?

Der Einfluß einer adjuvanten Radiotherapie wird infolge zu geringer Anzahl bestrahlter Patienten nicht berechnet.

1. Unterschied gegenüber Normkollektiv?

Sowohl Empfindungsschwelle (p = 0,6), wie auch maximal tolerables Volumen (p = 0,7) und Compliance

Tabelle 8.14. Sonomorphologie

Endoanaler Ultraschall		Präoperativ	Postoperativ	p-Wert
Patienten (n)		20	20	
Sphincter ani interus (Durchmesser in mm)	Mittel	2.2	1.8	0.2
	Bereich	1.5–3.0	1.0–3.0	

Tabelle 8.15. Proktometrographie

		Zäkum	Norm
TV (ml)	Mittel	126	147.4
	Bereich	30–229	78–290
MTV (ml)	Mittel	292	312
	Bereich	175–388	188–405
Compliance (ml/cmH2O)	Mittel	501	6.14
	Bereich	2.0–9.8	2.2–14.2

(p = 0,2) waren mit dem Normkollektiv vergleichbar (Tabelle 8.15, Abb. 8.11). Empfindungsschwelle und Defäkationsdrang lagen sehr nahe beieinander, so daß diese Daten schwerlich auseinanderzuhalten sind. Es ist möglich, daß einige Patienten anstelle der ersten Empfindung den ersten Defäkationsdrang gemeldet haben.

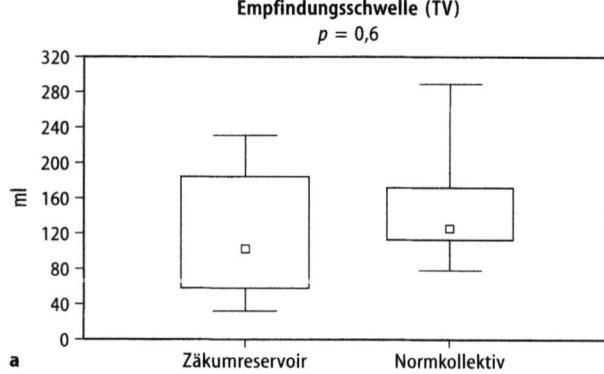

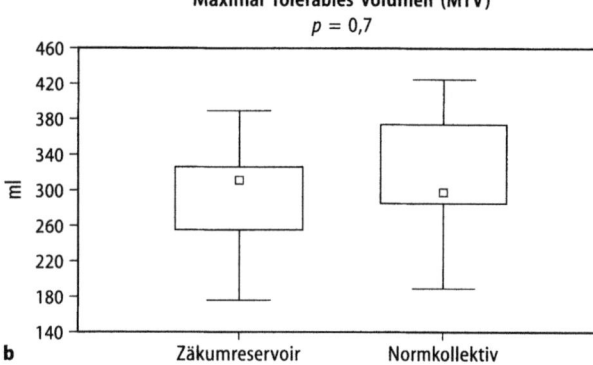

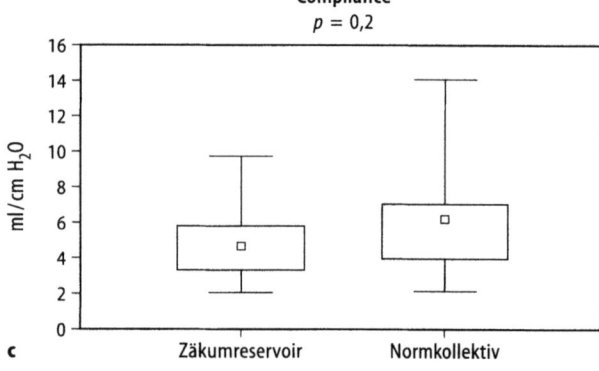

Abb. 8.11 a–c. Proktometrographie

2. Einfluß der Operationstechnik (low anal bzw. high anal)?

Empfindungsschwelle, maximal tolerables Volumen und Compliance zwischen Stapler- und Handanastomosen waren vergleichbar (p =: 0,4, 0,3, 0,09).

3. Einfluß von Alter und Geschlecht?

Patienten >70 Jahre wiesen im Vergleich zu <70 jährigen keinen Unterschied für TV, MTV und Compliance auf (p =: 0,9, 0,8, 0,3). Auch das *Geschlecht* der Patienten hatte keinen Einfluß.

4. Korrelation mit Defäkationsscore?

Empfindungsschwelle, Reservoirvolumen und Compliance hatten keinen Einfluß auf die Defäkationsqualität, d. h. Patienten mit befriedigendem und schlechtem Resultat (Score: 10 und mehr) wiesen bezüglich Reservoireigenschaften keinen Unterschied zu den Patienten mit gutem Score auf (p =: 0,3, 0,5, 0,1).

5. Korrelation mit Stuhlfrequenz?

Patienten mit 3 und mehr Stuhlentleerungen pro Tag wiesen gegenüber denjenigen mit 1 oder 2 Entleerungen keine Differenz bezüglich TV, MTV und Compliance auf (p =: 0,6, 0,1, 0,1), d. h. die Reservoirgröße korreliert nicht mit der Stuhlfrequenz.

8.6.2.4
Evakuation und Transit

Anorektaler Winkel und Beckenbodenbeweglichkeit werden bei verschiedenen Funktionszuständen geprüft. Die Vollständigkeit der Entleerung im ersten Schub wird im Vergleich zu präoperativ erfaßt. Der Kolontransit soll Verzögerung von Passage und pathologischer Markerverteilung aufdecken. Mit diesen Tests werden die folgenden Fragen untersucht:

1. Prä- und postoperativer Unterschied?
2. Unterschied zwischen High-anal- und Low-anal-Anastomosen?
3. Einfluß von Alter und Geschlecht?
4. Korrelation Defäkationsscore und anorektale Winkel bzw. perinealer Deszensus?
5. Unterschied bezüglich Kolontransit gegenüber Normkollektiv?
6. Markeransammlung vor der Ileozäkalklappe oder supraanal?
7. Evakuation im Vergleich zu präoperativ?

1. Prä- und postoperativer Unterschied?

Der anorektale Winkel im Ruhezustand wies gegenüber präoperativ keinen signifikanten Unterschied auf (p = 0,8). Dagegen war der anorektale Winkel beim Pressen postoperativ kleiner (Tabelle 8.16, Abb. 8.12). Deszensus bei Pressen und Beckenbodenelevation bei Kontraktion des Sphinkters waren prä- und postoperativ vergleichbar (p =: 0,3, 0,09).

2. Einfluß der Operationstechnik (low anal/high anal)?

Anorektale Winkel und Beckenbodenbeweglichkeit zwischen Stapler- und Handanstomosen waren außer beim Pressen (p =: 0,008) in allen Funktionszuständen vergleichbar.

3. Einfluß von Alter und Geschlecht?

Patienten >70 Jahre wiesen im Vergleich zu <70 jährigen keinen Unterschied für anorektalen Winkel in Ruhe, beim Pressen und Deszensus bzw. Elevation des Beckenbodens (p =: 0,08) auf. Auch das *Geschlecht* der Patienten hatte keinen Einfluß.

4. Korrelation mit Defäkationsscore?

Anorektale Winkel und perinealer Deszensus hatten keinen Einfluß auf die Defäkationsqualität, d. h. Patienten mit befriedigendem und schlechtem Resultat (Score: 10 und mehr) wiesen keinen Unterschied zu den Patienten mit gutem Score auf.

5. Unterschied bezüglich Kolontransit gegenüber Normkollektiv?

6 Monate postoperativ hatten Patienten nach Zäkumpouch eine Kolontransitzeit von 53 h, im Vergleich zu <72 h der Probanden. Männer zeigten gegenüber Frauen keinen Unterschied.

Tabelle 8.16. Defäkographie

		Präoperativ	Postoperativ
Ruhewinkel (°)	Mittel	108.8	107.3
	Bereich	74–162	70–156
Preßwinkel (°)	Mittel	137.3	128.5
	Bereich	104–172	112.9–163
Descensus (mm) (*Pressen*)	Mittel	21.1	17.6
	Bereich	5.6–28.0	4.5–23.2
Elevation (mm) (*Kontraktion*)	Mittel	18.7	13.5
	Bereich	4.4–31.0	1.8–18.2

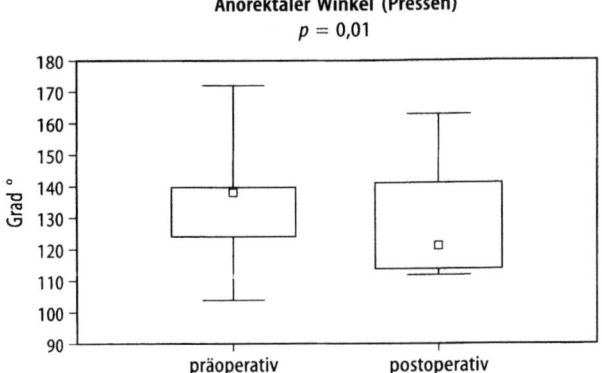

Abb. 8.12. Defäkographie

6. Markeransammlung vor der Ileozäkalklappe oder supraanal?

Weder vor der ileozäkalen Klappe, noch supraanal im Neorektum kam es zu einer Markeransammlung im Radiomarkertest., d. h. keiner der Patienten hatte eine Outlet-obstruktion. Zwischen präzäkalem Ileumsegment und Colen descendens bestand in der Kontrastdarstelllung keine Lumendifferenz mehr.

7. Evakuation im Vergleich zu präoperativ?

Präoperativ zeigten alle Patienten eine vollständige Entleerung der Rektumampulle im ersten Schub. Infolge der tumorbedingten unterschiedlichen Größe der Ampulle ist dieses Resultat beschränkt aussagekräftig. 6 Monate postoperativ entleerten 11 von 20 Patienten (55%) das Reservoir nicht im ersten Schub. Ob eine Motilitätsstörung Grund dafür ist, kann z. Z. nicht bewiesen werden. Jedenfalls hatte keiner der Patienten das Gefühl der unvollständigen Entleerung oder mußte die Entleerung medikamentös, digital oder mittels Intubation unterstützen. Selbst die 6 Patienten mit multipler Entleerung und Fragmentierung hatten unmittelbar das Gefühl einer vollständigen Entleerung.

8.6.3
Funktion nach 12 Monaten

12 Monate postoperativ wurden bisher 13 Patienten bezüglich Defäkations- bzw. Lebensqualität und Rezidivfreiheit nachkontrolliert (Tabelle 8.17). Drei Patienten waren in palliativer Intention operiert.

Patienten		12 Monate (n)	12 Monate (%)	6 Monate (%)
Kontinenzgrad (Kirwan-Parks)[10]	Kontinent	12	92	80
	Unkontrollierter Flatus			
	Ink Gas/flüssiger Stuhl	1		
	Ink Gas/flüssige/feste Stühle			
	Colostoma			
Stuhlschmieren regelmäßig Konsistenz fest/breiig	Fehlt	12	92	95
	Nachts	1		
	Tags und Nachts			
Stuhlkonsistenz	Solid	11	85	90
	Breiig	2		
	Flüssig			
Einlagen	Nicht notwendig	12	92	60
	Sicherheitsgefühl (<3/Woche nachts verschmutzt)			35
	Notwendig	1		5
Stuhlregulation	Keine	8	62	60
	Metamucil	4	31	35
	Laxativa	–	–	–
	Loperamid	1	7	5
Evakuation	Normal	11	85	70
	Multipel (fragmentiert)	2		30
	Unvollständig (subjektives Völlegefühl)			–
Warnungsperiode	<30 min/>2 min	12	92	100
	Fehlt/oder <2 mm	1		
Diskrimination	Normal	13	100	100
	Schwach			
	Fehlt			
Stuhldrang	Normal	13	100	100
	Imperativ			
Miktion	Normal	11	85	100
	Gestört	2		
Sexualität	Normal	5/8 m	62.5	80
	Gestört	3/8 m		
Soziales Leben	Normal	10	77	100
	Gestört	3		
Arbeitsfähigkeit (Rentnertätigkeit)	Normal	10	77	85
	Gestört	3		

Tabelle 8.17.
Vergleich der Kontinenz- und Defäkationsleistung 12/6 Monate postoperativ

Kontinenz- bzw. Defäkationsleistung

Kontinenz

1 Jahr postoperativ waren 92% der Patienten komplett kontinent, hatten keinerlei Stuhlschmieren und bedurften keiner Einlagen. Die Stuhlkonsistenz (85% solid) zeigte keinen Unterschied zum Sechsmonatskontrolleresultat.

Stuhlregulation

62% der Patienten beanspruchten keine stuhlregulierenden Maßnahmen, während 31% Metamucil einnahmen.

Evakuation

2 Patienten (15%) hatten zeitweise fragmentierte Entleerungen (3–4/h). Bei beiden war die Fragmentierung ernährungsabhängig und trat nach Einnahme blähender Nahrungsmittel und großer Nahrungszufuhr auf. Regelmäßiger Tagesrhythmus und ausgeglichene Ernährung verbesserten die Situation. Beide fühlen sich subjektiv unwesentlich gestört. Keiner verspürte subjektiv eine unvollständige Evakuation. 92% der Patienten konnten die Defäkation über 30 min hinauszögern, ohne imperativen Stuhldrang zu empfinden. Nach 12 Monaten beklagte keiner der Patienten imperativen Stuhldrang und die Stuhl- bzw. Gasdiskrimination blieb erhalten.

Stuhlfrequenz

Die durchschnittliche Frequenz betrug 2,4 (0–5 Entleerungen/24 h). Die Anzahl bei multipler Entleerung wurde hierzu mitberechnet.

Lebensqualität

Soziales Leben und Arbeitsfähigkeit waren bei 77% der Patienten ungestört. Diese nahmen im Vergleich zur Sechsmonatskontrolle ab. Ursache der Verschlechterung war bei allen Patienten Progredienz oder Rezidiv des Tumorleidens.

Die Sexualität blieb nach 12 Monaten bei 30% der Männer gestört. Diese Störung äußerte sich in einer Erektionsschwäche. Das Sexualverhalten war bei den Frauen teils aus Altersgründen oder Gründen des Alleinstehens nicht exakt zu erfassen.

Bei 15% der Patienten verschlechterte sich die Miktion. Dies war in allen Fällen durch die postoperative Radiotherapie bedingt und verbesserte sich unwesentlich.

Tumornachkontrolle

Bisher werden 28 Patienten mit einer Beobachtungszeit zwischen 3 und 30 Monaten überblickt. 4 Patienten wurden wegen Leber- (3) bzw. Lungenmetastasen (1) in palliativer Intention operiert (R2-Resektion).

Kurative Situation (R0)

24 Patienten konnten kurativ (R0) operiert werden. Davon haben 15 Patienten eine Beobachtungszeit >12 Monate. Innerhalb dieser Zeit wies eine Patientin mit Rektumkarzinom Stadium III (T3 N1, G2) 6 Monate postoperativ ein lokoregionales Rezidiv mit multiplen Lebermetastasen auf. Diese Patientin verstarb 21 Monate postoperativ. Die Lebensqualität war während 15 Monaten postoperativ gut. Die übrigen 14 Patienten sind z. Z. tumorfrei. Damit beträgt die lokale Rezidivrate bis jetzt 6,6% (Follow-up: 12–30 Monate).

Palliative Situation (R2)

Von 4 palliativ operierten Patienten ist die Patientin mit Lungenmetastasen 23 Monate postoperativ verstorben. Die Defäkationsqualität war bis zuletzt gut. 2 von 3 Patienten mit Lebermetastasen sind 4 und 12 Monate postoperativ verstorben. Diese hatten außer breiiger Stuhlform nach kombinierter Radiochemotherapie eine gute Defäkationsqualität. Der dritte Patient mit Lebermetastasen beurteilt seine Lebensqualität als gut. Dieser 71jährige Patient erhielt wegen Status nach Nierentransplantation keine adjuvante Therapie.

8.6.4
Funktion bei speziellen Indikationen

Nachfolgend sind 2 Patienten mit spezieller Indikation zur ileozäkalen Interposition dokumentiert. Beide Situationen hätten eine abdominoperineale Rektumamputation gerechtfertigt. Nach totaler Rektumresektion konnte der Sphinkter erhalten und das Rektum mittels ileozäkaler Interpostion ersetzt werden. Damit erhielten diese Patienten eine zweite Chance zur Sphinktererhaltung.

Komplizierte Strahlenproktitis

K. E., 76jährige Patientin

■ **Klinik:** Extraperitoneale Rektumperforation aufgrund einer chronischen Strahlenproktitis 3 Jahre nach Bestrahlung eines Zervixkarzinoms Stadium IIb mit 59 Gy. Peritrastaufnahme und Computertomographie zeigten 7 cm ab LAC eine langstreckige Rektumstenose mit prästenotischem Kontrastmittelaustritt (Abb. 8.13). Die Patientin hatte zum Zeitpunkt der Erstbeurteilung eine pelvine Sepsis mit reduziertem Allgemein- und Ernährungszustand.

■ **Therapie:** Doppelläufige Transversostomie rechts, breite Antibiotikatherapie und hochkalorische parenterale Ernährung brachten die Sepsis zur Ausheilung und die nutritiven und hepatischen Meßparameter (Präalbumin, Albumin, Gerinnungsfaktoren) in den Normbereich.

3 Monate nach Anlegen des Stomas und manometrischer bzw. endosonographischer Sicherstellung ei-

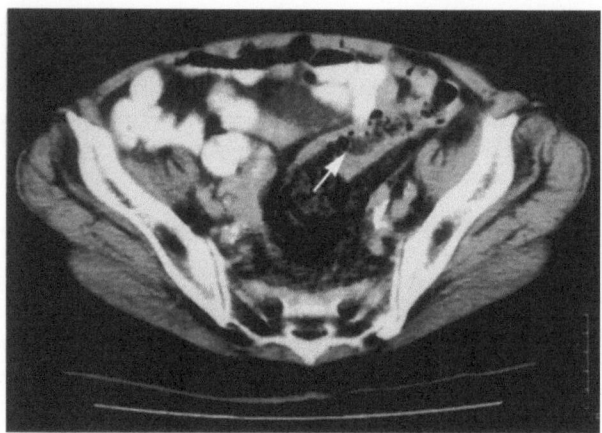

Abb. 8.13. Strahlenproktitis mit extraperitonealer Rektumperforation (*Pfeil* extrarektale Lufteinschlüsse präsakral)

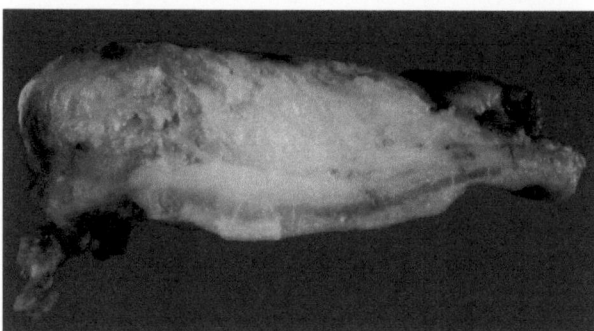

Abb. 8.14. Operationspräparat des Rektums mit komplizierter Strahlenproktitis

Abb. 8.15. Strahlenulzera inguinal links

ner intakten Sphinkterfunktion, erfolgte die totale Rektumresektion, anale Mukosektomie und ileozäkale Interpositionspouch mit Handanastomose an der Linea dentata. Das Operationspräparat zeigte schwerste strahlenbedingte Veränderungen am Rektum mit Stenosen, Ulzerationen und ausgedehnter Fibrose (Abb. 8.14).

■ **Verlauf:** Die betagte Patienten erholte sich erfreulich schnell von der Operation. 12 Tage postoperativ mußte ein präsakraler Abszeß von 2 cm Durchmesser computertomographisch gesteuert punktiert werden. Der weitere perioperative und spätere Verlauf waren komplikationslos.

3 Monate nach dem Ersteingriff wurde das protektive Transversostoma verschlossen, nachdem Dichtigkeit der Anastomosen und Funktion des Sphinkters mittels Peritrast bzw. Manometrie bestätigt waren. Der postoperative Verlauf war komplikationslos. Die Patientin war bei Klinikaustritt kontinent und hatte anfänglich zwischen 3–5 flüssige Stuhlentleerungen.

Metachrones Rektumkarzinom nach anteriorer Resektion und Bestrahlung

A..K., 67jährige Patientin

■ **Klinik:** 14 Jahre nach pelviner Bestrahlung eines Ovarialkarzinoms mit 50 Gy wurde ein Rektumkarzinom festgestellt. Der Tumor wurde mittels anteriorer Resektion entfernt. 6 Jahre später entwickelte sich im verbliebenen distalen Rektumanteil ein metachrones Rektumkarzinom pT2,No (mäßig differenziert). Neben diesem Tumor hatte die Patientin weitere strahlenbe-

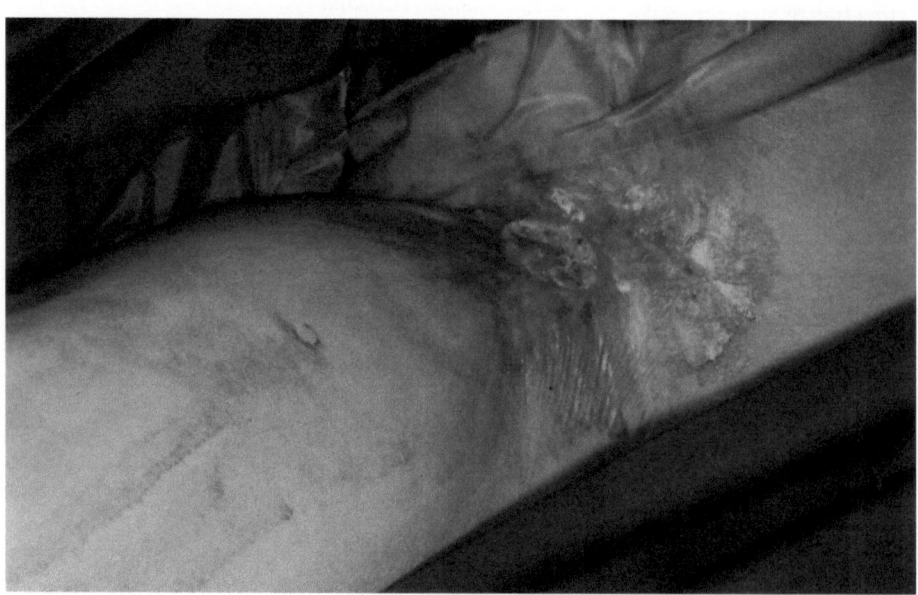

dingte Veränderungen: multiple Stenosen im mittleren Jejunum mit häufigen flüssigen Stuhlentleerungen, Strahlenulzera inguinal links mit multiplen, plastischen Operationen in der linken Leiste (Abb. 8.15) und eine Strahlenproktitis.

- **Therapie:** Nach präoperativer Verifizierung eines intakten Sphinkters mittels analer Manometrie und Endosonographie, wurde das restliche Rektum total entfernt und mittels ileozäkaler Interpositionspouch ersetzt. Die Rekonstruktion erfolgte mit Double-Stapling-Technik am anorektalen Übergang (high anal). Zwei Jejunumstenosen mußten durch Segmentresektion zusätzlich entfernt werden. Die anale Anastomose wurde mittels Transversostomie rechts für 3 Monate geschützt. Das Operationspräparat zeigte das Karzinom und Zeichen der Strahlenproktitis.

- **Verlauf:** Der postoperative Verlauf war nach beiden Eingriffen komplikationslos. Bei Entlassung aus der Klinik: vollständige Kontinenz, 4-5 Stuhlentleerungen pro 24 h, teilweise bedingt durch die Strahlenenteritis.

Follow-up

Die beiden Patientinnen mit komplizierter Strahlenproktitis bzw. metachronem Rektumkarzinom, Jahre nach pelviner Bestrahlung, waren komplett kontinent mit gelegentlichem Schmieren nachts (maximal 2mal wöchentlich). Weder imperativer Stuhldrang noch unvollständige Entleerung oder Stuhlfragmentierung wurden 6 Monate postoperativ beobachtet. Die Stuhlfrequenz pro 24 h belief sich auf 2 bzw. 3 Entleerungen. Beide Patienten beurteilten ihre Defäkations- und Lebensqualität als sehr gut.

Anorektale Funktion

Der Sphinkterruhedruck ergab 20 bzw. 28,3 mm Hg und lag im Bereich der nichtbestrahlten Gruppe (22,8-50,2). Der Sphinkterpreßdruck war in beiden Fällen tiefer.

Das maximal tolerable Volumen des Reservoirs lag mit 245 ml und 293 ml im Bereich der Zäkumpouch ohne Bestrahlung (175-388 ml) und des normalen Rektums (188-425 ml). Die Compliance der einen Patientin war mit 1,8 ml/cm H_2O tiefer und die der anderen mit 4,7 ml/cm H_2O im Bereich der nichtbestrahlten Gruppe (2,0-9,8 ml/cm H_2O) und der Norm (2,2-14,2 ml/cm H_2O). Die Defäkographie wies keine Entleerungsstörung auf und der endoanale Ultraschall zeigte homogene Muskelstrukturen des SAI und SAE.

8.7 Bewertung und Indikation

Die Rektumresektion muß etablierten karzinologischen Regeln gerecht werden. Sie hinterläßt funktionelle Defizite, welche von diversen Gegebenheiten und von der Art der Rekonstruktion abhängen. Eine davon ist die ileozäkale Interposition, deren Ergebnisse vor dem Hintergrund anderer Verfahren diskutiert werden. Dazu wird vorerst das Operationsrisiko analysiert, da die Rekonstruktion auf den ersten Blick aufwendig und komplex erscheint. Danach werden subjektive und objektive Defäkationsqualität und die im Labor gemessene anorektale Funktion der verschiedenen Verfahren zum Rektumersatz diskutiert.

Die Rektumresektion wegen Karzinom stellt nicht die einzige Anwendungsmöglichkeit dieses Rekonstruktionsverfahrens dar:

Weitere mögliche Indikationen werden diskutiert. In erster Linie werden der Rektumersatz bei komplizierter Strahlenproktitis und die erneute sphinktererhaltende Rekonstruktion nach vorgängiger kolorektaler Anastomose analysiert. Bietet hier die ileozäkale Interposition eine zweite Chance zur Sphinktererhaltung mit guter Defäkationsqualität?

Welche Rolle spielen die Kombinationen Mukosektomie bzw. intersphinktäre Resektion und Interpositionsreservoirs? Kann das Reservoir in diesen Fällen ein potentielles Kontinenzdefizit (Verlust der UEZ und partiell des SAI) kompensieren helfen?

Die Diskussion schließt mit einer zusammenfassenden Wertung der ileozäkalen Interpositon aufgrund der subjektiven funktionellen Anamnese und der Resultate des anorektalen Labors.

Zur Gegenüberstellung der einzelnen Verfahren und der ileozäkalen Interposition werden die in Kap. 7.1-3 vorgestellten Daten verwendet.

8.7.1 Risikoanalyse

Das perioperative und Spätrisiko der ileozäkalen Interposition ist gering. Ein Patient verstarb früh postoperativ an einem Myokardinfarkt (3.3%). Im Vergleich dazu liegt die Operationsletalität nach CAA zwischen 0 und 5% [18-22], nach CJPA unter 4% [23, 24] und nach IPAA zwischen 0 und 1,5% [25-28].

Die Gesamtmorbidität liegt bei strenger Evaluation mit 16,5% im Bereich der Resultate nach CAA (18,5%) und CJPA (20%). Die IPAA hat, bedingt durch die Grundkrankheit, eine höhere Morbidität und darf nicht verglichen werden. Die Bedeutung der Grundkrankheit veranschaulicht Tabelle 8.18. Werden nur

Tabelle 8.18. Morbidität der koloanalen Rekonstruktionsverfahren

Methode	Anastomoseninsuffizienz/pelviner Infekt (%)	Kolonnekrose (%)	Striktur (%)	Fistel (%)	Stoma (%)	Morbidität (%)
»Gerade« koloanale Rekonstruktion	8.6 0–26.7	2.6 0–5.3	10.4 2.4–31	2.1 0–2.8	4.5 0–8.9	18.5 0–45
Kolon-J-Pouch-anale Rekonstruktion	7.6 0–15.4	–	6.5 0–11	0.7 0–1.5	–	20 0–38.5
Ileum-J-Pouch-anale Rekonstruktion	6.9 0–16	–	6 4–9	6.8 5.6–9	7.4 3–12.7	53.8 50–58
Ileozäkale Interposition	3.3	–	6.6	6.6	–	16.5

die in Tabelle 8.18 aufgelisteten Parameter analysiert, die direkt mit dem Eingriff zusammenhängen, dann resultiert aus der IPAA kein erhöhtes Komplikationsrisiko. Die Gesamtmorbidität von 53,8% ergibt sich erst bei Berücksichtigung von Pouchitis und postoperativem Ileus.

CAA und CJPA bedürfen einer vollständigen Mobilisation des linken Hemikolons, um die erforderliche Kolonlänge zur direkten analen bzw. J-Pouch-analen Rekonstruktion zu erhalten. Die allein mit der Flexurmobilisation verbundene Morbidität beträgt bis zu 8% [29, 30]. Dabei ist auch das Ischämierisiko des endständigen Kolons (2,6% nach CAA) bei insuffizienter Riolanarkade zu berücksichtigen. Die Rekonstruktion mittels ileozäkaler Interposition verzichtet auf diese Mobilisation. Damit werden Risiken (Milzläsion, insuffiziente Riolanarkade, pulmonale Komplikationen) und eine eventuelle Relaparotomie umgangen. Insbesondere ist eine vormals mobilisierte Flexur beim Zweiteingriff meist schwierig auszulösen.

Pelviner Infekt

Pelvine Infekte und Anastomoseninsuffizienz sind beim Zäkumreservoir nicht höher als bei anderen Verfahren. Daß die Inzidenz unter 5% liegt, ist vielleicht auch Folge der temporären Ileo- bzw. Transversostomie. Mehrere Autoren [19, 20, 29] gehen auf diesen Zusammenhang ein (s. Kap. 7.1.2). Eine durchgemachte pelvine Infektion beeinträchtigt die Spätfunktion in unserer Serie nicht. Es trat nie eine schwere pelvine Sepsis, die der Reoperation oder Intensivbehandlung bedurfte, auf. Sogar die 76jährige Patientin nach pelvinem Abszeß bei Strahlenfibrose des kleinen Beckens wies 6 Monate postoperativ ein ausgezeichnetes funktionelles Resultat auf. Der Abszeß trat wahrscheinlich aufgrund einer Verunreinigung im strahlengeschädigten kleinen Becken nach Handnaht auf.

Striktur

Das Strikturrisiko im späteren Verlauf war nach CAA am höchsten (10,4%) und lag nach Zäkumreservoir bei 6,6%. Als Ursache narbiger Ringstenosen wurden Anwendung kleiner Staplerdurchmesser (25 oder 28 mm [31, 32]), lokale Ischämie infolge Spannung nach endoanalen Handanastomosen [33] und postoperative Radiotherapie nach endoanaler Anastomose diskutiert [34]. Die Ursache der Ringstenosen in unserem Kollekiv (6,6%) war möglicherweise Folge einer lokalen Ischämie bei Spannung nach endoanaler Handanastomose bzw. kleinem Staplerdurchmesser (28 mm). Vielleicht läßt sich die Spannung durch präliminäre Fixation der Pouch am proximalen Analkanal an 3 Stellen besser verteilen und die endoanale Anastomose leichter anlegen.

Fistel

Die Inzidenz von Spätfisteln war nach Zäkumreservoir höher (6,6%), als in der Literatur für die anderen Verfahren berichtet. Dies liegt daran, daß die ureterozäkale Fistel mitgezählt wurde, obwohl sie nicht Folge der neuen Reservoirkonstruktion ist. Diese Fistel war Spätfolge eines Thermotraumas am linken Ureter, welches bei Mobilisation des rektosigmoidalen Übergangs zur lokalen Ischämie führte.

Die zweite Fistel entstand nach Stomaverschluß. Am ehesten war sie Folge einer digitalen Untersuchung, da sowohl Peritrasteinlauf als auch Koloskopie vor Stomaverschluß keine Fistel erkennen ließen. Anastomosenrisse nach rektaler Untersuchung sind in der Literatur bekannt und werden in ca. 2,2% nach CJPA beobachtet [35]. Alle diese Fälle erforderten, wie in unserem Fall, die erneute Anlage des Kolostomas.

Kolostomie

Eine permanente Kolostomie mußte nach CJPA oder Zäkumreservoir bei keinem Patienten angelegt werden, während 4,5% der Patienten nach CAA ein endgültiges Stoma brauchten. Meist waren die Folgen einer pelvinen Sepsis dafür verantwortlich. Die höhere Inzidenz nach IPAA war durch Grundkrankheit (Colitis ulcerosa führte zu 6% Pouchversager [25]) und funktionell teils schlechte Resultate begründet.

ZUSAMMENFASSUNG

- Die ileozäkale Interposition ist mit einer minimalen Morbidität durchführbar und mit den Resultaten der alternativen Verfahren vergleichbar.
- Sämtliche Komplikationen traten bei den ersten 20 Patienten auf. Die letzten 10 Patienten hatten, wohl dank zunehmender Erfahrung mit dieser Methode, einen komplikationslosen Verlauf.
- Durch Befolgen der Vorsichtsmaßnahmen bei der rektalen Untersuchung und beim Gebrauch des Hochfrequenzdiathermiemessers kann die Morbidität zukünftig unter 10% erwartet werden.

8.7.2 Defäkationsqualität im Vergleich zu chirurgischen Alternativverfahren

Patienten nach Zäkumreservoir hatten schon 6 Monate postoperativ eine gute bis ausgezeichnete Defäkationsqualität nach Paty-Score. Die Kontinenz verbesserte sich noch bis 12 Monate postoperativ. 92% der Patienten trugen zu diesem Zeitpunkt keine Einlagen und regelmäßiges nächtliches Stuhlschmieren fehlte (Tabelle 8.17, s. 8.6.3).

Die physiologische Reservoirfunktion des Zäkums scheint die Kontinenzleistung günstig zu beeinflussen, da sogar die 3 Patienten nach postoperativer Radiotherapie und anfänglichem nächtlichem Schmieren nach 12 Monaten komplett kontinent sind. Im Vergleich zu den Resultaten der alternativen Verfahren sind die einzelnen kontinenz- und defäkationssteuernden Parameter unterschiedlich zu beurteilen (Tabelle 8.19). Die Resultate der in Tabelle 8.19 aufgelisteten Verfahren wurden mindestens 12 Monate postoperativ erhoben.

Kontinenz

Während CJPA, IPAA und Zäkumreservoir 12 Monate postoperativ einen vergleichbaren Kontinenzgrad aufweisen, sind bis zu 34% der Patienten nach CAA noch inkontinent [11, 19, 20, 22, 23]. Wahrscheinlich erklärt sich das durch die fehlende Reservoirfunktion, da bis zu 87% der Patienten nach IPAA, also mit Reservoir, für flüssig bis breiigen Stuhl tagsüber komplett kontinent sind [36–38].

Stuhlfrequenz

Bei vorgeschaltetem Reservoir war die Stuhlfrequenz tiefer als nach CAA. Neben dem Reservoirvolumen können auch Stuhlform, Radiotherapie, Triggerintensität für die anale Empfindungsschwelle und psychologische Faktoren, d.h. subjektive Empfindung und Verarbeitung der UEZ-Reizung, die Häufigkeit der Entleerungen beeinflussen [11, 39, 40]. Patienten mit Zäkumreservoir mit > 3 Entleerungen/24 h hatten diese in Form multipler Evakuationen fragmentierter Stühle. Das Reservoir entleerte sich so innerhalb 1 h und die nächste Defäkation folgte erst 2–3 Tage später. Diese Symptomatik war abhängig von Ernährungsqualität, -quantität und -rhythmus. Das Phänomen der fragmentierten Entleerung ist auch nach CAA und CJPA bekannt[11, 35], weniger nach IPAA, sofern keine Pouchitis besteht [25, 41, 42].

Tabelle 8.19. Defäkationsqualität der koloanalen Rekonstruktionsverfahren

Methode	Kontinenz (%)	Frequenz >3/Tag (%)	Urge (%)	Multiple Evakuation (%)	Entleerung erschwert (%)	Laxativa/ Loperamid (%)
»Gerade« koloanale Rekonstruktion	67 30–87	36.6 8–61	15 5.6–46	29 21–34	–	24 12–37
Kolon-J-Pouch-anale Rekonstruktion	87 77–100	11 0–33	8.8 0–22	20.6 0–52	22.3 0–52	24.7 0–50
Ileum-J-Pouch-anale Rekonstruktion	87 76–100	100	–	–	7	42 10–79
Ileozäkale Interposition	92	16	–	15	–	7

Urge

15% (5,6–46) der Patienten nach CAA und 8,8% (0–22) nach CJPA leiden noch unter imperativem Stuhldrang, während Urge nach IPAA nur bei Pouchitis vorkommt. Nach Zäkumreservoir wurde weder nach 6, noch nach 12 Monaten je imperativer Stuhldrang beobachtet. Außer einem konnten alle Patienten (92%) den Stuhldrang über 30 min tolerieren, ohne daß Urgesymptomatik eintrat. Imperativer Stuhldrang kann entweder Folge einer permanenten Reizung der hypersensiblen UEZ bzw. Anoderms (Anitis), oder Folge eines zu kleinen oder starren Neorektums sein, wobei die Stuhlsäule permanent die Triggerregion im Anastomosenbereich reizt. Zwei Patienten, welche einen Monat postoperativ wegen einer Anastomositis imperativen Drang verspürten, unterstützen diese Hypothese. Nach Behandlung der Anastomositis mit Salofalk-Suppositorien waren die Patienten beschwerdefrei. Patienten mit Zäkumreservoir und postoperativer Radiotherapie litten nicht vermehrt unter imperativem Drang, was auch für CAA und Radiotherapie zutrifft [11].

Evakuation

Multiple Evakuation fragmentierter Stühle trat nach Zäkumreservoir in 40% (6 Monate) bzw. 15% (12 Monate) auf. Vor allem Patienten nach Radiotherapie und postoperativer Komplikation, d.h. Anastomositis oder Striktur, beobachteten dieses Problem. Metamucil, regelmäßige Nahrungszufuhr und zunehmender zeitlicher Abstand zur Operation verbesserten die Symptomatik in allen Fällen. Erschwerte Entleerung, die digitale Ausräumung, Suppositorien oder Reservoirintubation erforderlich machten, wurden bisher nach CJPA in 22,3 und nach IPAA in 7% beobachtet [35, 43].

Auch eine subjektiv unvollständige Entleerung, wie sie nach CJPA zu beobachten ist (0 bis 52% [35, 44]), beklagte kein Patient. Somit muß die Hypothese von Hildebrandt [45], welcher die denervierte Kolon-J-Pouch als erwünschte Motilitätsbremse zur Reservoiroptimierung sieht, kritisch aufgenommen werden. Seine Gruppe wies durch elektrophysiologische Messungen an 3 Stellen (Colon descendens, proximaler und distaler Pouchschenkel) nach distal abnehmende elektrische Potentiale nach [3]. Daraus wurde eine Motilitätseinschränkung durch Verminderung der propulsiven Aktivität gefolgert. Die Entleerung erfolge dann passiv durch die vorgeschaltete Peristaltik des Kolons, die Drücke bis zu 300 mm Hg erreichen könne. Zwei kritische Anmerkungen zu Elektro- und Druckphysiologie drängen sich auf:

1. Nur 3 Ableitungen elektrischer Potentiale lassen keine Aussagen über das elektrophysiologische Verhalten der Pouch zu. Die Werte drücken nur die lokale elektrische Aktivität aus. Ob intrinsische Aktivität und Schwellenpotentiale eng benachbarter Regionen dasselbe Resultat ergäben, ist unklar. Unberücksichtigt blieben auch humorale Einflüsse und pathoanatomische Veränderungen des Kolons. Erst synchrone elektrisch-manometrische (Barostat-) Untersuchungen würden wohl sicherstellen, daß einem elektrischen Potential die entsprechende Druckerhöhung folgt.

Die Aussage »... daraus resultiert eine Motilitätseinschränkung, welche wir elektromyographisch nachweisen konnten«, ist daher zu relativieren.

2. Garcia et al. [46] untersuchten die Kolonmotilität an 8 Patienten mit terminaler Sigmodostomie. Bei 4 Patienten wurde das Stoma infolge distaler Rektumneoplasie und bei 4 infolge perforierter Divertikulitis konstruiert. Durch dieses hindurch ließ sich die propulsive Aktivität zur sog. »mass movement« elektromanometrisch untersuchen. Dieses Kollektiv ist bezüglich extrinsischer und intrinsischer neuraler Dissektion jedoch inhomogen und kann nicht mit der Situation nach Mobilisation des linken Hemikolons und zentraler Durchtrennung der AMI und der sie begleitenden neuralen Versorgung verglichen werden. Die Kolon-J-Pouch-Bildung erfordert ja die Mobilisation und damit weitgehende extrinsische Denervation bis zum distalen Colon transversum. Dies gelingt nicht ohne Schädigung des extrinsischen vegetativen Systems des linken Hemikolons, so daß die dem Kolon-J-Pouch unmittelbar vorgeschalteten Darmsegmente auch partiell vegetativ denerviert sind. Ob die der Pouch direkt vorgelagerten Darmsegmente noch Drücke bis 200 mm Hg erzeugen können, wie die teils noch innervierten Anteile in der Serie von Garcia (Divertikulitisoperation ohne zentrale Gefäß-Nerven-Durchtrennung!), ist zu bezweifeln.

Die dynamische Videodefäkographie am gesunden Rektum zeigt eine Kontraktion des Rektums gegen Ende des ersten Schubes. Diese Kontraktion fehlt beim Kolon-J-Reservoir. Dieses Reservoir wird nach Triggerung einer Defäkation passiv durch Bauchpresse und Valsalva entleert und aktiv durch Relaxation von Beckenboden und Sphinkter unterstützt. 25% der Patienten bedürfen zusätzlich Suppositorien und Klysmen [35]. Jedoch schließen Radiomarkertests eine supraanale Ansammlung im Sinne einer Outletobstruktion aus [47]. Die Entleerungsdynamik nach ileozäkaler Interposition bedarf noch der Analyse unter standardisierten Bedingungen.

Der Kolon-J-Pouch wurde funktionell wegen Motilitätsverminderung mit der Hirschsprung-Situation verglichen [45]. Er ist u.E. nicht vergleichbar, weil der

RAI in 65,6 % der pubizierten Fälle 6–12 Monate postoperativ nachweisbar war [23, 47–50].

Die Stuhl- bzw. Gasdiskrimination korrelierte erwartungsgemäß nicht mit der Rekonstruktionsmethode. Sie bleibt nach allen Verfahren in 80–100 % der Fälle erhalten, unabhängig vom analen Dissektionstyp. Entscheidend hierfür scheint die Erhaltung des Anoderms und nicht alleine der UEZ zu sein.

Laxativa

Bleiben diätetische Maßnahmen und Metamucil unberücksichtigt, bedurften 24 % der Patienten nach CAA und CJPA medikamentöser Laxativa. 42 % und 7 % nach IPAA bzw. Zäkumreservoir nahmen Loperamid ein. Nach IPAA benötigten die meisten Patienten Loperamid während den ersten 12 Monate postoperativ, zur Kontrolle von Stuhlform und propulsiver Dünndarmmotilität. Die Ursache der flüssigen Stuhlform mit 3–5 Entleerungen/Tag beim Patienten nach Zäkumpouch ist noch unklar. Bisher ausgeschlossen wurden Gallensalzverlustsyndrom, »bacterial overgrowth« und exokrine Pankreasinsuffizienz. Der Betakarotinspiegel ist erniedrigt, was für Malabsorption spricht, deren Ursache analysiert wird.

Funktionsscores

Da das Zäkumreservoir zum Rektumersatz bisher nicht Verwendung fand, wurden mehrere etablierte Funktionsscores zur möglichst objektiven Beurteilung der Defäkationsqualität herangezogen. Im Vergleich zum normalen Rektum des Kontrollkollektivs und nach der subjektiven Beurteilung der Patienten haben die Probanden keine bessere Defäkationsqualität (Score: 9,6 bzw. 8,7; p = 0,2) und 90 % der Patienten beurteilen ihre postoperative Situation als gut bis sehr gut. Diese Resultate sind vergleichbar mit denen nach CJPA der Serie von Berger [35], wo 52 % funktionell optimal sind und 44 % kleinere Probleme beklagen. Diese Zahlen wurden jedoch nicht durch einen Funktionsscore objektiviert.

Die Defäkationsqualität nach IPAA ist abhängig von der Grunderkrankung und läßt nur bei FAP-Patienten einen Vergleich zu. Hier findet sich kein Unterschied zu den übrigen Pouchverfahren. Die Stuhlfrequenz nach IPAA allerdings beträgt bei FAP-Patienten 4–6 Entleerungen/24 h und wird gut toleriert.

Zur Analyse seiner CAA-Patienten hat Paty einen detaillierten Score definiert [11]. In seiner Serie hatten 50 % der Patienten eine adjuvante Radiotherapie gegenüber nur 30 % mit dem Zäkumreservoir. Um einen Vergleich etwas aussagekräftiger zu gestalten, wenden wir den modifizierten Paty-Score an (Tabelle 8.20).

Insgesamt waren 74 % der Patienten nach CAA 4,5 Jahre postoperativ zufrieden mit dem Resultat gegenüber 90 % nach Zäkumreservoir schon 6 Monate postoperativ. Andere Serien geben an, daß über 90 % ihrer Patienten mit der neuen Situation 12 Monate

Tabelle 8.20. Defäkationsqualität nach Paty et al.

Patienten (n)		CAA 81	Zäkum 20
1. Ausgezeichnet	Normale Kontinenz 1–2 Entleerungen pro Tag kein imperativer Drang Gute Evakuation	28 %	80 %
2. Gut	Inkontinenz Gas/flüssiger Stuhl (nachts) 3–4 Entleerungen pro Tag (±) imperativer Drang Gelegentlich multiple Evakuationen	28 %	15 %
3. Mäßig	Inkontinenz für flüssigen Stuhl (tags) 5–6 Entleerungen pro Tag (+) imperativer Drang Häufig multiple Evakuationen	31 %	5 %
4. Schlecht	Inkontinenz für festen Stuhl >6 Entleerungen pro Tag (+) imperativer Drang Evakuation nur nach Einlauf	12 %	–

postoperativ zufrieden sind [21, 51], jedoch wurden diese Resultate nicht durch einen Funktionsscore objektiviert.

Lebensqualität

Tagsüber gaben alle Patienten nach Zäkumreservoir eine gute Lebensqualität an. Einer von 20 Patienten beklagte Inkontinenz für flüssigen Stuhl auch tagsüber. Trotz präoperativ guter klinischer und manometrischer Sphinkterfunktion war der postoperative Ruhe- und Preßdruck signifikant erniedrigt. Infolge schlechter Compliance für ein Biofeedbacktraining konnte dem 75 jährigen Patienten nur mit Einlagen geholfen werden. Medikamentöse Bemühungen zur Eindickung des Stuhles sistierte der Patient jeweils wenige Tage nach Therapiebeginn. Die Lebensqualität nach Zäkumreservoir war bei 92% der Patienten (Score: 13,2) gut und zeigte keinen Unterschied zu den Probanden. Gleichwertige Untersuchungen nach CJPA und CAA sind nicht verfügbar.

Nach IPAA sind ebenfalls über 90% der Patienten mit ihrer postoperativen Situation zufrieden [52, 53], wobei Patientenkollektiv und früher durchgemachte Grundkrankheit dieses Resultat wesentlich beeinflussen.

Sexualstörungen persistierten bei 31% der Patienten mit totaler Rektumresektion und Zäkumreservoir. Dieses Resultat liegt im Vergleich zur Literatur an der unteren Grenze [54, 55]. Sexualstörungen korrelierten mit ventraler und lateraler Tumorlokalisation, wenn aus chirurgisch-onkologischen Gründen die Denonvillier- bzw. endopelvine Faszie nicht erhalten werden konnte. Ferner können große Tumoren mit technisch schwieriger Rektumextraktion die Sexualfunktion beeinträchtigen. Sie korreliert bei unseren Patienten nicht mit Alter oder Geschlecht.

ZUSAMMENFASSUNG
Defäkations- und Lebensqualität nach ileozäkaler Interposition dürfen aufgrund eines detaillierten Scores schon 6 Monate postoperativ als gut bis sehr gut bezeichnet werden und stehen den Resultaten der alternativen Pouchverfahren nicht nach.

- Im Vergleich mit den Resultaten der CAA in der Literatur scheint die Defäkationsqualität des Zäkumreservoirs bezüglich Kontinenz, imperativen Drangs und Stuhlfrequenz besser.
- Ob dieser Reservoirtyp besser entleert als die CJPA, kann erst eine randomisierte Studie klären. Sicher ist, daß Patienten nach Zäkumreservoir keiner Entleerungshilfen bedürfen (Suppositorien, Einläufe etc.).

8.7.3
Anorektale Funktion im Vergleich zu chirurgischen Alternativverfahren

Durch propulsive Kolonkontraktion werden intraluminale Druckwerte bis 200 mm Hg generiert [46]. Diesem Druck hat ein kompetenter Sphinkter entgegenzuwirken. Außerdem sind geformter Stuhl und genügende Reservoirkapazität erforderlich, um eine Überlaufinkontinenz zu vermeiden. Die zur koloanalen Rekonstruktion verwendeten Verfahren restaurieren die physiologischen Kontinenz- und Defäkationsparameter in unterschiedlichem Maße. Die in Kap. 7.1-3 gesammelten Daten dienen dem Vergleich einzelner Verfahren und der ileozäkalen Interposition.

1. Sphinkterleistung

Die Sphinkterleistung ist weitgehend abhängig vom Operationstrauma. Kritische Phasen sind Dissektion des distalen Rektums vom Levator ani, intersphinktäre Ablösung des Rektums und Analdilatation. Diese Faktoren können den Plexus pelvinus, und damit die Sakraläste 3 und 4 mit Ursprung des N. pudendus gefährden. Folgen sind Sphinkterdruckabnahme (SRP und SPP), Verkürzung der Hochdruckzone und Verlust des RAI.

Somit interessiert, ob spezifische rekonstruktionsbedingte Auswirkungen den Sphinkterapparat funktionell beeinflussen. Die Zahlen in Tabelle 8.21 fassen die Durchschnittswerte der in Kap 7.1-3 erhobenen Daten zusammen.

Sphinkterruhedruck

Die am anorektalen Übergang (high anal) angelegte ileozäkale Interposition verursacht wie die alternativen Verfahren keine postoperative Veränderung des SRP. Einzig nach IPAA (high anal und low anal) ist der Ruhedruck postoperativ signifikant vermindert. Der Grund liegt darin, daß die Klammernaht am proximalen Analkanal meist einer partiell intersphinktären Resektion gleichkommt, da die Anastomose in der Regel 1 cm oberhalb der Linea dentata liegt.

Low-anal-Anastomosen nach Zäkumreservoir und IPAA haben im Vergleich zur CAA und CJPA postoperativ einen signifikant verminderten Ruhedruck. Dabei spielen Analdilatation zur Mukosektomie, Naht und Untersuchungszeitpunkt eine Rolle. Dieser betrug nach CJPA 12 Monate, nach Zäkumreservoir 6 Monate.

Die intersphinktäre Resektion führt stets zur permanenten Verminderung des SRP. Auch in anderen Serien findet sich eine Korrelation zwischen Kontinenz-

Tabelle 8.21. Sphinkterleistung nach koloanaler Rekonstruktion

Methode	Level	Ruhedruck	Preßdruck	RAI (%+)	Hochdruckzone (mm)
»Gerade« koloanale Rekonstruktion	»high anal«	41.3 ±18[a]	118.5 ±74[a]	42	31 ±9
	»low anal«	54.2 ±27[a]	99 ±38[b]	81	–
	intersphinkter	41.2 ±24[b]*	152.1 ±66[b]*	31	22 ±8
Kolon-J-Pouch-anale Rekonstruktion	»high anal«	40 ±15[a]	132 ±20[b]	100	35 ±5
	»low anal«	57.3 ±13[b]	91.3 ±24	57	–
Ileum-J-Pouch-anale Rekonstruktion	»high anal«	70[a]* (25–104)	141.5[a] (38–254)	–	–
	»low anal«	62[b]* (22–109)	144.2[b] (78–192)	62	39 ±1
Ileozäkale Interposition	»high anal«	38.2 ±13[a]	115 ±40[a]	70	37.5 ±4.2
	»low anal«	30.5 ±13.5[a]	130 ±42[a]	80	28 ±4.4

[a] mmHg.
[b] cmH$_2$O.
* Prä- und postoperativ: p < 0,05.

grad und postoperativem SRP [42, 56, 57], wogegen nach Zäkumreservoir ein erniedrigter SRP den Defäkationsscore (> 10) nicht beeinträchtigte.

Sphinkterpreßdruck

Nur die intersphinktäre Resektion hatte unabhängig vom Reservoirtyp einen Einfluß auf den SPP. Nach 12 Monaten war der Unterschied nicht mehr signifikant. Dasselbe Phänomen wurde nach IPAA erst 24 Monate postoperativ beobachtet [58]. Frauen hatten 6 Monate nach Zäkumreservoir einen tieferen SPP im Vergleich zu Männern, jedoch ohne Beeinträchtigung der Kontinenzleistung bzw. Defäkationsqualität. Diesbezüglich finden sich ähnliche Daten nach IPAA [59].

Rektoanaler Inhibitionsreflex

Erstaunlicherweise bleibt dieser Reflex nach High- und Low-anal-Anastomosen unabhängig vom verwendeten Neorektum mehrheitlich erhalten. Erst nach intersphinktärer Resektion, also nach Entfernung intrinsisch geschalteteter Sensoren, ist er vermindert nachweisbar, d. h. in durchschnittlich 31 % [42, 57] der Fälle. Dies spricht für die Hypothese zusätzlicher, im M. levator ani gelegener Sensoren zur Erhaltung des Reflexes [60], oder der Neubildung intrinsischer Verbindungen zwischen interponiertem Neorektum und Sphinkter. Der vorhandene RAI widerlegt auch die in der Literatur teils herrschende Meinung, daß weder für die koloanale Rekonstruktion noch für den koloanalen Pouch ein rektoanaler Reflex vorhanden sein könne [45].

Hochdruckzone

Diese ist erwartungsgemäß nur nach intersphinktärer Resektion verkürzt, da die übrigen Resektionsverfahren den Sphinkter morphologisch intakt lassen. Eine Verminderung der Hochdruckzone unter 30 mm Länge kann funktionell wirksam werden und Feinkontinenzstörungen bewirken. Diese Tatsache wird durch die Korrelation Low-anal-Anastomose und verminderte Hochdruckzone in unserer Serie unterstützt. Nach ileozäkaler Interposition ist die Hochdruckzone mit den präoperativen Werten vergleichbar. Dies bestätigen auch Vergleichsdaten zwischen IPAA und Kontrollen [56].

Sonomorphologie

Obwohl in der Literatur endosonographische Sphinkterdefekte nach Analdilatation nachgewiesen wurden [61–63], konnten wir unabhängig von der Technik keine sonographischen Veränderungen am Sphinkter nachweisen. Nur nach intersphinktärer Resektion war der Internus weniger gut abgrenzbar. Jedoch ergibt die in den SAI eingezogene Kolonwand auch ein hypodenses Echo. Der Sphinkterdurchmesser blieb postoperativ unverändert. Die Bedeutung dieses Meßparameters ist in der Literatur nicht geklärt. Es findet sich in keiner Arbeit eine Korrelation zwischen SAI- bzw. SAE-Durchmesser und Inkontinenz. Nur eine Arbeit berichtet über einen tieferen SAE-SAI-

Tabelle 8.22. Reservoirleistung nach koloanaler Rekonstruktion

Methode	Empfindungsschwelle (ml)	Maximal tolerables Volumen (ml)	Compliance
»Gerade« koloanale Rekonstruktion	46.7* ±25	159* ±57	2.6* (2.0–3.9)
Kolon-J-Pouch-anale Rekonstruktion	92.2 ±28	353.7 ±72	5.1
Ileum-J-Pouch-anale Rekonstruktion	150 (52–435)	277 (65–440)	9.4 (5.5–14.7)
Ileozäkale Interposition	126 (30–229)	292 (175–388)	5.01 (2.0–9.8)

* Prä- und postoperativ: $p < 0{,}05$.

Koeffizient (∅) bei Patienten mit idiopathischer, d.h. neurogener Inkontinenz [64]. Die Bestimmung dieses Parameters ist zudem abhängig von Auflösungsvermögen und Untersucher. Die äußere Puborektalisgrenze ist meist unscharf. Auch die intersphinktäre Grenze kann verstrichen, d.h. sonographisch feinkörnig sein. Daher schwankt die Festlegung der Grenzen von Fall zu Fall. Äußerst wertvoll ist die endoanale Sonographie nach unserer Erfahrung zur Identifikation, Lokalisation und Bestimmung der Ausdehnung von Sphinkterdefekten, Flüssigkeitskollektionen und Fistelverläufen.

2. Reservoirleistung

Die Pouchfunktion wird entscheidend durch Empfindungsschwelle, Kapazität und Dehnbarkeit definiert (Tabelle 8.22). Diese Werte ermöglichen es am besten, Sinn und Nutzen eines Reservoirs zu beurteilen. Denn weder Sphinkterleistung noch proktographische und Transitdaten können die bessere Defäkationsqualität nach Reservoirbildung im Vergleich zur »geraden CAA« erklären.

Empfindungsschwelle

Bei allen Reservoirverfahren liegt die Empfindungsschwelle bedeutend höher als nach »gerader« CAA. Diese Methode weist postoperativ und gegenüber dem normalen Rektum eine signifikante Verminderung von Empfindungsschwelle und Defäkationsdrang auf. Dies kann mitunter Grund für die – im Vergleich zur Situation mit vorgeschaltetem Reservoir – höhere Inzidenz von imperativem Stuhldrang und verkürzter Warnperiode sein. Da die Empfindungsschwelle beim Zäkumreservoir zwischen Low- und High-anal-Technik nicht differiert, sind hohe Stuhlfrequenz und multiple Evakuation anders zu begründen. Tatsächlich weisen Patienten mit >3 Stuhlentleerungen/24 h gegenüber jenen mit 1 und 2 Entleerungen keine tiefere Empfindungsschwelle auf. Anastomositis und Hypersenibilität bzw. anale und perianale Hautirritation (z.B. soiling!) erklären Fälle mit tiefer Empfindungsschwelle (<80 ml) nach Zäkumreservoir. Nach postoperativer Radiotherapie ist die Empfindungsschwelle nicht vermindert. Einschränkend sind nochmals die Unzulänglichkeiten der Untersuchungstechnik zur Bestimmung der Empfindungsschwelle zu erwähnen. Kontinuierliche Füllung eines intrarektal gelegenen Ballons in Linksseitenlage kann Defäkationsdrang und Kapazität zuverlässig erfassen. Die Rektumsensibilität sollte besser mit einem Substrat, welches eine wachsende Stuhlsäule nachahmen kann, in aufrechter Stellung gemessen werden, denn der intrarektal gelegene Ballon weicht entsprechend dem geringsten Widerstand nach proximal aus (Zäkum) und reizt dadurch erst spät die sensible UEZ.

Ein weiterer Test zur Beurteilung der Rektumempfindlichkeit ist das zur Auslösung des RAI notwendige Füllungsvolumen. Beim normalen Rektum kann der RAI in der Regel mit 10–20 ml schnell insufflierter Luft ausgelöst werden [65]. Patienten nach Zäkumreservoir hatten entweder einen fehlenden RAI (20%) oder er konnte erst bei 40/50 ml Luft ausgelöst werden [66]. Interponierte Zäkumwand, partielle Destruktion des SAI und postoperative Vernarbung des Beckenbodens sind die möglichen Gründe.

Maximal tolerables Volumen

Die Reservoirkapazität ist nach allen Reservoirverfahren bedeutend größer als nach »gerader CAA«. Die Rektumkapazität ist nach Reservoirrekonstruktion praktisch wiederhergestellt. Die Volumina sind gegenüber Probanden, unabhängig vom Reservoirtyp, nicht zu unterscheiden. Da die anderen Parameter, d.h. Sphinkterleistung, Kolontransit und defäkographische Parameter, vergleichbar sind, scheint die Funktionsverbesserung mit dem Reservoir allein, d.h. mit seiner

Reservoirkapazität und Dehnbarkeit, erklärt zu sein [23, 48, 66, 67]. Während die Reservoirkapazität des Zäkumreservoirs mit der Frequenz (> 3 Entleerungen/ 24 h) und mit dem Defäkationsscore > 10 (befriedigend bis schlecht) nicht korreliert, scheint sie nach »gerader« CAA für die Stuhlfrequenz bestimmend zu sein. Schiessel et al. [42] berichteten 3 Monate nach intersphinktärer Resektion mit gerader CAA-Rekonstruktion über 12,1±9,0 Entleerungen/24 h. Innerhalb 1 Jahres, mit zunehmender Adaptation und Ausdehnung der »geraden« Kolonschlinge, nahm die Stuhlfrequenz auf 4,4±3,3 Ereignisse/Tag ab und die Defäkationsqualität wurde besser. Andere Autoren machten dieselben Erfahrungen mit der »geraden CAA« [11, 21, 22]. Somit profitieren Patienten nach Reservoirrekonstruktion insbesondere während der ersten postoperativen Jahre von der guten Reservoirleistung. Wenn man bedenkt, daß die Mehrzahl (ca. 60%) der Patienten erst im Tumorstadium III und höher erkannt werden und nur zwischen 20 und 45% dieser Patienten nach 5 Jahren noch am Leben sind, ist ein postoperativ möglichst frühzeitiges Erreichen einer guten Lebensqualität erwünscht. Dieses Ziel wird durch >80% der Patienten nach Zäkumreservoir 3 Monate und >90% der Patienten 12 Monate postoperativ erreicht.

Compliance

Ähnlich der Kapazität ist die Dehnbarkeit des Neorektums nach allen Reservoirverfahren höher als nach »gerader« CAA. Dieser Parameter ist jedoch im Vergleich zur Kapazität durch mehrere Faktoren beeinflußbar. So ist das Ausmaß der perirektalen Einflüsse wie Blasenfüllung bzw. -kontraktion, perirektale Fibrose (Radiotherapie) und intraabdominaler Druck letztlich nicht abzuschätzen. Kapazität und Compliance korrelieren proportional, so daß die Compliance allein u. E. keinerlei klinische Relevanz besitzt. Selbst bei einer Patientin mit Rektumersatz wegen Strahlenkomplikation waren Compliance und Kapazität (pelvine Strahlenfibrose) erniedrigt [32]. Patienten mit geringer Compliance nach Zäkumreservoir wiesen keine Korrelation zu schlechter Defäkationsqualität auf.

3. Evakuation und Transit

Zur Zeit sind wenige Arbeiten, welche die Entleerung nach zuverlässigen Endpunkten systematisch untersuchten, verfügbar. Die Bedeutung der *anorektalen Winkel* bei verschiedenen Funktionszuständen hat abgenommen, seit gezeigt werden konnte, daß Patienten mit pathologischen Winkelmaßen keine Kontinenzbzw. Defäkationsstörungen aufwiesen [68]. Die »flap valve theory« muß somit überdacht werden [69]. Die Veränderungen der Winkel nach koloanaler Rekonstruktion sind vielfältig und die Auswirkungen z. Z. nicht interpretierbar. Während nach »gerader« CAA [70] größere anorektale Winkel in Ruhe und beim Pressen gefunden wurden, ließen sich in einer Pilotuntersuchung [47] nach CJPA keine Veränderungen aufweisen. Nach IPAA fanden sich keine Unterschiede der postoperativen Winkel im Vergleich zu einem Normkollektiv [71]. Nach Zäkumreservoir war der anorektale Winkel beim Pressen im Vergleich zu präoperativ kleiner, d. h. die Streckung des anorektalen Übergangs war unvollständig. Patienten mit einem Winkel <120° wiesen jedoch keine Korrelation zu Patienten, welche das Zäkum nicht im ersten Schub entleerten, und solchen mit Defäkationsscore >10 auf. Bei diesen Patienten war auch keine supraanale Markerakkumulation oder Verzögerung der Transitzeit zu finden. Wahrscheinlich sind postoperativ narbige Veränderungen verantwortlich für die unvollständige anorektale Streckung.

Der Beckenbodendeszensus bei Kontraktion und beim Pressen blieb nach Zäkumreservoir unverändert. Eine Korrelation zu Kontinenzleistung und Defäkationsqualität bestand nicht. Ähnliche Ergebnisse wurden durch szintigraphische Tests nach IPAA erhoben [71]. Bedeutung und Konsequenz der prä- und postoperativen radiographischen Bestimmung des Beckenbodendeszensus bleiben somit fraglich. Diese Untersuchungen werden vermutlich zukünftig durch dynamischproktographische Untersuchungen ersetzt, die Aussagen über Kontraktionsfähigkeit von Rektum und Beckenboden und Vollständigkeit der Entleerung ergeben.

Entleerung

Im Gegensatz zu Ileum-J-Pouch und Zäkumreservoir sind »gerade« CAA und CJPA nur mittels Mobilisation und somit extrinsischer Denervation und wahrscheinlicher Motilitätsstörung des linken Hemikolons möglich. Das Rektum selbst entleert sich in der Videodefäkographie progredient. Dabei entleert sich die Rektumampulle im ersten Schub, während proximale Rektumanteile noch Kontrastmittel enthalten. Nach CJPA wurden bei 5 von 6 Patienten > 1/3 Kontrastmittelrest nach dem ersten Schub gemessen, während Patienten nach »gerader« CAA vollständiger entleerten [50]. Diese Daten erklären die klinischen Evakuationsstörungen bei 25% der Patienten nach CJPA [35]. Im Gegensatz dazu haben Patienten nach IPAA (intakte Innervation) nur im Rahmen der Pouchitis therapiebedürftige Evakuationsstörungen [72]. Videodefäkographische Untersuchungen dazu sind z. Z. nicht verfügbar. 3 Monate nach Zäkumreservoir beklagte keiner der Patienten eine unvollständige Entleerung, obwohl das Reservoir videodefäkographisch nur in 53% der Patienten im ersten Schub vollständig entleert wurde. Transponiertes Zäkum und Aszendens haben eine Länge von 20 cm im Vergleich zur 10 cm langen Ampullenlänge des normalen Rektums. In der Videodefäkographie wird der kaudale Reservoiranteil, d.h. das Aszendens, im ersten Schub vollständig entleert, während das dehnbare Zäkum als sog. »Windkessel« proximal nachfließenden Stuhl speichert, bis die Stuhlsäule so weit zugenommen hat, daß die nächste Defäkation getriggert wird. Dazu sind genügende supraanale Dehnung und Reizung der UEZ oder des pouchanalen Übergangs (Anoderm) notwendig, damit über RAI-Reflexe periphere Widerstände autonom gesenkt und willentlich gesteuert werden können. Proximale Kolon- bzw. Ileumpropulsion sind u.E. von untergeordneter Bedeutung, da die Kontrastmittelmenge im präzäkalen Segment zu gering ist, um eine »mass movement« oder »high pressure wave« zu triggern. Außerdem beträgt der Druck der ileozäkalen Zone (ca. 4 cm lang) beim Menschen 20 mm Hg [73, 74], d.h. bei retrogradem Fluß (Kolon → Ileum) wird vorerst das Zäkum gedehnt. Ob die Kontraktion von Zäkum und Aszendens in der dynamischen Proktographie aktiv oder passiv aufgrund von Bauchpresse und Valsalva zustandekommt, muß erst noch durch elektromyographische und manometrische Untersuchungen geklärt werden. Schon aus anatomischen Überlegungen ist zu vermuten, daß Zäkum und Aszendens aufgrund ihrer dünnen muskulären Wanddicke geringere Kontraktionskräfte als das normale Rektum erwirken.

Multiple, fragmentierte Evakuation und damit erhöhte Stuhlfrequenz kommen nach allen koloanalen Rekonstruktionsverfahren vor *(CAA: 29%, CJPA: 20,6%, IPAA: 7% ohne Pouchitis bzw. Zäkumreservoir: 15%)* und sind nicht spezifische Folgen einer einzelnen Rekonstruktionsart. Diese Störungen treten hauptsächlich im Zusammenhang mit unregelmäßiger Nahrungszufuhr, ballastarmer Kost, postoperativer Radiotherapie, Anitis, Diversionspouchitis, Pouchitis nach IPAA und Anastomosenstriktur auf.

60% der Patienten nach Zäkumreservoir beurteilen ihre Defäkationsqualität als unverändert im Vergleich zu der Zeit vor der Erkrankung, d.h. daß dieses Verfahren in der Hälfte der Fälle eine physiologische anorektale Funktion und damit Entleerung ermöglicht. Weitere 30% haben bei strenger objektiver Prüfung und detailliertem subjektivem Score geringgradige Störungen, welche ihre Lebensqualität nicht beeinträchtigen. In der normalen Population empfinden 70% eines untersuchten Kollektivs keine Störungen im Zusammenhang mit der Defäkation [75]. Die Störungen sind stark abhängig von interindividueller Empfindung und Verarbeitung von Unregelmäßigkeiten im kolorektalen und analen Bereich.

Trotz Transposition der ileozäkalen Klappe und Interposition zwischen Colon descendens und Analkanal wird im Radiomarkertest keine Ansammlung von Markern beobachtet. Ob die Klappe den Stuhlfluß verzögert und zu fraktionierter Reservoirfüllung führt, kann z.Z. nicht beantwortet werden. Jedoch erreicht das präzäkale Ileum nach kurzer Zeit (3 Monate postoperativ) radiographisch den Durchmesser der vorgeschalteten Kolonsegmente.

Eine Metaplasie der präzäkalen Ileumschleimhaut, wie dies beim Ileumreservoir bekannt ist, konnte histologisch 6 Monate postoperativ nicht gefunden werden [76, 77].

Die Transitzeit bleibt gegenüber normalen Probanden ebenso unverändert, wobei diese Resultate erst noch durch sensitivere szintigraphische Transitzeitmessungen zu bestätigen sind.

ZUSAMMENFASSUNG

- Die Sphinkterleistung bleibt durch die Art des gewählten Neorektums unbeeinflußt. Anastomosenhöhe und -technik, sowie vorbestehende Eigenschaften des Sphinkters sind determinierend.
- Die ausgezeichnete Reservoirleistung des Zäkums scheint hauptverantwortlich für die guten subjektiven und objektiven funktionellen Resultate zu sein. Die Höhe der Empfindungsschwelle ist – technisch bedingt – hohen interindividuellen Schwankungen unterworfen und somit z.Z. nicht interpretierbar. Das gleiche gilt für die Interpretation von Compliancemeßwerten.
- Die Entleerungsdynamik wird nach Zäkumreservoir in über 80% der Fälle beinahe physiologisch wiederhergestellt. Die entscheidenden Elemente sind normale Warnungsperiode, hohe Dehnbarkeit des Zäkums und vollständige Entleerung der kaudalen Pouchanteile im ersten Schub. Normale Transitzeit, welche physiologische Eindickung und Propulsion des Stuhles gewährleisten, und gute Reservoirleistung sind konkomitierend wichtige Voraussetzungen. Evakuationsstörungen sind nicht primär abhängig von der Wahl des Neorektums, sondern bedingt durch lokale Komplikationen und unregelmäßige Ernährung.

8.7.4
Ileozäkale Interposition als Rektumersatz bei komplizierter Strahlenproktitis

Nach pelviner Bestrahlung ist das Rektum ist die häufigste Lokalisation (70–90%) strahleninduzierter Komplikationen des Abdomens [78, 79]. Bis zu 40% dieser Komplikationen bedürfen einer chirurgischen Intervention. Die am häufigsten eingesetzten Operationsverfahren sind anteriore Rektumresektion, Hartmann-Diversion und abdominoperineale Rektumamputation. Sie alle sind mit einer bedeutenden Morbidität behaftet [80–82]:

- Anteriore Resektion und Hartmann-Verfahren, weil strahlengeschädigtes Rektum zurückbleibt, wodurch das Risiko einer Anastomoseninsuffizienz und damit pelvinen Sepsis sowie die Inzidenz rektaler Blutungen und Defäkationsstörungen erhöht sind. Auch persistieren bei beiden Methoden Tenesmen und Schleimabsonderung aus dem verbliebenen Rektumstumpf.
- Die abdominoperineale Rektumamputation, weil perineale Wundheilungsstörungen und pelvine Sepsis als Folge strahlenbedingt reduzierter Wundheilung vermehrt auftreten.

Die Rektumresektion auf Höhe der Puborektalisschlinge entfernt das geschädigte Gewebe insgesamt und ist, einen guten Ernährungszustand vorausgesetzt, mit einer geringen Morbidität durchführbar [82]. Die Technik der koloanalen Rekonstruktion (Sir Alan Parks [83]) zwischen Sigma bzw. Deszendens und Analkanal innerhalb einer mukosektomierten proximalen Sphinktermanschette wurde mit Erfolg auch zum Rektumersatz nach Entfernung des strahlengeschädigten Rektums angewandt [84]. Jedoch berichteten die meisten Serien über Kontinenzstörungen, imperativen Stuhldrang, erhöhte Stuhlfrequenz und Verkürzung der Warnperiode mit der Unmöglichkeit, den Defäkationsdrang hinauszuzögern [79, 80, 82, 84]. Nach guten ersten Resultaten mit der CJPA [85] als Ersatz des strahlengeschädigten Rektums bei 3 von 4 Patienten in der Literatur und ausgezeichneter Defäkationsqualität nach Zäkumreservoir [86] in der eigenen Serie nicht bestrahlter Patienten, benützten wir letzteren zur koloanalen Rekonstruktion nach komplizierter Strahlenproktitis (s. 8.6.4).

Die radikale Resektion des strahlengeschädigten Rektum ist eine zuverlässige, jedoch nicht ungefährliche Methode zur Therapie von Komplikationen wie Perforation, Striktur, rektovaginale Fistel, metachrones Karzinom, massive Hämorrhagie und schwere therapieresistente Proktitis [87].

Die ileozäkale Interposition bei dieser speziellen Indikation wurde bisher in 2 Fällen durchgeführt. Die Morbidität war bei beiden Patienten minimal. In der Literatur wird nach »gerader« koloanaler Sleeve-Anastomose eine perioperative Morbidität zwischen 25 und 50 % berichtet [79, 82, 87]. Perianastomosale Abszesse und Anastomosenstrikturen waren die häufigsten Früh- und Spätkomplikationen nach CAA. 15 % dieser Patienten endeten mit einer permanenten Kolostomie im Vergleich zu 4,5 % nach CAA im unbestrahlten Gebiet (Kap. 7.1.2).

Schwere Kontinenzstörungen nach CAA wegen Strahlenkomplikation traten zwischen 25 und 37 % auf; imperativer Stuhldrang, hohe Stuhlfrequenzen tags und nachts sowie multiple Entleerung mit perianaler schmerzhafter Hautirritation betrafen die Mehrzahl der Fälle. Diese Symptome sind Folge verminderter Kapazität und Compliance des Neorektums [11, 88, 89] sowie reduzierter Sphinkterfunktion. Letztere kann als direkte Strahlenwirkung oder Trauma nach Analdilatation entstehen [90, 91]. Birnbaum et al. [92, 93] berichteten, daß demgegenüber die präoperative Radiotherapie die anale Sphinkterfunktion nur minimal beeinträchtigt und daß sie kaum postoperative Kontinenzstörungen erzeuge. Unsere beiden Patienten (s. 8.6.4) wiesen einen tiefen postoperativen Preßdruck auf im Vergleich zur unbestrahlten Gruppe nach Zäkumreservoir. Folglich werden in solchen Situationen präoperative Sphinktermanometrie und endoanaler Ultraschall unabdingbare präoperative Untersuchungen zur Selektion von Patienten mit hohem postoperativem Inkontinenzrisiko. Betagte Frauen mit grenzwertigen SAI- bzw. SAE-Druckwerten oder hohem präoperativem Preßdruck sind besonders gefährdet [94].

Zur Kontinenzstörung kann nach »gerader CAA« das denervierte und somit motilitätsgestörte Neorektum selbst noch beitragen [95]. Partielle Darmwandfibrose und Durchblutungsstörungen von Sigma und/oder Deszendens sind Faktoren, welche die anoneorektale Funktion zusätzlich vermindern.

Durch Konstruktion des Kolon-J-Reservoirs konnten Lucarotti et al. [85] bei 4 Patienten imperativen Stuhldrang und hohe Stuhlfrequenzen vermindern. Ein Patient entwickelte eine vesikovaginale bzw. fäkale Fistel.

Die ileozäkale Interposition [96] weist, gerade in seiner Anwendung zur koloanalen Rekonstruktion nach komplizierter Strahlenproktitis, einige attraktive Gesichtspunkte auf:

1. Intakte Reservoirwand: Im Gegensatz zur J-Pouch [23, 97] ist zur Konstruktion der ileozäkalen Interposition keine longitudinale Transsektion und Naht der strahlenexponierten Kolonwand notwendig. Langstreckige Staplerreihen und schmale Gewebebrücken in bestrahltem Gewebe können das Risiko von Anastomosenkomplikationen (Striktur, Insuffizienz, Fistel) erhöhen.

2. Erhaltung der extrinsischen Nervenversorgung: Nach pelviner Strahlenexposition sind die Auswirkungen auf benachbarte Organe (Sigma, Deszendens, Zäkum, Dünndarm und Blase) makroskopisch nicht zuverlässig beurteilbar. Manchmal sind fokal konfluierende fibrosierte Bezirke festzustellen. Ein Vorteil der ileozäkalen Interposition liegt in der minimalen Dissektion mit Erhaltung des ileokolischen Gefäß-Nerven-Stieles, wodurch extrinsische Nervenversorgung und sämtliche Arkadengefäße intakt bleiben. Dies könnte ein Grund für die gute Reservoirfunktion sein (s. 8.6.2). Bei beiden Patienten mit komplizierter Proktitis lag die Reservoirkapazität 6 Monate postoperativ innerhalb des Bereiches unbestrahlter Pouchpatienten und Probanden. Die Compliance des einen Patienten lag unterhalb dieses Bereiches. Rigide perineorektale Veränderungen aufgrund pelviner Fibrose könnten die verminderte Dehnbarkeit erklären.

3. *Limitierung des Eingriffes auf den Unter- bzw. Mittelbauch:* Da weder Mobilisation der linken Kolonflexur noch Durchtrennung der A. mesenterica inferior notwendig sind, bleibt der Eingriff auf den Unter- bzw. Mittelbauch limitiert. Damit traten in unserem Gesamtkollektiv nach Zäkumreservoir im Vergleich zu anderen Serien nach CAA [19, 30, 98] keine pulmonale Komplikation, Kolonnekrose und akzidentelle Splenektomie auf. Insbesondere für Patienten nach Strahlenexposition bedeutet der Eingriff ein geringeres Trauma.

ZUSAMMENFASSUNG

Auch bei Patienten mit komplizierter Strahlenproktitis ist die ileozäkale Interposition mit geringer Morbidität durchführbar. Defäkationsqualität und anorektale Funktion sind außer bei der Reservoircompliance im Bereich nichtbestrahlter Patienten und Probanden.

8.7.5
Ileozäkale Interposition als Rektumersatz nach vorangegangener kolorektaler Resektion

Patienten mit lokalem Rezidiv nach anteriorer bzw. tief anteriorer Resektion, metachronem Rektumkarzinom und Komplikationen (langstreckige Anastomosenstenose, Anastomosen) nach tiefer anteriorer Resektion bedürfen, Operabilität vorausgesetzt, meist einer abdominoperinealen Rektumamputation bzw. einer permanenten Kolostomie. Zwei Gründe präjudizieren dieses Vorgehen:

1. Nach vorangegangener tiefer kolorektaler Rekonstruktion reicht die Kolonlänge meist nicht mehr für eine »gerade« koloanale Anastomose bzw. einen Kolon-J-Pouch aus. Die Präparation einer vormals mobilisierten Kolonflexur ist schwieriger, die Morbidität ist erhöht.
2. Nach vorangegangener Resektion und postoperativer Radiotherapie kann das kleine Becken infolge perirektaler Fibrose für eine Reintervention unzugänglich bleiben (frozen pelvis).

Ist die lokale Operabilität (technisch und karzinologisch) gegeben, kann die ileozäkale Interposition zwischen Deszendens und Analkanal ohne Mobilisation der linken Flexur eine zweite Möglichkeit zur Sphinktererhaltung bieten. Entscheidend sind exakte präoperative Evaluation bezüglich Allgemeinzustand (Ernährungsstatus), Grundkrankheit (Staging, Infektlage) und Sphinkterfunktion. Die endgültige Entscheidung bezüglich der Durchführbarkeit kann erst intraoperativ gefällt werden.

Unsere Erfahrungen mit der ileozäkalen Interposition als Zweiteingriff nach Rektumresektion zu einem früheren Zeitpunkt betreffen z. Z. 2 Patienten:
1. metachrones Rektumkarzinom im distalen Rektumrest 6 Jahre nach tiefer anteriorer Rektumresektion und Bestrahlung mit 50 Gy,
2. Anastomoseninsuffizienz nach tiefer vorderer Resektion nach 2 jähriger Schutzkolostomie.

Das perioperative Komplikationsrisiko in diesen Situationen ist erhöht. Während die erste Patientin einen komplikationslosen Verlauf, gute Defäkationsqualität und anorektale Funktion hatte, mußte beim zweiten Patienten infolge postoperativer präsakraler Hämorrhagie und erneuter Fistel das Reservoir ausgebaut werden.

8.7.6
Ileozäkale Interposition nach intersphinktärer Resektion

Intersphinktäre Resektion bedeutet Entfernung der kranialen Anteile (ca. 2 cm) des SAI mit der hochsensiblen UEZ und Anastomose auf Höhe der Linea dentata. Dadurch können Rektumkarzinome mit Tumorunterrand bis zu 2 cm oberhalb der Linea dentata, wenn die karzinologischen Kriterien erfüllt sind, reseziert werden. Zur Zeit gelten gut bis mäßig differenzierte Karzinome als geeignet, wenn sie die Rektumwand nicht durchbrechen, also eine maximale Penetrationstiefe T2, oder andernfalls >3 cm Abstand zwischen Tumorunterrand und Linea dentata (und präoperative Radiotherapie) aufweisen. Mittels präoperativer Biopsie und endoanaler Sonographie gilt es, Differenzierungsgrad, Tumorstadium und Sphinkterinfiltration möglichst exakt festzulegen.

Die Erfahrungen mit der intersphinktären Resektion sind z. Z. noch limitiert. Wenige Autoren haben bisher objektive funktionelle Resultate mit dieser Resektionstechnik publiziert [21, 42, 45, 99, 100]. Erstaunlicherweise ist trotz partieller SAI-Resektion und UEZ-Verlust eine gute Kontinenzleistung zu erwarten. Gelegentlich nächtliches Stuhlschmieren und vorübergehende Inkontinenz für flüssigen Stuhl und Gas sind die Regel während der ersten 12 Monate postoperativ. Funktionelle Auswirkungen sind permanent verminderter Sphinkterruhedruck und anfänglich reduzierter

Preßdruck. Erstaunlicherweise bleiben Stuhl- bzw. Gasdiskrimination in allen und der RAI in ca. 63% der Fälle trotz Fehlens von UEZ und Destruktion der neuralen Rezeptoren im kranialen Internus erhalten.

Zwei Arbeiten [42, 100] berichteten über Resultate nach totaler Internusresektion in Einzelfällen. Gute präoperative Sphinkterfunktion vorausgesetzt, wurde trotz dieser ausgedehnten Resektion bei jungen Patienten noch eine befriedigende Kontinenzleistung erzielt. Eine Inkontinenz Grad III (flüssiger Stuhl und Gas tags bzw. nachts) ist jedoch die Regel. Für betagte Patienten kann diese Technik gar komplette Inkontinenz, d. h. ein perineales Stoma bedeuten. Sphinkterruhe- und Preßdruck bleiben permanent reduziert und Stuhl- bzw. Gasdiskrimination bleibt nur bei Konservierung von genügend Anoderm partiell erhalten.

Die Kombination von ileozäkaler Interposition und intersphinktärer Resektion wurde in der Literatur bisher noch nicht beschrieben. In unserer Serie wurden 3 Patienten nach dieser Technik behandelt. Der eine hatte ein mäßig differenziertes Rektumkarzinom 3 cm oberhalb der Linea dentata, also am anorektalen Übergang (Operation nach präoperativer Radiotherapie); die beiden anderen ein riesiges tubulovillöses Adenom mit mäßiggradiger Dysplasie, welches bis 1 cm an die Linea dentata heranreichte.

Alle Patienten hatten einen erfreulichen postoperativen Verlauf ohne Komplikationen. Das funktionelle Resultat weist folgende Befunde auf: Außer nächtlichem Schmieren <3 mal wöchentlich haben alle 3 Patienten eine ausgezeichnete Defäkationsqualität und eine gute anorektale Funktion. 6 Monate postoperativ ist der Ruhedruck vermindert, der Preßdruck normal und der RAI nicht nachweisbar. Pouchkapazität und Compliance sind im Bereich normaler Probanden. Die dynamische Proktographie weist normale Winkelverhältnisse und komplette Evakuation des kaudalen Reservoirs im ersten Schub auf.

Die Kombination intersphinktäre Resektion und vorgeschaltetes Reservoir scheint gegenüber der »geraden« CAA nach diesem Resektionstyp erst recht funktionelle Vorteile zu bringen. Während Schiessel [42] 3 Monate nach gerader CAA 12,1±9 Stuhlentleerungen mit entsprechender Kontinenzstörung und analen Hautproblemen feststellte, waren in Serien mit Pouchkonstruktion >3 Stuhlentleerungen/24 h eine Seltenheit [45, 100].

ZUSAMMENFASSUNG

Die intersphinktäre Resektion erlaubt eine Erweiterung der sphinktererhaltenden Möglichkeiten, ohne die Kontinenz- und Defäkationsleistung sehr schwer zu stören. Die Kombination mit einem vorgeschalteten Reservoir scheint einige der Defäkationsstörungen zu kompensieren, ohne die Morbidität zu erhöhen.

Präoperative Selektion, basierend auf karzinologischen und funktionellen Kriterien, ist entscheidend für Sicherheit und funktionelles Resultat der Patienten.

8.7.7
Zusammenfassende Wertung der ileozäkalen Interposition als Rektumersatz

Die ileozäkale Interposition darf als zusätzliche Option in der Palette neuer sphinktererhaltender Techniken zur koloanalen Rekonstruktion nach totaler mesorektaler Resektion bezeichnet werden. Zur Wertung dieser neuen Methode gilt es vorerst, die Leistung des Verfahrens bezüglich dieser Endpunkte zusammenzufassen, um abschließend gesicherte und relative Indikationen für diese Methode zu definieren.

1. Technische Durchführbarkeit

Limitierende Faktoren sind Länge des ileokolischen Gefäßstieles und Ausbildung von Aszendensarkaden. Durch Inzision peritonealer Fixpunkte an Treitz-Band, Pars II duodeni und Processus uncinatus wird der Eingriff in allen Situationen möglich.

2. Sicherheit

Die ileozäkale Interposition ist mit einer minimalen Morbidität durchführbar und mit den Resultaten alternativer Verfahren vergleichbar. Die hauptsächlichen Komplikationen, Striktur und Anastomoseninsuffizienz, sind selten und verfahrensunabhängig.

Sämtliche operationsbedingten Komplikationen traten in der Anfangsphase auf (Lernkurveneffekt).

Durch vorsichtige digitale rektale Dilatation 6 Wochen postoperativ (Anastomosenrisse!) und überlegten Einsatz des Hochfrequenzdiathermiemessers zur totalen mesorektalen Resektion kann zukünftig eine Morbidität unter 10% erwartet werden.

3. Kontinenz- und Defäkationsleistung

- Vollständige Kontinenz auch für flüssigen und festen Stuhl wird mit Zäkumreservoir 6 Monate postoperativ bei 80% und nach 12 Monate in über 90% der Patienten komplett wiederhergestellt.
- Defäkations- und Lebensqualität nach ileozäkaler Interposition dürfen schon 6 Monate postoperativ als gut bis sehr gut bezeichnet werden und stehen den Resultaten der alternativen Pouchverfahren nicht nach.

- Defäkationsqualität bezüglich Kontinenz, imperativen Drang und Stuhlfrequenz und die Lebensqualität sind denen nach CAA auch im Spätverlauf überlegen (unkontrollierte Daten).
- Die hauptsächlichen Störungen, fragmentierte Evakuation und dadurch unregelmäßige Entleerung sind verfahrensunabhängig und bedingt durch Ernährungsqualität, postoperative Entzündung im Anastomosenbereich oder Reservoir (Diversion, Strahleneffekt) und postoperative Komplikationen.
- Ob dieser Reservoirtyp besser entleert als die CJPA, kann erst eine randomisierte Studie beantworten. Sicher ist, daß Patienten nach Zäkumreservoir außer Metamucil zur Weichhaltung des Stuhles keinerlei Entleerungshilfen bedürfen (Suppositorien, Einläufe etc.).

4. Anorektale Funktion

- Die Sphinkterleistung ist nicht durch die Art des gewählten Neorektums zu beeinflussen, sondern durch Lokalisation und Technik der Anastomose, Voraussetzungen des Sphinkters und Schweregrad der postoperativen Fibrose (Elastizität von Neorektum und Sphinkter).
- Die ausgezeichnete Reservoirleistung des Zäkums scheint hauptverantwortlich für die guten subjektiven und objektiven funktionellen Resultate zu sein. Die Höhe der Empfindungsschwelle ist, technisch bedingt, großen interindividuellen Schwankungen unterworfen und somit z.Z. nicht interpretierbar. Das gleiche gilt für die Interpretation von Compliancemeßwerten.
- Die Entleerungsdynamik wird nach Zäkumreservoir in über 80% der Fälle beinahe physiologisch wiederhergestellt.

  Dafür sorgen folgende Eigenschaften:
  - normale Warnungsperiode,
  - hohe Dehnbarkeit des Zäkums,
  - vollständige Entleerung der kaudalen Reservoiranteile im ersten Schub,
  - normale Transitzeit, welche physiologische Eindickung und Propulsion des Stuhles gewährleisten,
  - gute Reservoirleistung ist konkomitierend eine wichtige Voraussetzung.
- Evakuationsstörungen sind nicht primär durch die Wahl der Rekonstruktionsmethode bedingt, sondern abhängig von spezifischen sekundären Störungen.

5. Indikationen zur ileozäkalen Interposition

1. Primär als Rektumersatz nach totaler mesorektaler Resektion, entweder als High-anal-Rekonstruktion mittels Double-Stapling-Technik oder als Low-anal-Rekonstruktion mit Handanastomose an der Linea dentata nach Mukosektomie oder intersphinktärer Resektion.
2. Als Zweiteingriff zur nochmalig sphinktererhaltenden Rekonstruktion lokal operabler Tumoren im kleinen Becken, welche die Rektum- bzw. Neorektumresektion notwendig machen.
3. Zur Korrektur und Therapie von Komplikationen nach CAA und anderen Verfahren, sofern lokale Operabilität möglich ist.

Literatur

1. Catchpole BN (1988) Motor pattern of the left colon before and after surgery for rectal cancer: possible implicatione in other disorders. Gut 29: 624–630
2. Berger A, Tiret E, Parc R et al. (1992) Excision of the Rectum with Colonic J Pouch-Anal Anastomosis for Adenocarcinoma of the Low and Mid Rectum. World J Surg 16: 470–477
3. Hildebrandt U, Zuther T, Lindemann W, Ecker K (1993) Elektromyographische Funktion des coloanalen Pouches. Springer, Berlin Heidelberg New York Tokyo (Langenbecks Archiv für Chirurgie, Bd 44, S 127–131)
4. Bernard D, Morgan S, Tassé D, Wassef R (1989) Preliminary results of coloanal anastomosis. Dis Colon Rectum 32: 580–584
5. Habr Gama A (1991) A preservaccao do aparelho esfincteriano no tratamento do cancer do reto – necassaria ou desejavel? Rev Bras Colo Proc 11: 45–47
6. Christensen J (1993) Motility of the colon. In: Johnson LR (ed) Physiology of the gastrointestinal tract. Raven, New York, pp 665–693
7. Quigley EMM, Phillips SF, Dent J, Taylor BM (1983) Myoelectric activity and intraluminal pressure of the canine ileocolonic sphincter. Gastroenterology 85: 1054–1062
8. Mason AY (1976) Rectal cancer: the spectrum of selective surgery. Proc R Soc Med 69: 237–244
9. Heald RJ, Husband EM, Ryall RDH (1982) The mesorektum in rectal cancer surgery, The clue to pelvi recurrence? Br J Surg 69: 613–616
10. Kirwan WO, Rupert B, Turnbull B, Fazio VW, Weaklea FL (1978) Pullthrough operation with delayed anastomosis for rectal cancer. Br J Surg 65: 695–699
11. Paty BP, Enker WE, Cohen AM, Minsky BD, Friedlander-Klar H (1994) Long-term functional results of coloanal anastomosis for rectal cancer. Am J Surg 167: 90–95
12. Taylor BA, Wolff BG, Dozois RR, Kelly KA, Pemberton JH, Beart RW Jr (1988) Ileal pouch-anal anastomosis for chronic ulcerative colitis and familial polyposis coli complicated by adenocarcinoma. Dis Colon Rectum 31: 358–362

13. Arndorfer RC, Steff JJ, Dodds WJ, Linehan JH, Hogan WJ (1977) Improved infusion system for intraluminal esophageal manometry. Gastroenterology 73: 23–27
14. Heppell J, Kelly KA, Phillips SF, Beart RW, Telander RL, Perrault J (1982) Physiologic aspects of continence after colectomy, mucosal proctectomy and endorectal ileoanal anastomosis. Ann Surg 195: 435–443
15. Varma JS, Smtith AN (1986) Reproducibility of the proctometrogram. Gut 27: 288–292
16. Mahieu P, Pringot J, Bodart P (1984) Defecography: I. Description of a new procedure and results in normal patients. Gastrointest Radiol 9: 253–261
17. Metcalf P (1987) The colonic transit time. Gastroenterology 92: 40–47
18. Enker WE, Stearns MW Jr, Janov AJ (1985) Peranal coloanal anastomosis following low anterior resection for rectal carcinoma. Dis Colon Rectum 28: 576–581
19. Habr Gama A (1991) A preservaçcao do aparelho esfincteriano no tratamento do cancer do reto – necassaria ou desejavel? Rev Bras Colo Proc 11: 45–47
20. McAnena OJ, Heald RJ, Lockhart-Mummery HE (1990) Operative and functional results of total mesorectal excision with ultra-low anterior resection in the management of carcinoma of the lower one-third of the rectum. Surg Obstet Gynecol 170: 517–521
21. Schumpelik V, Braun J (1991) Rectumresektion mit coloanaler Anastomose Ergebnisse der Kontinenz und Radikalität. Chirurg 62: 25–31
22. Benchimol D, Chazal M, Mouroux J et al. (1994) Résultats carcinologiques et fonctionnels de l'anastomose colo-anale directe après exérèse totale du rectum pour cancer. Ann Chir 48: 596–603
23. Lazorthes F, Fages P, Chiotasso P, Lemozy J, Bloom E (1986) Resection of the rectum with construction of a colonic reservoir and colo-anal anastomosis for carcinoma of the rectum. Br J Surg 73: 136–138
24. Parc R, Tiret E, Frileux P, Moszkowski E, Loygue J (1986) Resection and colo-anal anastomosis with colonic reservoir for rectal carcinoma. Br J Surg 73: 139–141
25. Pemberton JH, Kelly KA, Beart RW, Dozois RR, Wolff BG, Ilstrup DM (1987) Ileal pouch-anal anastomosis for chronic ulcerative colitis. Long term results. Ann Surg 206: 504-511
26. Nicholls RJ (1987) Restorative proctocolectomy with various types of reservoir. World J Surg 11: 751–762
27. Nasmyth DG, Williams NS, Johnston D (1986) Comparison of the function of triplicated and duplicated pelvic ileal reservoirs after mucosal proctectomy and ileoanal anastomosis for ulcerative colitis and adenomatous polyposis. Br J Surg 73: 361–366
28. Morgan RA, Manning PB, Coran AG (1987) Experience with the straight endorectal pullthrough for the management of ulcerative colitis and familial polyposis in children and adults. Ann Surg 206: 595
29. Karanjia ND, Corder AP, Bearn P, Heald RJ (1994) Leackage from stapled anastomosis after total mesorectal excision for carcinoma of the rectum. Br J Surg 81: 1224–1226
30. Bernard D, Morgan S, Tassé D, Wassef R (1989) Preliminary results of coloanal anastomosis. Dis Colon Rectum 32: 580–584
31. Gordon PH, Vasilevssky CA (1984) Experience with stapling in rectal surgery. Surg Clin North Am 64: 555–566
32. von Flüe M, Arigoni M, Vogt B (1991) Kolostomieverschluss nach Hartmannscher Operation: funktionelle Resultate. Helv Chir Acta 58: 741–745
33. Burke ERC, Welvaart K (1990) Complications of stapled anastomoses in anterior resection for rectal carcinoma: Colorectal anastomosis versus coloanal anastomosis. J Surg Oncol 45: 180–183
34. Drake BD, Pemberton JH, Beart WB, Dozois RR, Wolff BG (1987) Coloanal anastomosis in the management of benign and malignant rectal disease. Ann Surg 206: 600–605
35. Berger A, Tiret E, Parc R et al. (1992) Excision of the rectum with colonic J pouch-anal anastomosis for adenocarcinoma of the low and mid rectum. World J Surg 16: 470–477
36. Keighley MRB, Grobler S, Bain I (1993) An audit of restorative proctocolectomy. Gut 34: 680–684
37. Marcello PW, Roberts LP, Schoetz DJ, Coller JA, Murray JJ, Veidenheimer MC (1993) Long-term results of the ileoanal pouch procedure. Arch Surg 128: 500–504
38. Wexner SD, Jensen L, Rothenberger DA, Wong WD, Goldberg SM (1989) Long term functional analysis of the ileoanal reservoir. Dis Colon Rectum 32: 275–281
39. O'Connell PR, Pemberton JH, Brown ML, Kelly KA (1987) Determinants of stoole frequency after ilealpouch-anal Anastomosis. Am J Surg 153: 157–164
40. O'Riordain MG, Molloy RG, Gillen P, Horgan A, Kirwan WO (1992) Rectoanal inhibitory reflex following low stapled anterior resection of the rectum. Dis Colon Rectum 35: 874–878
41. Keighley MRB (1993) Restorative proctocolectomy and ileal pouch anal anastomosis. In: Keighley MRB, Williams NS (eds) Surgery of the anus, rectum and colon. Saunders, London Philadelphia Toronto Sydney Tokyo, p 1560
42. Schiessel R, Karner Hanusch J, Herbst F, Teleky B, Wunderlich M (1994) Intersphincteric resection for low rectal tumours. Br J Surg 81: 1376–1378
43. Oeresland T, Fasth S, Nordgren S, Hallgren T, Hultén L (1990) A prospective randomized comparison of two different pelvic pouch designs. Scand J Gastroenterol 25: 986–996
44. Pelissier EP, Blum D, Bachour A, Bosset JF (1992) Stapled coloanal anastomosis with reservoir procedure. Am J Surg 163: 435–436
45. Hildebrandt U, Lindemann W, Kreissler-Haag D, Feifel G (1995) Die intersphinctere Rectumresektion mit colosphincterem Pouch. Chirurg 66: 377–384
46. Garcia D, Hita G, Mompean B (1991) Colonic motility: Electric and manometric description of mass movement. Dis Colon Rectum 34: 577–584
47. von Flüe M, Rothenbühler JM, Hellwig A, Beglinger C, Harder F (1994) Die colo-j-pouch-anale Rekonstruktion nach totaler Rektumresektion: funktionelle Aspekte. Schweiz Med Wochenschr 124: 1056–1063
48. Nicholls RJ, Lubowski DZ, Donaldson DR (1988) Comparison of colonic reservoir and straight colo-anal reconstruction after rectal excision. Br J Surg 75: 318–320

49. Kusunoki M, Shoji Y, Yanagi H et al. (1991) Function after anoabdominal rectal resection and colonic J pouch-anal anastomosis. Br J Surg 78: 1434–1438
50. Landi E, Marmorale C, Piloni V, Fianchini A, Landa L, Cavicchi A (1993) Funktionelle Bewertung von koloanalen Anastomosen mit und ohne Reservoir. Coloproctology 6: 359–362
51. Vernava AM, Robbins PL, Brabbee GW (1989) Restorative Resection: Coloanal anastomosis for benign and malignant disease. Dis Colon Rectum 32: 690–693
52. Köhler L, Troidl H (1995) The ileoanal pouch: a risk-benefit analysis. Br J Surg 82: 443–447
53. Köhler LW, Pemberton JH, Zinsmeister AR, Kelly KA (1991) Quality of life after proctocolectomy. A comparison of Brooke ileostomy, Kock pouch and ileal pouch-anal anastomosis. Gastroenterology 101: 679–684
54. Hojo K, Sawada T, Moriya Y (1989) An analysis of survival and voiding, sexual function after wide iliopelvic lymphadenectomy in patients with carcinoma of the rectum, compared with conventional lymphadenectomy. Dis Colon Rectum 32: 128–133
55. Michelassi F, Block G (1992) Morbidity and Mortality of wide pelvic lymphadenectomy for rectal adenocarcinoma. Dis Colon Rectum 35: 1143–1147
56. O'Connell PR, Stryker SJ, Metcalf AM, Pemberton JH, Kelly KA (1988) Anal canal pressure and motility after ileoanal anastomosis. Surg Obstet Gynecol 166: 47–54
57. Braun J, Steinau G, Schumpelik V (1988) Anorektale Funktionsdiagnostik. Präoperativer Aussagewert zur Kontinenzleistung nach tiefer anteriorer Rektumresektion mit koloanaler Anastomose. Zentralbl Chir 113: 1120
58. Keighley MRB, Yoshioka K, Kmiot W, Heyen F (1988) Physiological parameters influencing function in restorative proctocolectomy and ileo-pouch-anal anastomosis. Br J Surg 75: 997–1002
59. Kelly KK, Pemberton JH, Wolff BG, Dozois RR (1992) Ileal Pouch-Anal Anastomosis. Curr Probl Surg 29: 91–93
60. Schärli AF, Kiesewetter WB (1970) Defecation and continence: some new concepts. Dis Colon Rectum 13: 81–107
61. Speakman CTM, Burnett SJD, Kamm MA, Bartram CI (1991) Sphincter injury after anal dilatation demonstrated by anal endosonography. Br J Surg 78: 1429–1430
62. McDonald A, Smith A, McNeill A, Finlay IG (1992) Manual dilatation of the anus. Br J Surg 79: 1381–1382
63. Snooks SJ, Swash M, Mathers SE (1990) Effect of vaginal delivery on the pelvic floor: a 5 years follow-up. Br J Surg 77: 1358–1360
64. Harder F, Laffer U, Berres M, Jäggi P, Metzger U (1990) Nach kurativer Resektion colorektaler Carcinome wirkt die portale Chemotherapie vor allem beim nicht-bluttransfundierten Patienten. Chirurg 61: 280–285
65. Henry MM, Swash M (1992) Anonymous Coloproctology and the pelvic floor. Butterworth-Heinemann, Oxford London Boston
66. von Flüe M, Degen L, Beglinger C, Helwig A, Rothenbühler JM, Harder F (1996) Ileo-coecal pouch reconstruction with physiological function after total mesorectal cancer excision. Ann Surg August
67. Ambroze WL, Pemberton JH, Bell AM, Brown ML, Zinsmeister AR (1991) The effect of stool consistency on rectal and neorectal emptying. Dis Colon Rectum 34: 1–7
68. Miller R, Bartolo DCC, Locke-Edmunds JC, Mortensen NJM (1988) Prospective study of conservative and operative treatment for faecal incontinence. Br J Surg 75: 101–105
69. Bartolo DCC, Roe AM, Locke-Edmunds JC, Virije J, Mortensen NJM (1986) Flap-valve theory of anorectal continence. Br J Surg 73: 1012–1014
70. Carmona JA, Ortiz H, Perez Cabanas I (1991) Alterations in anorectal function after anterior resection for cancer of the rectum. Int J Colorectal Dis 6: 108–110
71. Barkel DC, Pemberton JH, Pezim ME, Phillips SF, Kelly KA, Brown ML (1988) Scintigraphic assessment of the anorectal angle in health and following ileal pouch-anal anastomosis. Ann Surg 208: 42–49
72. Kelly KA, Pemberton JH, Wolff BG, Dozois RR (1992) Ileal Pouch – Anal Anastomosis. Curr Probl Surg XXIX: 106–108
73. Cohen S, Harris LD, Levitane R (1968) Characteristics of the human ileocecal junctional zone. Gastroenterology 54: 72–75
74. Quigley EMM, Phillips SF, Dent J, Taylor BM (1983) Myoelectric activity and intraluminal pressure of the canine ileocolonic sphincter. Gastroenterology 85: 1054–1062
75. Thompson WG, Heaton KW (1980) Functional bowel disorders in apparently health people. Gastroenterology 79: 283–288
76. Lerch MM, Braun J, Harder M, Hofstädter F, Schumpelik V, Matern S (1989) Postoperative adaptation of the small intestine after total colectomy and J-pouch-anal anastomosis. Dis Colon Rectum 32: 600–608
77. O'Connell PR, Rankin DR, Weiland LH, Kelly KA (1986) Enteric bacteriology, absorption, morphology and emptying after ileal pouch-anal anastomosis. Br J Surg 73: 909–914
78. Varma JS, Smith AN, Busuttil A (1985) Correlation of clinical and manometric abnormalities of rectal function following chronic radiation injury. Br J Surg 72: 875–878
79. Allen-Mersh TG, Wilson EJ, Hope-Stone HF, Mann CV (1987) The management of late radiation-induced rectal injury after treatment of carcinoma of the uterus. Surg Gynecol Obstet 164: 521–524
80. Cooke SAR, De Moor NG (1981) The surgical treatment of the radiation-damaged rectum. Br J Surg 68: 488–492
81. Schmitt EH, Symmonds RE (1981) Surgical treatment of radiation-induced injuries of the intestine. Surg Gynecol Obstet 153: 896–900
82. Browning GGP, Varma JS, Smith AN, Small WP, Duncan W (1987) Late results of mucosal proctectomy and colo-anal sleeve anastomosis for chronic irradiation rectal injury. Br J Surg 74: 31–34
83. Parks AG (1972) Transanal technique in low rectal anastomosis. Proc Roy Soc Med 65: 975–976
84. Gazet JC (1985) Parks' coloanal pull-through anastomosis for severe, complicated radiation proctitis. Dis Colon Rectum 28: 110–114
85. Lucarotti ME, Mountford RA, Bartolo DC (1991) Surgical management of intestinal radiation injury. Dis Colon Rectum 34: 865–869
86. von Flüe M, Harder F (1994) Transanal endoskopische Mikrochirurgie: Indikation und Technik. Schweiz Med Wochenschr 124: 1800–1806

87. Varma JS, Smith AN (1986) Anorectal function following coloanal sleeve anastomosis for chronic radiation injury to the rectum. Br J Surg 73: 285–289
88. Suzuki H, Matsumoto K, Amano S, Fujioka M, Honzumi M (1980) Anorectal pressure and rectal compliance after low anterior resection. Br J Surg 67: 655–657
89. Keighley MRB, Matheson D (1980) Functional results of rectal excision and endoanal anastomosis. Br J Surg 67: 757–761
90. Horgan PG, O'Connell PR, Shinkwin CA, Kirwan WO (1989) Effect of anterior resection on anal sphincter function. Br J Surg 76: 783–786
91. Varma JS, Smith AN (1984) Internal anal sphincter damage in radiation proctitis. Gut 25: 564
92. Birnbaum EH, Dreznik Z, Myerson RJ et al. (1992) Early effect of external beam radiation therapy on the anal sphincter: a study using anal manometry and transrectal ultrasound. . Dis Colon Rectum 35: 757–761
93. Birnbaum EH, Myerson RJ, Fry RD, Kodner IJ, Fleshman JW (1994) Chronic effects of pelvic radiation therapy on anorectal function. Dis Colon Rectum 37: 909–915
94. Church JM, Saad R, Schröder T et al. (1993) Predicting the functional result of anastomosis to the anus: the paradox of preoperative anal resting pressure. Dis Colon Rectum 36: 895–900
95. Browning GGP (1982) Colonic motility after colo-anal anstomosis. Gut 23: 439
96. von Flüe M, Harder F (1994) A new technique for pouch-anal reconstruction after total mesorectal excision. Dis Colon Rectum 37: 1160–1162
97. Parc R, Berger A, Tiret E, Frileux P, Nordlinger B, Hannoun L (1987) Anastomose coloanale avec reservoir dans le traitement du cancer du rectum. Ann Gastroenterol Hepatol (Paris) 23(6): 329–331
98. Hall NR, Finan PJ, Stephenson BM, Lowndes RH, Young HL (1995) High tie of the mesenteric artery in distal colorectal resections – a safe vascular procedure. Int J Colorectal Dis 19: 29–32
99. Braun J, Treutner KH, Winkeltau G, Heidenreich U, Lerch MM, Schumpelick V (1992) Results of intersphincteric resection of the rectum with direct coloanal anastomosis for rectal carcinoma. Am J Surg 163: 407–412
100. Kusunoki M, Shoji Y, Yanagi H, Fujita S, Hatada T (1992) Modified anoabdominal rectal resection and colonic J-pouch anal anastomosis for lower rectal carcinoma: Preliminary report. Surgery 112: 876–883

KAPITEL 9

Indikation und Methoden zur rektumerhaltenden Resektion

Präoperative Diagnostik, chirurgische (minimal-invasive) Technik und adjuvante Behandlungsverfahren (Radiotherapie, Chemotherapie) haben im vergangenen Jahrzehnt eine sehr entscheidende Entwicklung durchgemacht. In deren Zug hat die Indikation zur sphinkter- und rektumerhaltenden Behandlung von Rektumtumoren des extraperitonealen Raumes eine deutliche Erweiterung erfahren.

9.1 Indikationen zur lokalen Exzision

9.1.1 Adenome

Sessile Adenome des Rektums (tubuläre, villöse, tubulovillöse) sind oft zu groß und zu ausgedehnt für eine Schlingen- bzw. »Piecemeal«-Abtragung mittels Sigmoidoskopie. Zudem beträgt die Inzidenz der Karzinome in chirurgischen Exzisaten von villösen Adenomen zwischen 11 und 42% [1, 2] und nimmt mit der Größe des Adenoms zu [3]. Koloskopisch entfernte maligne Polypen weisen in 3,7–25% [4, 5] der Fälle Lymphknotenmetastasen auf. In früheren Serien chirurgisch entfernter villöser Adenome liegen die Zahlen bei 25–29% [6, 7]. Vor Einführung der endorektalen Sonographie war eine vollständige chirurgische Resektion die einzige Möglichkeit zum Ausschluß einer Tumorinfiltration bzw. eines Lymphknotenbefalls. Dank EUS lassen sich mit einer Sicherheit von jeweils 80–94% die Tumorpenetrationstiefe [8–10], bzw. von 72–83% der Lymphknotenbefall [9, 11] präoperativ festlegen. Dies erlaubt viel häufiger eine maßgeschneiderte stadiengerechte Behandlung. Entscheidend für alle lokalen Exzisionsverfahren von Rektumtumoren (transanal und parasakral) ist die präoperative Identifikation der uT2-Fälle (u = endorektaler Ultraschall). Sie erfordern für eine zuverlässige R0-Resektion eine totale mesorektale Exzision [12, 13]. Glaser et al. [14] fanden präoperativ bei 31 tubulovillösen Adenomen 6mal eine Invasion der Submukosa (uT1) und 2mal eine Invasion der Muscularis propria (uT2). Herzog et al. [9] berichteten über 20 Adenome bzw. pT1-Karzinome, wobei in einem Riesenadenom mit lokalisierter Infiltration der Submukosa (uT1) ein Understaging erfolgte (pT2). Die Inzidenz der okkulten pT2-Karzinome in sessilen villösen Adenomen liegt bei etwa 10%. Somit sollte die lokale Exzision beim villösen Adenom des extraperitonealen Rektums grundsätzlich als »full thickness excision« der tumortragenden Rektumwand unter Einhaltung eines Sicherheitsabstandes von 1 cm erfolgen [15, 16]. Dadurch ist ein sicheres Staging gewährleistet. Konventionelle transanale und teils auch parasakrale chirurgische Verfahren können diese Forderung nicht in jedem Fall im 15 cm langen Rektum erfüllen.

9.1.2 Karzinome

Karzinome des extraperitonealen Rektums nehmen eine besondere Stellung ein, da sie verschiedenen Therapiemodalitäten zugänglich sind (lokale Exzision, totale Rektumresektion, intrakavitäre Radiotherapie, externe Radiotherapie, kombinierte Verfahren). Insbesondere bleibt die Behandlungsart der Stadium-I-Karzinome (pT1/pT2, N0 gut-mäßig differenziert) z. Z. noch kontrovers. Ob hier die lokale Exzision genügt, läßt sich noch nicht mit kontrollierten Langzeitdaten belegen. Retrospektive Serien (Tabelle 9.1) weisen nach lokaler Exzision (LA) von Stadium-I-Karzinomen Rezidivraten zwischen 7,5 und 21% [13, 17, 18] auf im Vergleich zu 10–15% nach abdominoperinealer Rektumamputation (APR) [19–21]. Auch die Fünfjahresüberlebensrate zeigt zwischen LA und APR keinen wesentlichen Unterschied (Tabelle 9.1).

Willett et al. [26] beobachteten den Verlauf von Stadium-I-Karzinomen nach APR. Dabei wurden 64 Patienten nach APR wegen Stadium-I-Karzinoms bis 8 cm ab Linea anocutanea untersucht. Nach 6 Jahren waren alle 12 Patienten mit pT1-Karzinom tumorfrei. Von 52 Patienten mit pT2-Karzinom hatten 16% ein Lokalrezidiv und 20% waren als Folge der Tumorkrankheit verstorben. Lymph- und Blutgefäßinvasion des Tumors manifestierten sich als einzige prognostisch signifikante Faktoren.

Tabelle 9.1. Rezidivraten und Fünfjahresüberleben nach lokaler Exzision *(LA)* und abdominoperinealer Rektumamputation *(APR)*

Autor	Patienten (n)	Follow-Up (Monate)	TNM-Stadium	Lokalrezidiv (%)		Fünfjahresüberleben	
				LA	APR	LA	APR
Wilson[19] 1976	362	>60	I		12		85
Grigg[20] 1984	268	>60	I		15		88
McDermott[21] 1985	276	>60	I		10		89
Heimann[13] 1992	34	>60	I			86	
Killingback[18] 1992	13	36	I	7.5			
Cuthbertson[17] 1985	28	>60	I	21			100
Hager[22] 1983	59	>60	I	10		97	
Said[23] 1996	16	35	pT1	12.5			
Steele[24] 1996	7	6.7	pT1	0			
	14		pT2	14			
Mentges[25] 1996	46	17	pT1-low-risk	4.3			

Nach Graham et al. [27] erhöhen folgende histopathologische Faktoren das lokale Rezidivrisiko nach lokaler Exzision:

- Tumorbefall des chirurgischen Schnittrandes
- undifferenzierter Tumor
- zunehmende Penetrationstiefe
- Tumorgröße über 3 cm

Tumordifferenzierung und Lymphgefäßinvasion spielen für das Metastasierungsverhalten die wesentlichste Rolle. Gut bis mittelgradig differenzierte Tumoren ohne Nachweis einer Lymphgefäßinvasion qualifizieren sich als Low-risk-Karzinome [28, 29]. Die folgenden Parameter rechtfertigen eine lokale Exzision:

- Mobile Tumoren mit Clinical Staging I (Mason)
- Gut bis mittelgradig differenzierte (UICC 1987) pT1-Karzinome (low risk)
- Größe unter 3 cm Durchmesser
- Alter >70 Jahre
- Junger Patient mit hohem Operationsrisiko

Diese Kriterien werden heutzutage von den meisten Chirurgen akzeptiert [18, 30, 31]. Alle anderen Indikationen lassen sich nicht mit Daten belegen. Nur hochbetagte Risikopatienten lassen ausnahmsweise eine Erweiterung der Indikation auf High-risk-pT1- und gut bis mittelgradig differenzierte pT2-Karzinome zu. Letztere Gruppe weist eine Inzidenz von 17,5 % Lymphknotenmetastasen und ein signifikant erhöhtes Metastasenrisiko auf (Killingback [18]). Die Operationsletalität und -morbidität der Rektumresektion bei Risikopatienten sollten daher den Überlebensdaten lokal exzidierter High-risk-pT1- bzw. pT2-Karzinome gegenübergestellt werden. Die perioperative Letalität klassischer kolorektaler Eingriffe bei über 70 jährigen liegt bei 12 % [32], abhängig von den vergesellschafteten Begleiterkrankungen.

Die Kombination lokale Exzision und Radiotherapie für pT2-Tumoren ist noch nicht etabliert [33]. Es fehlen größere Serien mit langen Beobachtungszeiten (s. Kap. 6). Die endokavitäre Radiotherapie (Papillon) ist für mobile Karzinome unter 3 cm Durchmesser (Clinical Stage I) geeignet. Hier ist sie bezüglich Rezidiv- und Überlebensdaten der lokalen Exzision ebenbürtig [34–36]. Für größere und/oder fixierte Tumoren weist diese Technik eine unakzeptabel hohe Rezidivrate auf [37, 38].

Indikation

Bei villösen Adenomen im ganzen Rektum und Karzinomen im extraperitonealen Rektum ist die *lokale Exzision* unter folgenden Voraussetzungen zu vertreten:

- gut bis mäßig differenzierte uT1-Karzinome (= low-risk), nur wenn:
  - Alter >70 Jahre
  - junge Patienten mit Operationsrisiken
- Durchmesser kleiner als 3 cm
- zirkulärer Sicherheitsabstand von mindestens 1 cm
- Resektion histologisch sicher im Gesunden
- Resektionspräparat als Vollwandexzisat
- High-risk-/ + pT2-Karzinome nur bei Hochrisikopatienten evtl., in Kombination mit Radiotherapie

9.2
Methoden

Das Spektrum der chirurgischen rektumerhaltenden Verfahren beinhaltet die transanal lokale Exzision nach Parks [39], die parasakrale trans- oder suprasphinktäre Resektion nach Mason [40] und die transanal-endoskopische Mikrochirurgie [41]. Der transanalen Methode nach Parks sind Grenzen gesetzt, indem Tumoren im mittleren und proximalen Rektum transanal schwierig darzustellen und teilweise unmöglich zu entfernen sind. Die parasakralen supra- bzw. transsphinktären Verfahren erfordern eine erhebliche chirurgische Freilegung empfindlicher Strukturen zur Lösung eines mehrheitlich benignen, lokalisierten Prozesses. Erwartungsgemäß ist deren Morbidität nicht unbedeutend [42–45]. Die transanal-endoskopische Mikrochirurgie [46] umgeht diese Schwierigkeit, indem sie eine ausgezeichnete Exposition des gesamten gasgefüllten Rektums ohne nennenswertes »Zugangstrauma« erlaubt.

9.2.1
Die transanal-lokale Exzision nach Parks

Sessile Adenome im distalen Rektumdrittel (4–7,5 cm ab Linea anocutanea) sind transanal chirurgisch gut zugänglich. Daher hat sich die lokale Exzision nach Parks [47] als Mukosaexzision oder als Vollwandexzision über Jahrzehnte bewährt. Schon im mittleren Rektumdrittel (7,5–12 cm ab Linea anocutanea) wird die zuverlässige Einhaltung des geforderten Sicherheitsabstandes technisch schwierig bis unmöglich. Die von Parks [48] 1983 vorgeschlagene transanale Exzision ausgedehnter zirkumferentieller Adenome mit longitudinaler Plikatur der Muskularis zur Mukosadefektverkürzung und zirkulärer Mukosanaht fand keine breite Anwendung. Tumoren mit Unterrand bei 10–12 cm ab LAC lassen sich durch eine hintere Proktotomie mit oder ohne Sphinkterdurchtrennung müheloser und sicherer entfernen.

Perioperatives Management und Technik

Präoperative Diagnostik und Vorbereitung

Digitale Untersuchung, Proktoskopie und endoanale Sonographie legen Lokalisation, Verschieblichkeit und Penetrationstiefe fest. Die Lokalisation der Tumorbasis bestimmt die Lagerung: Steinschnittlagerung für Adenome der Rektumhinterwand, Knie-Ellenbogen-Lagerung für Adenome der Rektumvorderwand, Seitenlagerung für Tumoren an der Rektumseitenwand. Kolonlavage und Antibiotikaprophylaxe entsprechen den Regeln der kolorektalen Chirurgie. Ein Blasenkatheter ist für 24–48 h postoperativ erforderlich.

Technik

Analkanal und distales Rektum werden mittels Lone-Starr- und Ferguson-Retraktor exponiert (Abb. 9.1). Mehrere Haltefäden werden zirkulär peritumoral tief in der gesunden Mukosa verankert (Abb. 9.2). Dadurch lassen sich höher gelegene Tumoren nach kaudal in Richtung des Analkanals luxieren. Die Resektionslinie wird mit dem Elektrokauter markiert, so daß ein peritumoraler Sicherheitsabstand von 1 cm gewährleistet ist. Die Infiltration von POR-8-Lösung in die Dissektionsebene erleichtert Resektion und Hämostase. Die Dissektion erfolgt als »full thickness excision«, bis das perirektale Fett bzw. das Septum rectovaginale sichtbar wird (Abb. 9.1 und 9.3). Nur die Montage des Präparates auf einer Korkplatte erlaubt dem Pathologen eine klare Aussage über die Resektionsränder. Der Defekt wird mit 3-0-PDS mit SH-Nadel in transversaler Richtung verschlossen (Abb. 9.4). Dies verringert das Risiko einer Rektumstenose. Die Resektion anteriorer Tumoren erfordert wegen Urethra, Prostata und der vegetativen Nerven besondere Vorsicht.

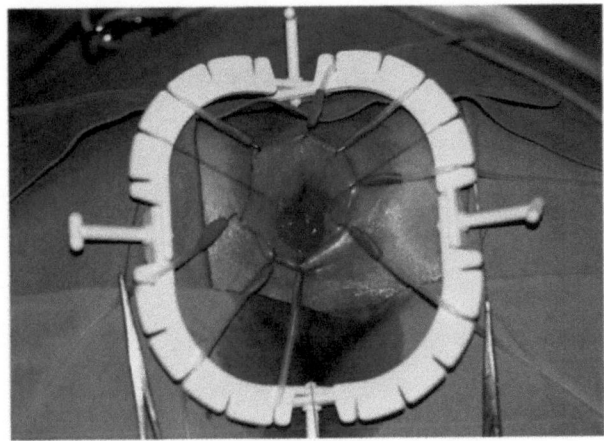

Abb. 9.1. Anale Exploration mit Lone-Starr-Retraktor (villöses Adenom)

Kapitel 9 Indikation und Methoden zur rektumerhaltenden Resektion

Abb. 9.2. Transanale Tumorresektion nach Parks

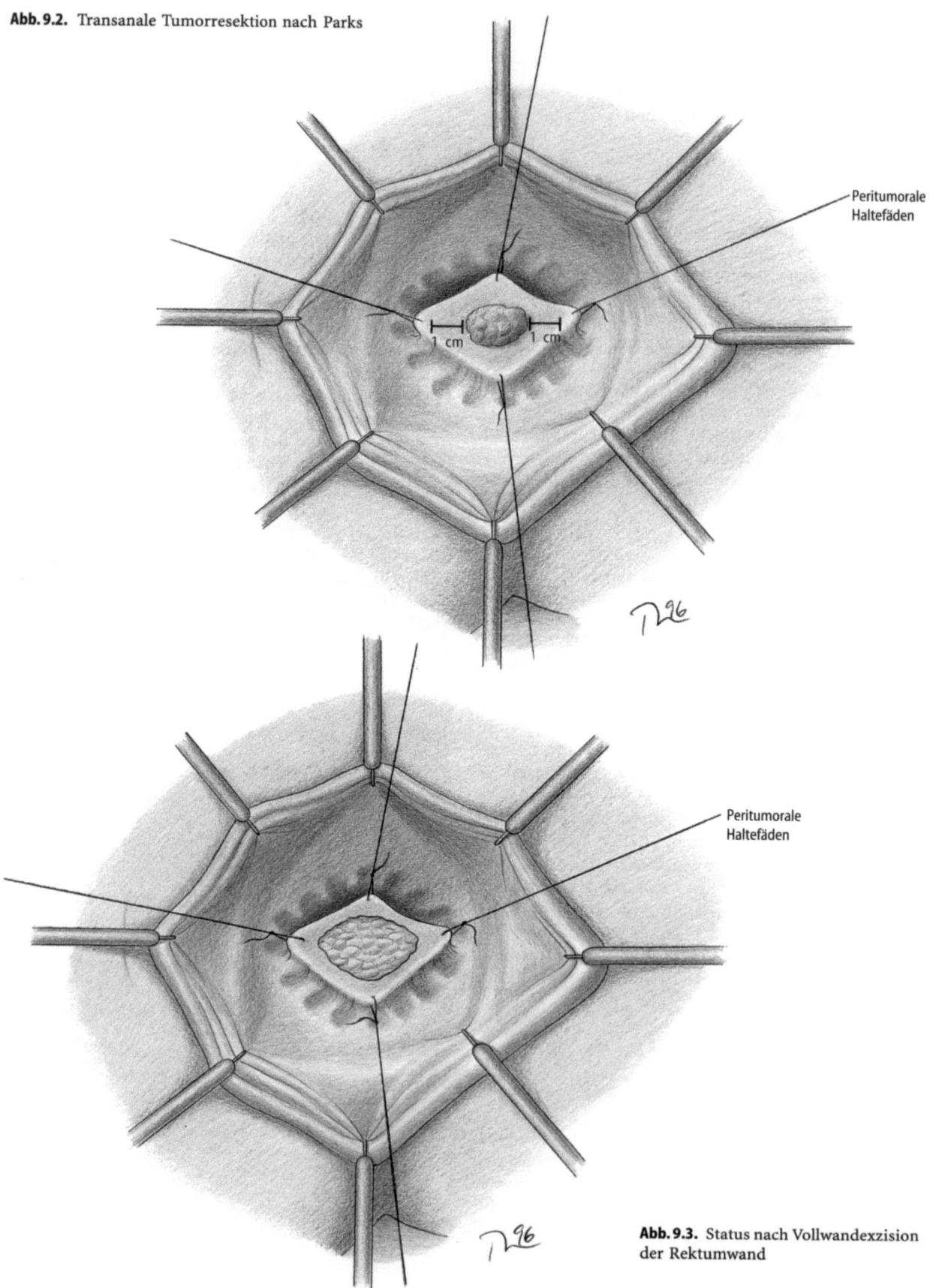

Abb. 9.3. Status nach Vollwandexzision der Rektumwand

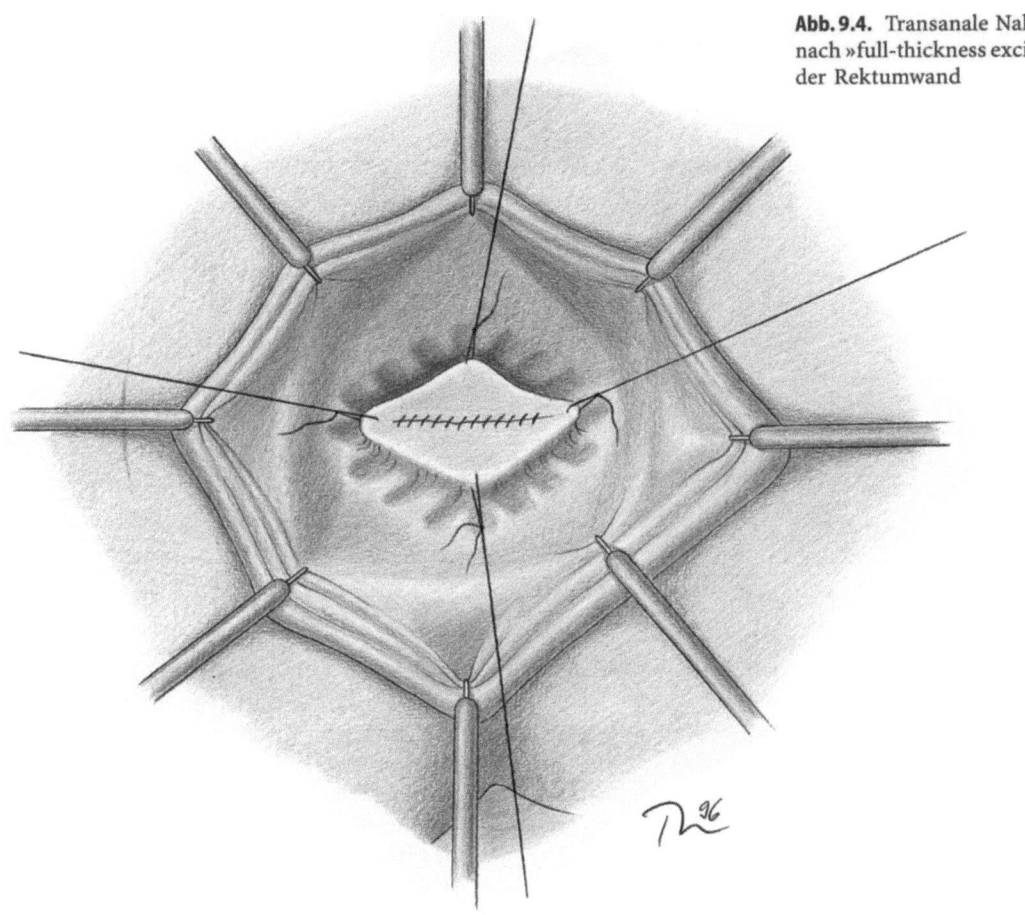

Abb. 9.4. Transanale Naht nach »full-thickness excision« der Rektumwand

Postoperatives Managment

Der Darm wird für 2-3 Tage postoperativ ruhiggestellt (Codein- oder Loperamid peroral). Diese Zeit wird mit einer Elementardiät überbrückt. Nach Aufnahme der normalen Ernährung sorgt Colosan mite für weichen Stuhl. In der Regel genügt eine ambulante Kontrolle 4 Wochen postoperativ. Es folgen eine Kontrollproktoskopie nach 3 und 6 Monaten und eine endorektale Sonographie alle 6 Monate. Eine Kontrollkolonoskopie wird nach 1 Jahr durchgeführt.

Morbidität

Die transanale Technik nach Parks ist sicher (Tabelle 9.2). Die operative Letalität beträgt 0–5 % [47, 49, 50], die Gesamtmorbidität der transanalen Verfahren ca. 15 %. Dabei treten Nachblutungen, Infekte (Nahtinsuffizienz, Fistel) und Perforationen mit 5 % etwa gleich häufig auf [50]. Die Inzidenz postoperativer Strikturen liegt zwischen 4,2–4,5 % je nach Anteil der resezierten zirkumferentiellen Adenome [50, 51].

Rezidivrate

Die Adenomrezidivrate nach transanal-lokaler Resektion (Tabelle 9.3) beträgt zwischen 11,5 und 27 % [6, 47, 49, 50]. Dabei handelt es sich um retrospektive Daten mit unterschiedlichem Nachbeobachtungsintervall (jedoch mindestens 2 Jahre). Villöse Adenome haben eine höhere Rezidivrate als tubuläre. Die Parks-Technik ist anspruchsvoll, insbesondere wenn große Tumoren transanal zu entfernen sind. Die Technik eignet sich für Tumoren mit folgenden Merkmalen:

- Durchmesser bis 3 cm
- Tumorunterrand bis 6 cm (ab LAC)
- maximal 2 Quadranten befallen

Tabelle 9.2. Letalität und Morbidität der verschiedenen Verfahren nach lokaler Exzision von Rektumtumoren

Autor	Operationstechnik	Patienten (n)	Mortalität (%)	Morbidität (%)
Parks[47]	Transanale Resektion	26	0–5	15
Chiu[49]		26		
Adair[50]		40		
Christiansen[52]	Kraske	17	0	24
Mason[53]	Parasakral	89	0–5	18
Thompson[54]	Transsphinktär	26		31
Meissner[55]	Transsphinktär	10		33
Huber[44]	Parasakral Suprasphinktär	41	2	13
Gemsenjäger[45]	Abdomino-transsphinktär	13	2	31
	Suprasphinkter quer	25	0	4
Buess[56]	TEM	229	0,5	6.5
Said[23]		348	0,6	3.9
Steele[24]		100	1	9
von Flüe		26	0	0

Tabelle 9.3. Lokalrezidive der verschiedenen Verfahren zur lokalen Exzision von Rektumadenomen

Autor	Operationstechnik	Patienten (n)	Rezidive (%)
Southwood[6]	Transanale Resektion	113	11,5
Parks[47]		26	11,5
Chiu[49]		26	27
Adair[50]		40	17,5
Mason[43]	Parasakral, transsphinktär	26	7,6
Buess[56]	TEM	229	3
Said[23]		228	4.8
Steele[24]		77	5.0
von Flüe		26	3.8

9.2.2
Die parasakrale trans-suprasphinktäre Resektion

Als Theodor Kocher [57] 1874 diesen Zugang beschrieb, empfahl er die Exzision des Os coccyx, um den Zugang zu proximal lokalisierten Rektumtumoren zu erleichtern. Kraske [42, 58] verbesserte 1885 die Technik des hinteren Zugangs und erzielte eine ausgezeichnete Exposition des proximalen Rektums durch zusätzliche Inzision des unteren Randes des M. glutaeus maximus, der Ligg. sacrotuberale und sacrospinosum. 1917 führte Bevan [59] die hintere transsphinktäre Proktotomie ein, indem er den Analsphinkter und die Rektumwand dorsal längs spaltete. Diese Methode fand erst Beachtung, als Mason [40] sie 1970 wieder aufgriff und über befriedigende funktionelle Resultate berichtete [43]. Die Resultate dieser Technik wurden auch am Basler Patientengut untersucht [44]. Die Mason-Technik wurde modifiziert, indem der Zugang zum mittleren Rektum ohne Durchtrennung des M. puborectalis durchgeführt wurde. Gemsenjäger [45] berichtete über die suprasphinktäre, quere Inzision des Beckenbodens für den hinteren Zugang zu Rektum und Anus.

Perioperatives Management und Technik

Präoperative Diagnostik und Vorbereitung

Da sich gegenüber der transanalen Exzision nur der Zugang ändert, gelten hier bezüglich Tumorstaging dieselben Prinzipien. Zusätzlich lassen sich mittels Kontinenzanamnese und anorektaler Manometrie die Patienten mit schwacher Sphinkterfunktion identifizieren. Diese Daten helfen als Ausgangswerte, das postoperative Resultat zu vergleichen und die Indikation zum postoperativen Sphinktertraining mittels Biofeedback etc. zu stellen. Betagte Patienten mit schon präoperativ pathologischem Sphinkterruhedruck oder hypertonem Preßdruck eignen sich nicht für diese Methode, da das postoperative Inkontinenzrisiko erhöht ist [60].

Das Kolorektum wird präoperativ durch perorale Applikation von 4 l Clean-Prep-Lösung gespült (orthograde Darmlavage). Eine perioperative Antibiotikaprophylaxe für 24 h erfolgt mit Metronidazol und Cephalosporin. Die Patienten werden in modifizierter Knie-Ellenbogen-Lagerung (»Heidelberger Lagerung«) operiert. Beide Gluteabacken werden zur Spreizung der

Rima ani mit Klebstreifen nach seitwärts gezogen. Lagerungsbedingt ist eine Intubationsanästhesie erforderlich.

Technik

Der Hautschnitt zieht von links parasakral über die Coccyxspitze zur Linea anocutanea (Abb. 9.5). Nach Spaltung des subkutanen Fettgewebes werden M. glutaeus maximus, M. levator ani und der Sphincter ani externus sichtbar. Das Lig. anococcygeum und Coccyx werden dargestellt. Von parasakral links her erfolgen Inzision des M.-glutaeus-maximus-Unterrandes, Exzision des Coccyx und Inzision des M. levator ani entlang des Lig. anococcygeum ohne Durchtrennung des M. puborectalis. Eine Durchtrennung der externen Sphinktermuskulatur führen wir nicht mehr durch, weil ein Inkontinenzrisiko besteht. Wir verwenden den suprasphinktären Zugang nur bei Prozessen, die im mittleren Rektumdrittel gelegen sind. Steißbeinresektion und Spaltung der Waldeyer-Faszie (s. auch Kap. 4.1.2) führen zur Eröffnung des präsakralen Raumes (Abb. 9.6). Die Übersicht kann durch Kerbung des Lig. sacrospinale erweitert werden. Suprasphinktär gelingt, nach Ligatur vereinzelter in das Rektum mündender Gefäße, die zirkuläre Freilegung der Rektumampulle. Ventral bilden die Denonvillier-Faszie bzw. das Septum rectovaginale die Gleitschicht. Nach Anschlingen des Rektums können entweder eine Rectotomia posterior (Abb. 9.7) oder eine Rektumsegmentresektion (Abb. 9.8) durchgeführt werden. Letztere erfordert die Skelettierung des Rektums, d. h. die Durchtrennung des Mesorektums und bei Bedarf die Eröffnung des Peritoneums. Tumoren, die sich für eine Resektion durch Rectotomia posterior eignen, lassen sich in Mukosektomie- oder Vollwandtechnik entfernen. Sämtliche Anastomosen werden mit einem monofilen Faden der Stärke 4-0 durchgeführt. Zur Anastomose nach Segmentresektion wird die Rektumvorderwand fortlaufend, durch alle Schichten von innen gestochen, die Hinterwand wird fortlaufend extramukös von außen verschlossen. Pararektal wird eine Redon-Drainage plaziert. Der M. levator ani mit Lig. anococcygeum und der M. glutaeus maximus werden readaptiert. Eine subkutane Redon-Drainage ist empfehlenswert.

Abb. 9.5. Parasakraler suprasphinktärer Zugang: Hautschnitt links parasakral

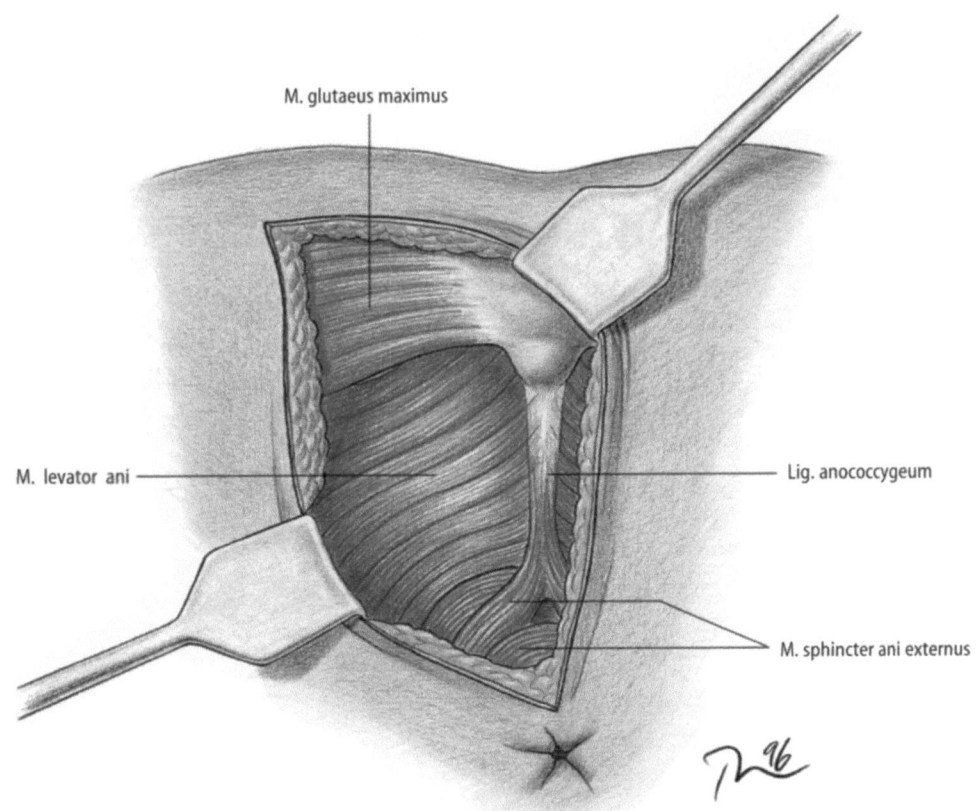

146 Kapitel 9 **Indikation und Methoden zur rektumerhaltenden Resektion**

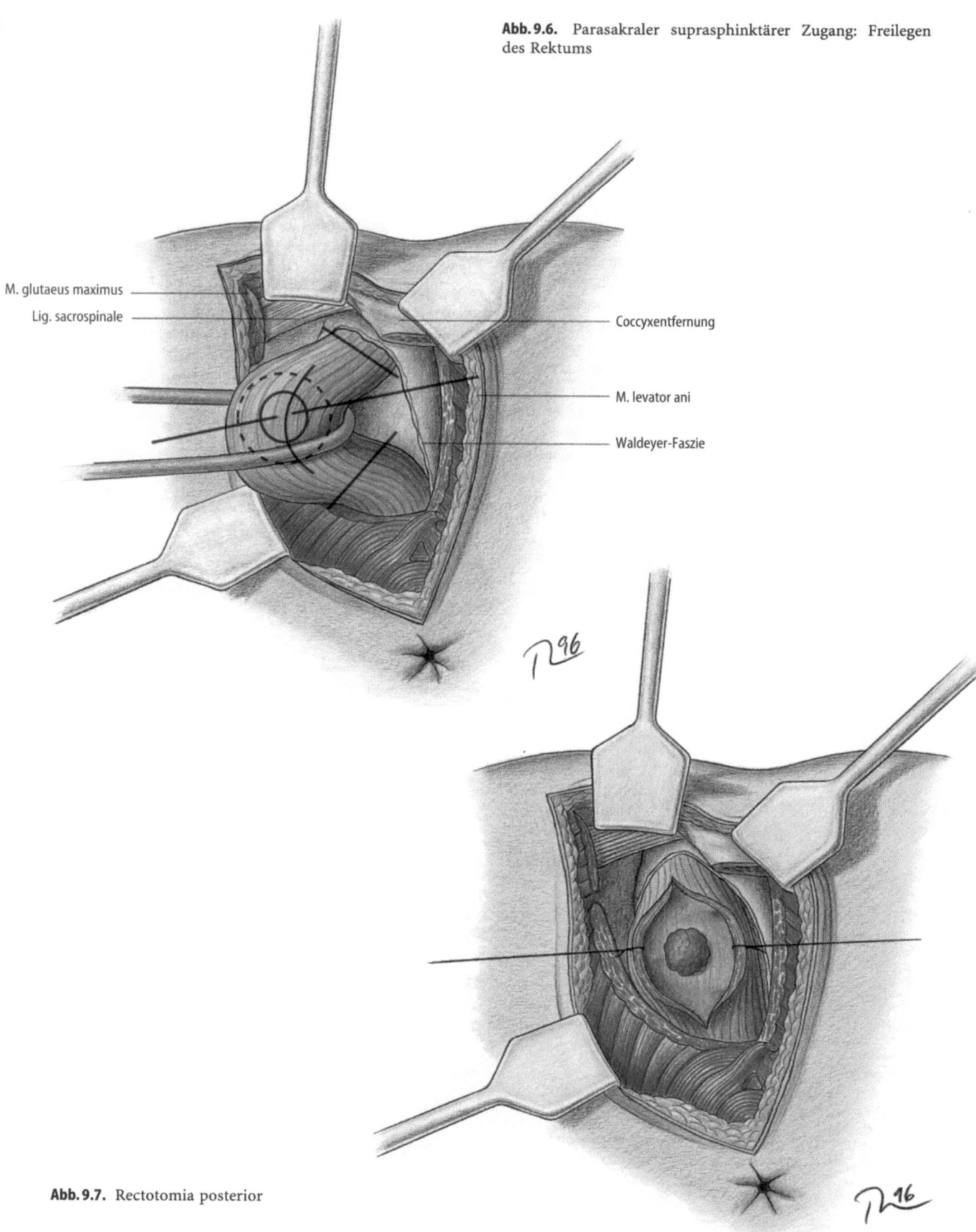

Abb. 9.6. Parasakraler suprasphinktärer Zugang: Freilegen des Rektums

Abb. 9.7. Rectotomia posterior

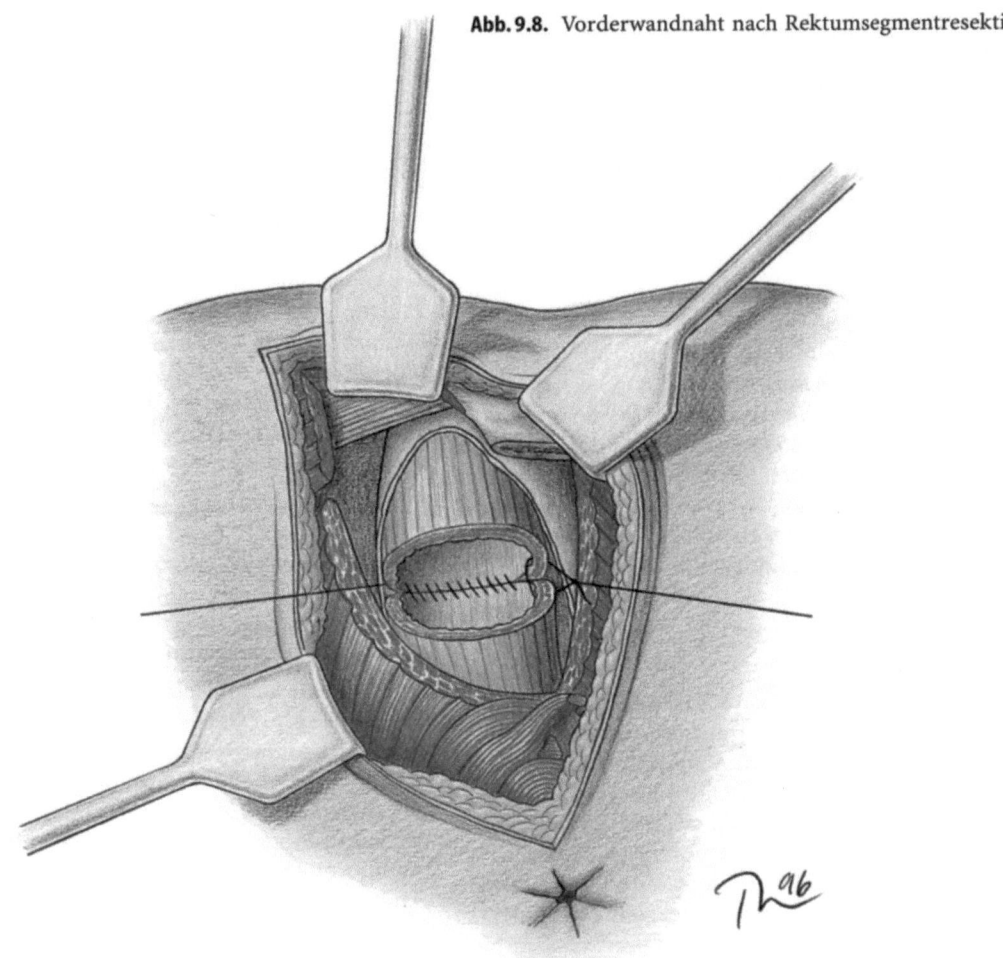

Abb. 9.8. Vorderwandnaht nach Rektumsegmentresektion

Postoperatives Management

Postoperativ erhalten die Patienten während 5 Tagen Elementardiät. Es folgt bei reizlosen Wundverhältnissen stufenweiser Kostaufbau. Die oben beschriebene Antibiotikaprophylaxe wird nach 48 h abgesetzt. Die Redon-Drainage (Anastomosendrain) wird am 6. Tag entfernt. Während der ersten 4 Wochen wird zur Weichhaltung des Stuhles Colosan mite appliziert. 4 Wochen postoperativ werden die Patienten ambulant nachkontrolliert. Es folgt eine Kontrollproktoskopie nach 3 und 6 Monaten und eine endorektale Sonographie alle 6 Monate. Die koloskopische Kontrolle wird nach 12 Monaten durchgeführt. Anläßlich der Kontrollen wird eine ausführliche Kontinenzanamnese erhoben. Bei gestörter Kontinenz erfolgt eine anorektale Manometrie, evtl. gefolgt von Biofeedbacktraining.

Morbidität

Die parasakralen Verfahren unterscheiden sich von den transanalen durch eine sehr viel bessere Exposition auf Kosten eines sehr erheblichen »Zugangstraumas«, das zusätzliche Morbidität (Infekt, Inkontinenz) und funktionelle Konsequenzen haben kann [42–45]. Insbesondere liegt die perioperative Morbidität bei allen parasakralen Verfahren höher (Tabelle 9.2). Die Technik nach Kraske [42, 58] wird heute selten durchgeführt. Die meisten Autoren berichten über eine perioperative Mortalität von 0 und eine Morbidität (parasakrale Infekte und Stuhlfisteln) von durchschnittlich 24%. [52, 61, 62]. In Masons [63] erster Serie von 1974 mit der transsphinktären parasakralen Technik verstarb keiner von 26 Patienten. Es trat 1 Anastomoseninsuffizienz mit einer Stuhlfistel (4%) auf. Später betrugen Infekt- bzw. Insuffizienzrate 18% [53]. Andere Autoren berichteten über eine noch höhere Morbidität mit dieser Technik [54, 55], welche auch zu Analinkontinenz führen kann. Möglicherweise lassen sich Infekt-

und Insuffizienzrate durch einen etwas schonenderen Zugang ohne Sphinkterdurchtrennung (rein suprasphinktärer Zugang) verringern [44]. Kombiniert man gar den abdominalen kolorektalen Zugang nach Umlagerung mit dem transphinktär-parasakralen, so erhöht sich die Insuffizienzrate auf 31% [45]. Der gleiche Autor fand bei ausschließlich suprasphinktärer querer Levatorinzision als Zugang bei nur 1 von 25 Patienten eine Stuhlfistel [45].

Die Kontinenz nach Mason-Zugang ist bei den meisten Patienten gestört. Die Kontrolle für Gas und flüssigen Stuhl bleibt vielfach in Abhängigkeit vom Ausmaß der Puborektalisdurchtrennung über mehrere Wochen vermindert. Objektive, prospektiv erfaßte Verläufe von Manometrieresultaten fehlen in der Literatur. Klinisch ist nach unserer Erfahrung gelegentliches Stuhlschmieren (2-bis 3mal/Woche) und eine verkürzte Warnungsperiode nach transsphinktärem Zugang die Regel und nach suprasphinktärem Zugang selten.

Rezidivrate

Die Adenomrezidivrate nach Mason-Zugang ist gegenüber derjenigen nach transanal-endoskopischer Mikrochirurgie (TEM) nur wenig erhöht (Tabelle 9.3). Der Grund liegt in der guten Übersicht bzw. direkten Tumoraufsicht nach Rectotomia posterior. Außer Mason berichteten auch andere Autoren, wenn auch an kleinen Fallzahlen, über niedrige Adenomrezidivraten [44, 55]. Tumoren im proximalen Rektum sind nur selten direkt darstellbar und somit schwer resezierbar. Die allenfalls notwendige Traktion am Adenom analwärts erhöht das Rezidivrisiko. Bei Tumoren der Rektumhinterwand im mittleren Drittel erschwert das Mesorektum den Zugang. Daher ist hier die Manschettenresektion der Rectotomia posterior vorzuziehen.

Indikation

Die Mason-Technik bietet u.E. einzig bei großen zirkulären Adenomen und solchen mit einer Längsausdehnung von >3 cm gewisse Vorteile. Dann aber ist eine Rektumsegmentresektion notwendig und auch sicher durchführbar. Hier ist die TEM technisch sehr schwierig und die Chance einer spannungsfreien Naht ist gering.

9.2.3
Die transanal-endoskopische Mikrochirurgie

Die transanal-endoskopische Mikrochirurgie ist eine relativ neue, minimal-invasive Methode zur Entfernung von breitbasigen villösen Adenomen und Low-risk-Karzinomen im ganzen Rektum (s. 9.1). Mit Hilfe von Stereooptik und Operationsrektoskop werden Auge und mikrochirurgische Instrumente transanal an den Tumor herangebracht (Abb. 9.9). Diese Methode wurde vor mehr als 10 Jahren durch Buess und Mitarbeiter in Köln, später in Tübingen entwickelt. Sie ist inzwischen vielfach in Deutschland, England, USA und der Schweiz etabliert [23, 24, 41, 64–66].

Perioperatives Management und Technik

Präoperative Diagnostik und Vorbereitung

Alle Patienten werden zur klinischen Festlegung des Tumorstadiums (»Clinical Staging nach Mason« [67]) und zur Beurteilung der analen Sphinkterfunktion digital untersucht. Danach folgt eine totale Kolonoskopie zur Biopsie des Rektumtumors und zum Ausschluß bzw. zur eventuellen Abtragung von synchronen Kolonpolypen. Eine submuköse oder tiefere Infiltration der Rektumwand wird durch eine endoluminale Sonographie (7 MHz, 360°-Ultraschallsonde, »B&K Medical«) ausgeschlossen (Abb. 5.2 b). In jedem Falle führt der Operateur eine präoperative Rektoskopie durch, zur Feststellung von Höhe, Lokalisation und Ausdehnung des Adenoms und zur Festlegung der Verfahrenswahl. Die Quadrantenlokalisation des Tumors ist entscheidend für die Lagerung des Patienten. Der Operateur kann sein Instrumentarium nur mit Aufsicht auf den Befund korrekt einsetzen. Also werden Tumoren an der Rektumhinterwand in Steinschnittlage, solche der Vorderwand in Heidelberger Lagerung (Ellenbogen-Knie-Lage) und Tumoren der Seitenwand in Seitenlage operiert.

Präoperative Vorbereitung

Am Vortag der Operation wird eine Kolonlavage mit 4 l Clean-Prep-Lösung und vor Anästhesieeinleitung eine Antibiotikaeinmalprophylaxe mit Cephalosporin/Metronidazol appliziert. Bei anteriorer Vollwandexzision bleibt der Blasenkatheter 2 Tage liegen. Abhängig von Risikostufe und Tumorausdehnung bzw. -lokalisation wird die TEM in Allgemein- oder Regionalanästhesie durchgeführt.

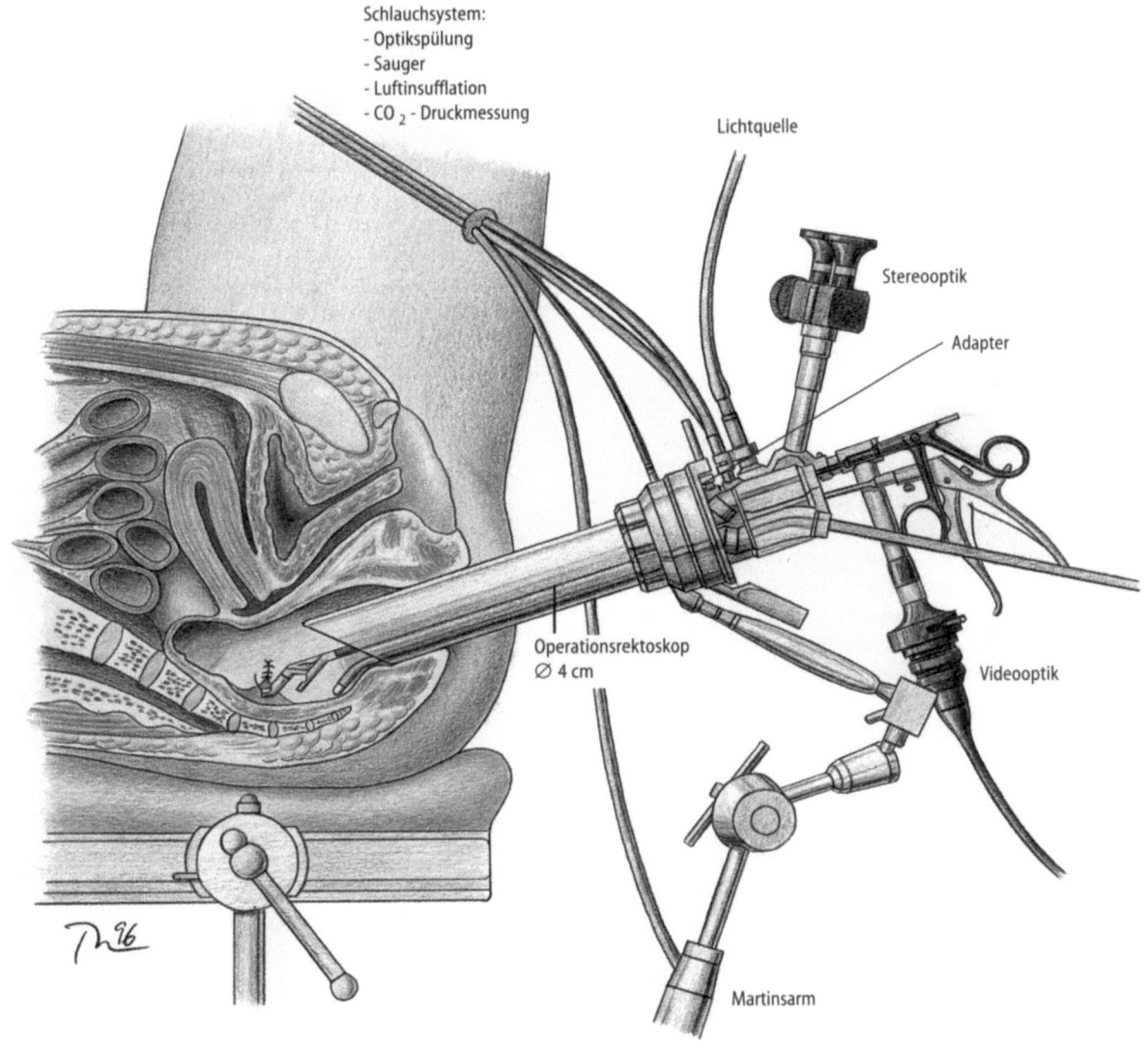

Abb. 9.9. Installation zur transanal endoskopischen Mikrochirurgie

Das endorektale Operationssystem für TEM (Abb. 9.9)

Dieses besteht aus einem 40-mm-Operationsrektoskop mit den Längen 12 und 20 cm. Dieses wird mit einem speziellen Doppelgelenkhalter (Martinsarm) am Operationstisch befestigt. Die äußere Öffnung des Rektoskops wird mit einem Glasdeckel abgedichtet, wonach mit manueller Luftinsufflation eine konventionelle Rektoskopie zur Einstellung des Tumors durchgeführt werden kann. Nach optimaler Einstellung wird das Endoskop fixiert. Über einen Adapter können die stereoskopische Winkeloptik und bis zu 4 Instrumente gleichzeitig eingeführt werden. Gummidichtungen verhindern einen Gasverlust und ein Videosystem erlaubt eine zusätzliche externe Bildübertragung. Das wichtigste Arbeitsinstrument ist ein Endochirurgiekombinationsgerät, welches über 4 Schlauchsysteme, eine vorwählbare druckkontrollierte Entfaltung des Rektums (15 mm Hg) mit CO_2, eine Freispülung des Optikfensters über einen Fußschalter und ein Absaugen von Blut und Sekret erlaubt. Die Instrumente wurden speziell für die endorektale Mikrochirurgie entwickelt: So sind Zangen und Scheren nach rechts und nach links abgewinkelt, der Nadelhalter gerade und nach unten gekröpft. Das Koagulations-saugrohr verfügt über einen unipolaren HF-Anschluß und die Dissektion erfolgt mit einem unipolaren Hochfrequenzmesser. Genäht wird in fortlaufender Allschichtnahttechnik mit einem monofilen Faden der Stärke 3–0, welcher am Ende mit einem Silberclip arretiert und nach Vollendung der Naht mit einem zweiten Silberclip abgeschlossen wird. Neuerdings ist ein multifunktionales bipolares Schneide- und monopolares Koagulationsinstrument [68, 69] erhältlich, welches die Funktionen bipolares Schneiden, monopolares Koagulieren, Saugen und Spülen in einem Instrument zusammenfaßt. So konnte die Tumorresektion vereinfacht und die Operationszeit verkürzt werden.

Technik

Zwei Resektionstypen sind möglich, die Mukosatechnik und die Vollwandtechnik bzw. »full thickness excision«. Die Mukosektomietechnik bedeutet eine Resektion der adenomtragenden Mukosa mit einem Sicherheitsabstand von 5 mm, welche mit dem Hochfrequenzmesser mit geringem Blutverlust durchführbar ist. Die Mukosektomie ist im ganzen Rektum möglich. Die Vollwandexzision wird grundsätzlich mit einem Sicherheitsabstand von 1 cm und nur im extraperitonealen Rektum (d. h. vorne bis 12 cm, lateral und hinten bis 15 cm ab Linea anocutanea) durchgeführt. Dadurch kann bei Vorliegen eines inzidentellen Rektumfrühkarzinoms (pT1, gut-differenziert) auf eine Nachresektion verzichtet werden. Bei dieser Technik wird mit dem HF-Messer die ganze tumortragende Rektumwand bis auf das perirektale Fettgewebe reseziert. Blutungen treten bei dieser Technik häufiger auf, wobei das blutende Gefäß mit dem Saugrohr dargestellt und mit der Klemme gefaßt und koaguliert werden kann. Die Naht erfolgt bei beiden Techniken mit einem monofilen Faden der Stärke 3-0, welcher an den Enden mit Silberclips arretiert wird.

Postoperatives Management

Der Schmerzmittelbedarf nach TEM ist minimal. Die Patienten werden am Operationstag mobilisiert. Nach alleiniger Mukosektomie erhalten die Patienten ab dem 1. postoperativen Tage normale Kost. Nach Vollwandresektion erhalten sie in den ersten 4 Tagen eine Elementardiät. Die Demissio erfolgt am 3. postoperativen Tage nach Mukosektomie, bzw. ab dem 6. postoperativem Tage nach Vollwandexzision.

Morbidität

Ein Vergleich der verschiedenen rektumerhaltenden Verfahren (Tabelle 9.2) ergibt für die TEM die geringste perioperative Morbidität. Die postoperative Komplikationsrate nach TEM beträgt zwischen 0 und 9% [23, 24, 56]. Hauptsächlichste intraoperative Komplikation ist die Rektumperforation (2%). Postoperativ treten Blutung und Nahtdehiszenz mit Fistelung in je 1,6% der Fälle auf [23]. In der eigenen Serie waren bei 26 Patienten keine schwereren Komplikationen zu verzeichnen (Tabelle 9.2). Ein Patient hatte einen protrahierten Status febrilis, welcher unter Nahrungskarenz und antibiotischer Therapie innerhalb von 10 Tagen behoben war, möglicherweise auf nichterkannte Nahtdehiszenz zurückzuführen.

Selten persistieren Fistelung und Strikturen im späteren Verlauf. Eine rektovaginale Fistel kann nach Rektumvorderwandexzision infolge Verletzung des Septum rectovaginale auftreten. Strikturen sind nur dann gehäuft, wenn zirkumferentielle Tumoren nicht durch eine formale Segmentresektion entfernt werden.

Wie verhält sich postoperativ die Kontinenzleistung?

Da der Analkanal mit einem 4 cm großen Operationsrektoskop über längere Zeit maximal gedehnt bleibt, stellt sich berechtigterweise die Frage nach postoperativen Kontinenzstörungen. Zur Zeit gibt es wenig Daten über den postoperativen Kontinenzgrad und die objektive Sphinkterleistung mittels anorektaler Manometrie. Zur Beurteilung des Kontinenzgrades wird eine Modifikation der Kirwan-Parks-Klassifikation [70] gewählt. Dabei bedeuten:

- Grad I: volle Kontinenz
- Grad II: Inkontinenz für flüssigen Stuhl und Gas nachts
- Grad III: Inkontinenz für flüssigen Stuhl und Gas tagsüber

Alle 26 Patienten der Basler Serie waren präoperativ kontinent. Die postoperativen Daten sind in Tabelle 9.4 aufgeführt.

Auch in einer größeren Serie von Jehle et al. [71] aus Tübingen waren alle 36 Patienten 12 Monate postoperativ kontinent für festen Stuhl und Gas. Die Empfindungsschwelle war 12 Monate postoperativ im Vergleich zu präoperativ noch vermindert. Defäkationsdrang und Rektumkapazität zeigten keine signifikante Veränderung.

Die Proktographie wies keine signifikanten Veränderungen der anorektalen Winkel und der Beckenbodenbeweglichkeit auf. Strukturelle Pobleme, d. h. Ste-

Tabelle 9.4. Postoperative Daten zur Kontinenz der Patienten der Basler Serie

Postoperativ (n = 26)	Grad I	Grad II	Grad III
10 Tage	14	6	6
4 Wochen	20	5	1

nosen, Rektozelen und Intussuszeption, waren nach TEM nicht zu finden.

Die anorektale Manometrie wurde bei 26 Patienten präoperativ, sowie 3 und 12 Monate postoperativ geprüft [72]. Der Sphinkterruhedruck war nach 3 Monaten signifikant vermindert, der Preßdruck blieb stabil. 12 Monate postoperativ zeigte der Ruhedruck wiederum die präoperativen Werte. Hemingway et al. [73] bestätigten diese Resultate bei 6 Patienten, wobei der Ruhedruck schon 6 Wochen postoperativ normale Werte aufwies. *Zusammenfassend* hat die TEM trotz andauernder maximaler (4 cm) Sphinkterdilatation geringe Auswirkungen auf die subjektive Kontinenzleistung und die anorektale Funktion. Initiale Kontinenzstörungen, die durch Verminderung der Empfindungsschwelle und durch einen erniedrigten Ruhedruck zu begründen sind, erholen sich zwischen 3 und 12 Monaten postoperativ. Voraussetzungen sind selektive Indikationsstellung aufgrund präoperativer Meßparameter und schonende Analdilatation während des Einführens des Operationsrektoskops.

Rezidivrate

Die Adenomrezidivrate ist nach TEM (3–5 %) [23, 24, 56] im Vergleich zur transanal-lokalen Exzision nach Parks (11,5–27 %) [6, 47, 49, 50] deutlich niedriger (Tabelle 9.3). Grund dafür ist die bessere Übersicht, welche dank exakter mikrochirurgischer Präparationstechnik die Einhaltung des geforderten Sicherheitsabstandes erleichtert. Schon eher damit vergleichbar ist die Adenomrezidivrate von 7,5 % bei parasakralem Zugang, der ja auch eine direkte Tumoraufsicht und eine totale Resektion des tumortragenden Segmentes erlaubt [43].

Die endoskopische Schlingenabtragung weist bei vergleichbar großen Tumoren (2–3 cm) eine Rezidivrate bis zu 25 % auf [74].

Die Rezidivrate der mittels TEM resezierten pT1-low-risk-Karzinome kann noch nicht endgültig beurteilt werden, da die Nachbeobachtungszeiten noch kurz und nur wenige Arbeiten darüber publiziert sind. Said [23] berichtet über 2 Rezidive (12,5 %) durchschnittlich 35 Monate nach lokaler Exzision von pT1-low-risk-Karzinomen (n = 16). Die Dreijahresüberlebensrate betrug bei dieser Gruppe 91 %. Ob die Todesursache der beiden verstorbenen Patienten tumorbedingt war, bleibt unklar. Von 44 Patienten mit pT1-low-risk-Karzinomen der Tübinger Gruppe entwickelte einer ein Lokalrezidiv (2,2 %) [75]. Von 3 Patienten mit pT1-high-risk-Karzinom entwickelten 2 ein Lokalrezidiv.

Diese Daten zeigen, daß die lokale Exzision der pT1-low-risk-Karzinome nur bei betagten Patienten (> 70 Jahre) und bei jungen Patienten mit hohem allgemeinem Operationsrisiko zu rechtfertigen ist. Die TEM zur lokalen Exzision von pT1-high-risk- und weiter fortgeschrittenen Karzinomen bleibt betagten Risikopatienten oder der palliativen Zielsetzung vorbehalten.

Aufwand

Die TEM ist eine sehr spezielle chirurgische Technik, die sich auch nicht direkt mit der Laparoskopie vergleichen läßt. Sie ist zuverlässig nur mit erheblichem Training durchführbar. Dies gilt besonders für die Resektion größerer Befunde und die Naht größerer Defekte.

Indikation

1. Alle sessilen Adenome des Rektums, welche mit dem 20-cm-Rektoskop eingestellt werden können, stellen die Hauptindikation. In unserer Erfahrung liegt die obere Grenze bei Tumoren zwischen 15 und 17 cm ab Linea anocutanea. Im intraperitonealen proximalen Rektum werden die Adenome mit einem Sicherheitsabstand von 0,5 cm in Mukosatechnik entfernt. Im extraperitonealen mittleren und distalen Rektum ist grundsätzlich eine »full thickness excision« mit einem Sicherheitsabstand von 1 cm gerechtfertigt, da in der Serie von Buess [68] bei 20 % der Fälle im Adenomzentrum ein Karzinom (meist pT1, low grade) gefunden wurde. Findet sich jedoch beim jungen Patienten inzidentell ein wenig differenziertes Frühkarzinom oder eine Infiltration der Muscularis propria (pT2), ist eine konventionelle, totale mesorektale Rektumresektion zu fordern (hohes Risiko eines Lymphknotenbefalls) [17, 76, 77].

2. Inzidentelle pT1-Karzinome in Adenomen stellen die Ausnahme zur Indikation dar unter der Voraussetzung, daß diese durch eine »full thickness excision« mit einem Sicherheitsabstand von 1 cm entfernt wurden und gut oder mittelgradig differenziert sind (low risk). Inzidentelle Karzinome im intraperitonealen Rektum werden konventionell nachreseziert.

3. Bei älteren Hochrisikopatienten werden pT1-Karzinome mit gut bis mittelgradiger Differenzierung und pT2-Karzinome mit hochgradiger Differenzierung als Indikation akzeptiert.

4. Benigne Rektumtumoren (Lipome, Leiomyome) lassen sich nur im extraperitonealen Rektum entfernen, da sie meist die ganze Rektumwand durchwachsen.

Literatur

1. Hanley PH, Hines MO, Ray JE (1971) Villous tumours: experience with 217 patients. Ann Surg 37: 190
2. Orringer MB, Eggleston JC (1972) Papillary (villous) adenomas of the colon and rectum. Surgery 62: 368
3. Shinya H, Wolff WI (1979) Morphology, anatomic distribution and cancer potential of colonic polyps. An analysis of 7000 polyps endoscopically removed. Ann Surg 190: 679–683
4. Muto T, Sawada T, Gugihara K (1991) Treatment of carcinoma in adenomas. World J Surg 15: 35–40
5. Colacchio TA, Forde KA, Scantlebury VP (1981) Endoscopic polypectomy: Inadequate treatment for invasive colorectal carcinoma. Ann Surg 194: 704–707
6. Southwood WFM (1962) Villous tumours of the large intestine: their pathogensis, symptopmatology, diagnosis and management. Ann R Coll Surg Engl 30: 23
7. Enterline HT, Evans GW, Mercado-Lugo R, Miller L, Fitts WT (1962) Malignant potential of adenomas of colon and rectum. JAMA 179: 322–330
8. Jochem RJ, Reading CC_, Dozois RR, Carpenter HA, Charboneau W (1990) Endorectal ultrasonographic staging of rectal carcinoma. Mayo Clin Proc 65: 1571–1577
9. Herzog U, von Flüe M, Tondelli P, Schuppisser JP (1993) How accurate is endorectal ultrasound in the preoperative staging of rectal cancer? Dis Colon Rectum 36: 127–134
10. Accarpio G, Scopinaro G, Claudiani F, Davini D, Mallarini G, Saitta S (1987) Experience with local rectal cancer excision in light of two recent preoperative diagnostic methods. Dis Colon Rectum 30: 296–298
11. Beynon J, Mortensen NJ, Foy DM, Channer JL, Virjie J (1989) Preoperative assessment of mesorectal lymph node involvement in rectal cancer. Br J Surg 76: 276–279
12. McAnena OJ, Heald RJ, Lockhart-Mummery HE (1990) Operative and functional results of total mesorectal excision with ultra-low anterior resection in the management of carcinoma of the lower one-third of the rectum. Surg Obstet Gynecol 170: 517–521
13. Heimann TM, Oh C, Steinhagen RM, Greenstein AJ, Perez C, Aufses AHJ (1992) Surgical treatment of tumors of the distal rectum with sphincter preservation. Ann Surg 216: 432–436
14. Glaser F, Schlag P, Herfarth C (1990) Endorectal ultrasonography for the assessment of invasion of rectal tumours and lymph node involvement. Br J Surg 77: 883–887
15. Biggers OR, Beart RW, Ilstrup DM (1986) Local excision of rectal cancer. Dis Colon Rectum 29: 374–377
16. Whiteway J, Nicholls RJ, Morson BC (1985) The role of surgical local excision in the treatment of rectal cancer. Br J Surg 72: 694–697
17. Cuthbertson AM, Hughes ES, Phil E (1984) Metastatic »early« colorectal cancer. Aust N Z J Surg 54: 549–551
18. Killinback M (1992) Local excision of rectal carcinoma. World J Surg 16: 437–446
19. Wilson SM, Beahrs OH (1976) The curative treatment of carcinoma of the sigmoid, rectosigmoid, and rectum. Ann Surg 183: 556–565
20. Grigg M, McDermott FT, Pihl EA, Hughes ESR (1984) Curative local excision in the treatment of carcinoma of the rectum. Dis Colon Rectum 27: 81–83
21. McDermott FT, Hughes ESR, Pihl E, Johnson WR, Price AB (1985) Local recurrence after potentially curative resection for rectal cancer in a seiries of 1008 patients. Br J Surg 72: 34–37
22. Hager T, Gall FP, Hermanek P (1983) Local excision of cancer of the rectum. Dis Colon Rectum 26: 149–151
23. Said S, Strippel D (1996) 10-jährige Erfahrungen mit der transanalen endoskopischen Mikrochirurgie. Chirurg 67: 139–144
24. Steele RJC, Hershman MJ, Mortensen NJM, Armitage NCM, Scholefield JH (1996) Transanal endoscopic microsurgery – initial experience from three centres in the United Kingdom. Br J Surg 83: 207–210
25. Mentges B, Buess G, Effinger G, Manncke K, Becker HD (1996) Die lokale Therapie des Rektumkarzinoms. Chirurg 67: 133–138
26. Willett CG, Lewandrowski K, Donnelly S et al. (1992) Are there patients with stage I rectal carcinoma at risk for failure after abdominoperineal resection?. Cancer 69: 1651–1655
27. Graham RA, Garnsey L, Jessup JM (1990) Local excision of rectal carcinoma. Am J Surg 160: 306–312
28. Hermanek P (1989) Colorectal carcinoma histopathological diagnosis and staging. Baillières Clin Gastroenterol 3: 511–529
29. Hermanek P, Klimpfinger M (1994) Sphincterpreserving radical resection of rectal carcinoma: The pathologist's point of view. Acta Chir Aust 26: 126–130
30. DeCosse JJ, Wong RJ, Quan SHQ, Friedman NB, Sternberg SS (1989) Conservative treatment of distal rectal cancer by local excision. Cancer 63: 219–223
31. Welch JP, Welch CE (1993) Cancer of the rectum: Where are we? Where are we going? Arch Surg 128: 697–702
32. Fielding LP, Phillips RKS, Hittinger R (1989) Factors influencing mortality after curative resection for large bowel cancer in elderly patients. Lancet I: 595
33. Fortunato L, Ahmad NR, Yeung RS, Coia LR, Eisenberg MD (1995) Long-term follow-up of local excision and radiation therapy for invasive rectal cancer. Dis Colon Rectum 38: 1193–1199
34. Sischy B (1991) The role of endocavitary irradiation for limited lesions of the rectum. Int J Colorectal Dis 6: 91–94
35. Papillon J (1982) Conservative treatment by irradiation – an alternative to radical surgery. In: Rectal and anal cancers. Springer, Berlin Heidelberg New York, pp 3–105
36. Roth SL (1989) Prognostic factors in limited rectal cancer treated with intracavitary irradiation. Int J Radiat Oncol Biol Phys 16: 1445–1451
37. Kovalic JJ (1988) Endocavitary irradiation for rectal cancer and villous adenomas. Int J Radiat Oncol Biol Phys 14: 261–264
38. Sischy B (1990) The status of radiation therapy in the management of carcinoma of the rectum. Surg Annu 22: 215–233
39. Parks AG (1972) Transanal technique in low rectal anastomosis. Proc Roy Soc Med 65: 975–976
40. Mason AY (1970) Surgical access to the rectum-a transsphincteric exposure. Proc R Soc Med 65: 1
41. Buess G, Mentges B, Manncke K, Starlinger M, Becker HD (1992) Technique and results of transanal endoscopic microsurgery in early rectal cancer. Am J Surg 163: 63–70

42. Perry EG, Hinrichs B (1989) A new translation of Professor Dr. P. Kraske's Zur Exstirpation hochsitzender Mastdarmkrebse. Aust N Z J Surg 59: 421-424
43. Mason AY (1977) Transsphincteric approach to rectal lesion. Surg Ann 6: 171-194
44. Huber AK, von Flüe M (1990) Parasacral surgery for curative treatment of rectal cancer. Int J Colorect Dis 6: 86-88
45. Gemsenjäger E (1989) Transverse pelvic floor division for the posterior approach to the rectum and anus. Int J Colorect Dis 4: 67-72
46. Buess G, Theiss R, Gunther M, Hutterer F, Hepp M, Pichlmaier H (1984) Endoscopic operative procedure for the removal of rectal polyps. Coloproctology 5: 254-261
47. Parks AG, Stuart AE (1973) The management of villous tumours of the rectum. Br J Surg 60: 688-695
48. Parks AG (1983) Per-anal endo-rectal operative techniques. In: Tod IP, Fielding LP (eds) Rob&Smith's Operative Surgery, vol 3: Colon, Rectum and Anus. Butterworth, London, pp 541-548
49. Chiu YS, Spencer RJ (1978) Villous lesions of the colon. Dis Colon Rectum 22: 493-495
50. Adair HM, Everett WG (1983) Villous and tubulo-villous adenomas of the large bowel. J R Coll Surg Edinb 28: 318-323
51. Williams NS (1993) Polypoid disease and polyposis syndrome. In: Keighley MRB, Williams NS (eds) Surgery of the anus, rectum and colon. Saunders, London, p 800
52. Christiansen J (1980) Excision of mid-rectal lesion by the Kraske sacral approach. Br J Surg 67: 651-652
53. Mason AY (1980) The transsphincteric approach. In: Welvaart R (ed) Colorectal cancer. Nijkoff, Boston, pp 171-234
54. Thompson BW, Tucker WE (1987) Transsphincteric approach to lesions of the rectum. South Med J 80: 41-43
55. Meissner K, Jiriskowski B, Szecsi T (1996) Der paracoccygeale transsphinktere Zugang nach Mason: Gute Ergebnisse nur bei hochselektiver Indikationsstellung? Chirurg 67: 145-149
56. Buess GF, Mentges B (1992) Transanal endoscopic microsurgery (TEM). Minimally invasive Therapy 1: 101-109
57. Kocher TD (1874) Exstirpatic Recti nach vorheriger Excision des Steissbeins. Cent Chir 10: 145-147
58. Kraske P (1885) Zur Exstirpation hochsitzender Mastdarmkrebse. Verh Dtsch Ges Chir 14: 464-474
59. Bevan AD (1917) Carcinoma of the rectum- treatment by local excision. Surg Clin North Am 1: 1233-1240
60. Church JM, Saad R, Schroeder T et al. (1993) Predicting the functional result of anastomoses to the anus: the paradox of preoperative anal resting pressure. Dis Colon Rectum 36: 895-900
61. Arnaud JP, Eloy MR, Clendinnen G, Adloff M (1978) The posterior approach for villous tumors of the rectum. Am J Surg 136: 273-275
62. Jorgensen SJ, Ottsen M (1975) Posterior rectotomy for villous tumors of the rectum. Acta Chir Scand 141: 680-682
63. Mason AY (1974) Transsphincteric surgery of the rectum. Progr Surg 13: 66-69
64. von Flüe M, Harder F (1994) Transanal endoskopische Mikrochirurgie: Indikation und Technik. Schweiz Med Wochenschr 124: 1800-1806
65. gestrichen
66. Saclarides TJ, Smith L, Ko ST, Orkin B, Buess G (1992) Transanal endoscopic microsurgery. Dis Colon Rectum 35: 1183-1191
67. Mason AY (1976) Rectal cancer: the spectrum of selective surgery. Proc R Soc Med 69: 237-244
68. Farin G (1993) Pneumatically controlled bipolar cutting instrument. Endosc Surg All Technol 1: 97-101
69. Kanehira E, Raestrup H, Schurr MO, Wehrmann M, Manncke K, Buess GF (1993) Transanal endoscopic microsurgery using a newly designed multifunctional bipolar cutting and monopolar coagulating instrument. End Surg 1: 102-106
70. Kirwan WO, Rupert B, Turnbull B, Fazio VW, Weaklea FL (1978) Pullthrough operation with delayed anastomosis for rectal cancer. Br J Surg 65: 695-699
71. Banerjie AK, Jehle EC, Kreis ME et al. (1996) Prospective study of the proctographic and functional consequences of transanal endoscopic microsurgery. Br J Surg 83: 211-213
72. Jehle EC, Starlinger MJ, Kreis ME, Buess G (1992) Alterations of anal sphincter functions following transanal endoscopic microsurgery (TEM) for rectal tumors. Gastroenterology 102: 365
73. Hemingway D, Flett M, McKee RF, Finlay IG (1996) Sphincter function after transanal endoscopic microsurgical excision of rectal tumours. Br J Surg 83: 51-52
74. Walsh RM, Ackroyd FW, Shellito PC (1992) Endoscopic resection of large sessile colorectal polyps. Gastrointest Endosc 38: 303
75. Banerjee AK, Jehle EC, Shorthouse AJ, Buess G (1995) Local excision of rectal tumours. Br J Surg 82: 1165-1173
76. Morson BC (1966) Factors influencing the prognosis of early cancer of the rectum. Proc R Soc Med 59: 607-608
77. Cohen AM, Wood WC, Gunderson LL, Shinnar M (1980) Pathological studies in rectal cancer. Cancer 45: 2965-2968

KAPITEL 10

Diagnostik und Therapie von extraperitonealen Rektumtumoren

Nachdem sämtliche radikalen und minimal lokalen Methoden zur Resektion und Rekonstruktion analysiert wurden, soll dieses Kapitel die diagnostische und therapeutische Vorgehensweise zusammenfassen. Zuerst erfolgen in einer interdisziplinären koloproktologischen Sprechstunde die digitale Untersuchung (Clinical Staging« nach Mason) und die Rektoskopie (Abb. 10.1). Unter rektoskopischer Kontrolle wird die starre Endosonographiesonde plaziert. Durch Endosonographie, transabdominale Sonographie und Biopsie läßt sich das Tumorstadium festlegen:

Handelt es sich um ein villöses Adenom oder um ein Low-risk-uT1-Rektumkarzinom unter 3 cm Durchmesser, ist die Indikation zur transanal endoskopischen Mikrochirurgie gegeben (Kap. 9.2.3).

Zirkuläre Adenome und Adenome mit einem Längsdurchmesser von > 4 cm werden durch eine Rectotomia posterior bzw. Rektumsegmentresektion über einen parasakral suprasphinktären Zugang entfernt (Kap. 9.2.2).

Endosonographisch fortgeschrittene Rektumkarzinome werden mittels Computertomographie bzw. MRI-Untersuchung des kleinen Beckens und funktioneller Abklärung des Sphinkters mittels Defäkationsanamnese und Sphinktermanometrie weiter selektioniert:

- Im Falle eines uT2/G1-2,uN0/M0-Karzinoms des mittleren und distalen Rektumdrittels erfolgt primär eine totale mesorektale Rektumresektion. Die Sphinktererhaltung ist zu rechtfertigen, wenn unterhalb des Tumors ein mindestens 2 cm tumorfreier Sicherheitsabstand zur Linea dentata eingehalten werden kann und wenn der M. puborectalis in der endoanalen Sonographie nicht infiltriert ist.
- Im Falle eines uT3/uT4- oder G3- oder uN + -Karzinoms erfolgt eine präoperative kombinierte Radio-/Chemotherapie mit 45 Gy für 5 Wochen und 5-FU-Infusion (200–220 mg/kg KG). Nach einem 4- bis 6wöchigen Intervall wird die totale mesorektale Rektumresektion angeschlossen. Die Sphinktererhaltung ist zu rechtfertigen, wenn unterhalb des Tumors mindestens 3 cm Sicherheitsabstand zur Linea dentata eingehalten werden können und wenn der M. puborectalis in der endoanalen Sonographie nicht infiltriert ist.

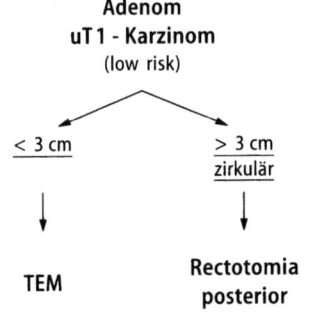
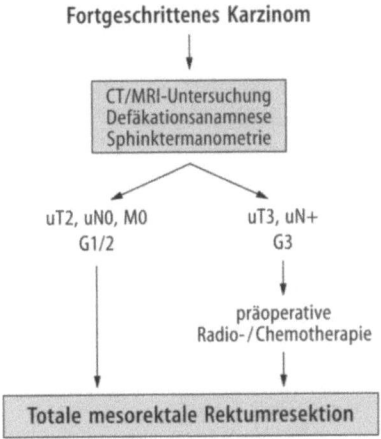

Abb. 10.1. Management des Rektumkarzinoms

- Der Rektumersatz erfolgt mittels ileozäkaler Interposition oder mittels Kolon-J-Pouch-analer Rekonstruktion. Bei Tumoren mit Unterrand zwischen 2 und 4 cm ab Linea dentata, d. h. 4 und 6 cm ab Linea anocutanea, wird eine Low-anal-Handanastomose (4-0 Maxon) an der Linea dentata angelegt. Liegt der Tumorunterrand zwischen 5 und 8 cm ab Linea dentata, bzw. zwischen 7 und 10 cm ab Linea anocutanea, erfolgt eine High-anal-Klammeranastomose mittels Double-Stapling-Technik auf Höhe des anorektalen Ringes.
- In allen Fällen, wo die Erhaltung von mindestens 6 cm Rektumampulle onkologisch (ab anorektalem Ring gemessen) vertretbar ist, wird eine transabdominale Handnaht (monofiler Faden der Stärke 4-0, Vorderwand vorgelegt) in Lifttechnik durchgeführt. 6 cm Rektumampulle ist die Mindestvoraussetzung für eine postoperativ genügende Rektumkapazität und dadurch gute Funktion [1].
- Eine saubere, total-mesorektale Exzision mit Rektumersatz und eine koloanale Anastomose stellen technisch und onkologisch sichere Verfahren dar. Sie sind bei weniger als 6 cm erhaltenem Restrektum einem Belassen dieses kurzen Rektumstumpfes mit kurzem Mesorektum vorzuziehen.

Literatur

1. Karanjia ND, Schache DJ, Heald RJ (1992) Function of the distal rectum after low anterior resection for carcinoma (see comments). Br J Surg 79: 114–116

KAPITEL 11

Totale anorektale Rekonstruktion: Gewinn oder Illusion?

Miles beschrieb 1908 die abdominoperineale Rektumamputation (APR) zur Behandlung des Rektumkarzinoms [1]. Nach Verlust seines Kontinenzorgans trägt der Patient ein endgültiges, endständiges Sigmoidostoma, wodurch er in seiner physischen, psychischen und sozialen Integrität schwer beeinträchtigt wird. Mehrere Studien untersuchten diese Folgen einer APR und fanden mäßige bis schwerere Störungen bei 11–55% der Patienten mit APR [2–4]. Identifikations- und Integritätsprobleme, Sexualstörungen und Minderwertigkeitsgefühle machten das Leben zur Qual. Verglichen mit Patienten nach sphinktererhaltender Chirurgie wiesen diejenigen mit APR signifikant mehr Depressionen und Angstzustände auf [2].

All dies erklärt das Bestreben nach der Entwicklung der totalen anorektalen Rekonstruktion (TAR). Wesentliche Grundlage bildete die Erfahrung mit der konventionellen Grazilisplastik, welche seit 1952 zur Inkontinenzbehandlung angewendet wurde und variable Resultate aufwies [5–7]. Eine zusätzliche elektrische Stimulation des Muskels, welche eine Transformation der Fast-twitch-Fasern zu Slow-twitch-Fasern bewirkt, ermöglicht eine anhaltende Muskelkontraktion und damit bessere Kontinenz. Der transformatierte Muskel entspricht in seiner histochemischen Zusammensetzung jener des Sphincter ani externus [8]. Welches ist die klinische Erfahrung mit diesem Verfahren?

Baeten et al. [9] berichteten kürzlich über 52 Patienten mit einem Follow-up von 2,1 Jahren (12 Wochen–7,4 Jahre). 8 Patienten hatten postoperativ Probleme: 4 wegen Infektion im Bereich des Neurostimulators und weitere 4 wegen inadäquater Kontraktion des Muskels. 73% der Patienten wurden kontinent für festen und flüssigen Stuhl. Diese Technik verhalf einer Mehrheit inkontinenter Patienten zu guter anorektaler Funktion bei vertretbarer Morbidität.

Seit 20 Jahren suchen Chirurgen und Physiologen nach dem idealen Neosphinkter zur totalen anorektalen Rekonstruktion. Vorerst (1930, 1952) wurde entweder ein perineales Stoma ohne Neosphinkter [10] oder eine Muskeltransposition mit M. gracilis, M. glutaeus maximus oder M. adductor longus ohne Stimulation verwendet [11–14]. Simonson et al. [13] beschrieben 1976 als erste den M. gracilis als Sphinkterersatz nach Anlage eines perinealen Kolostomas nach APR. Weitere Berichte folgten erst ca. 10 Jahre später [15]. Wegen unbefriedigenden Kontinenzresultaten wurde in Anlehnung zur Inkontinenzchirurgie die elektrisch stimulierte Grazilisplastik (ESG) ebenso zur TAR geprüft [16]. 3 Gruppen [17–19] berichteten über insgesamt etwa 50 operierte Patienten. Die zusätzliche elektrische Stimulation der Grazilisplastik verbesserte die Kontinenzleistung [16]. Die nachfolgende Diskussion konzentriert sich auf die Technik, die Morbidität und die anorektale Funktion des elektrisch stimulierten M. gracilis zur totalen anorektalen Rekonstruktion nach APR. Die Technik der ESG wird anhand der Methode von Williams [20, 21] beschrieben, welcher ein 3zeitiges Vorgehen bevorzugt.

11.1 Technik

Präoperative Vorbereitung und perioperatives Management entsprechen den Standards der kolorektalen Chirurgie (Kap. 7). Die Operation wird in Steinschnittlagerung (Lloyd-Davis) durchgeführt.

Phase 1 (Abb. 11.1)

- Rektumamputation
- Perineale Kolostomie
- Protektive Ileostomie

Nach abdominoperinealer Rektumamputation [1] mit Mobilisation der linken Kolonflexur wird das Colon descendens mit dem GIA-60-Stapler endständig verschlossen. Zur Konstruktion des perinealen Kolostomas ist das Belassen eines Teils des sensiblen Anoderms notwendig. Der Rektumersatz kann entweder durch eine gerade Colon-descendens-Schlinge, vorzugsweise aber durch ein Reservoir erfolgen. Nach perinealem Durchzug des verschlossenen Kolons bzw. des ileozäkalen Interponates (Abb. 11.1) wird die Serosa des Kolons mit dem verbliebenen Anteil des M. levator ani vernäht und an der präsakralen Faszie fixiert. Nach Eröffnung der Darmschlinge bzw. des Reservoirs erfolgt eine Mukokutaneostomie zwischen Kolonwand

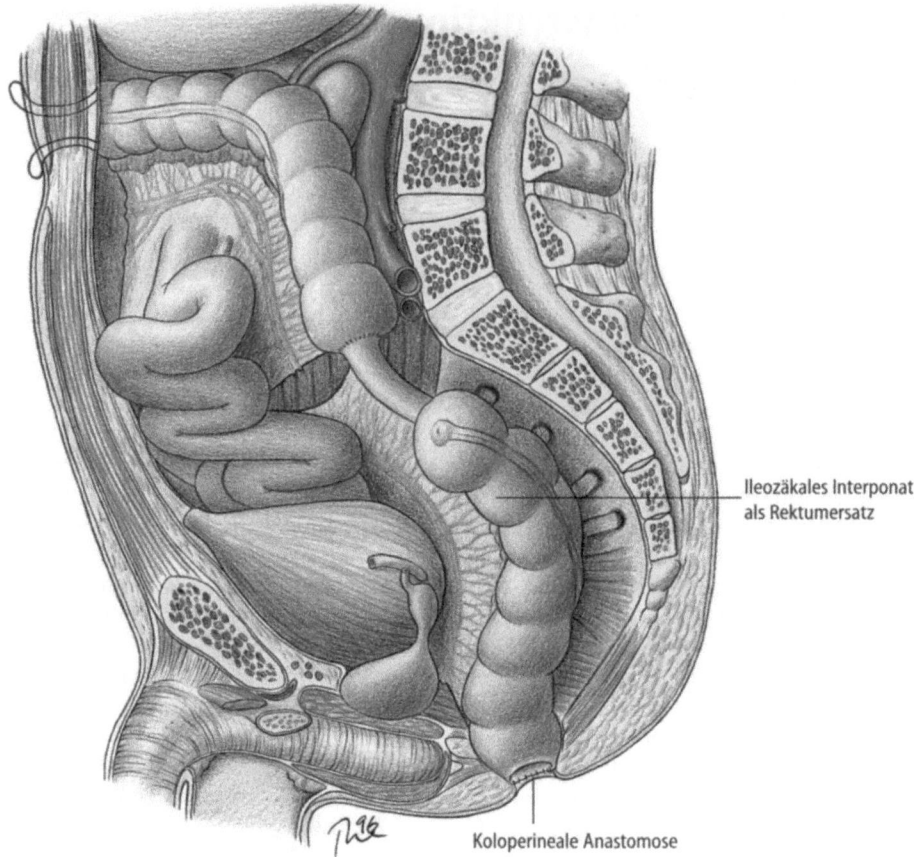

Abb. 11.1. Status nach totaler anorektaler Resektion mit perinealem Kolostoma (ileozäkales Interponat zwischen Colon descendens und Perineum)

und perinealer Haut. Sämtliche Nähte erfolgen von Hand mit einem monofilen Faden der Stärke 4-0. Die Anlage einer temporären, d.h. protektiven doppelläufigen Ileostomie beendet die erste Phase.

Phase 2 (Abb. 11.2)

- Grazilisplastik
- Implantation des Stimulators

Nach Wundheilung, 3 Monate postoperativ, erfolgt die Grazilisplastik. Der linke M. gracilis wird mobilisiert, durch einen subkutanen Tunnel um das perineale Kolostoma transponiert und am Tuber ossis ischii fixiert. Zur Reduktion eines Ischämierisikos am distalen Muskelende werden einige Wochen vor der Transposition die distalen Vasa perforata ligiert [22]. Nach Muskeltransposition wird eine Elektrode über dem Nervenhauptstamm des M. gracilis fixiert und mit einem links subkostal in einer subkutanen Tasche implantierten Stimulator (Medtronic oder Itrel 6, NICE 6) verbunden. Nach Wundheilung beginnt die elektrische Stimulation des transponierten Muskels. Die Programmierung des Stimulators erfolgt telemetrisch. Innerhalb von 3 Monaten wird intermittierend und graduell steigernd (2wöchentlich) stimuliert. Dadurch wird die Transformation des »fast twitch muscle« zum »slow twitch muscle« erreicht. Diese Transformation erlaubt eine kontinuierliche Kontraktion [8].

Phase 3

- Ileostomaverschluß

Nach Stomaverschluß und nach Ingangkommen der Darmtätigkeit muß der Patient nach einem standardisierten Programm 4stündlich das Neorektum bei relaxiertem Neosphinkter entleeren. Dazu wird der Stimulator mittels Magnet transkutan ausgeschaltet.

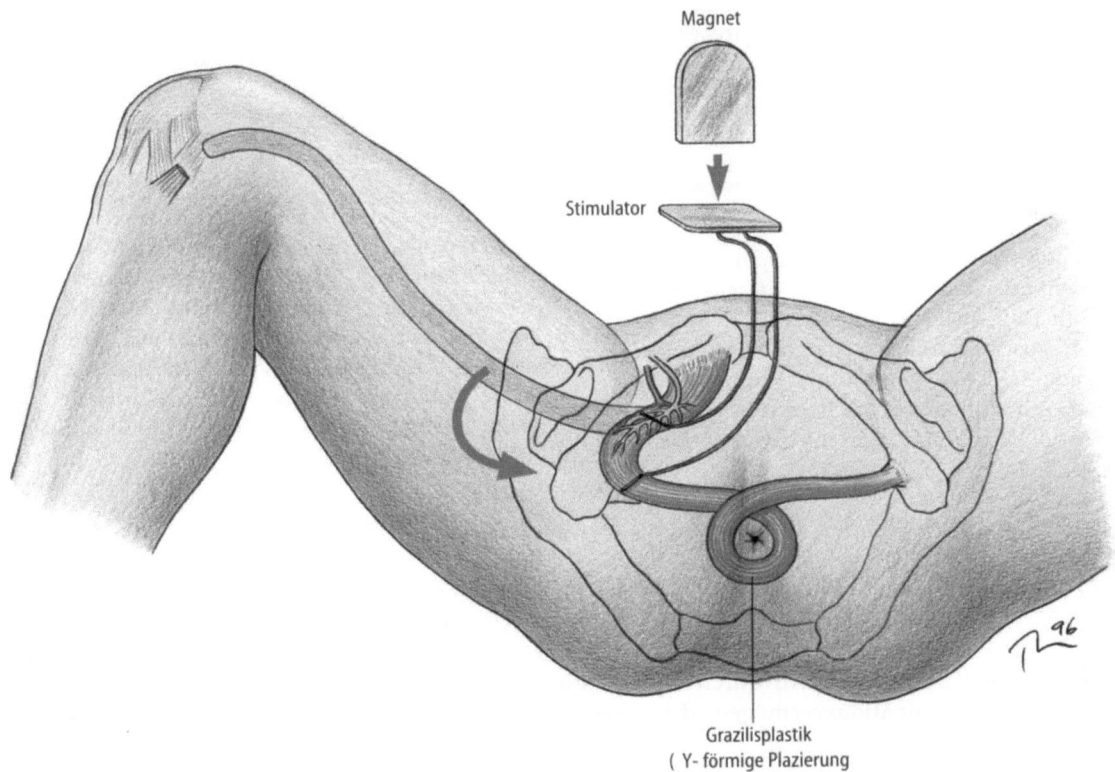

Abb. 11.2. Grazilisplastik und Implantation des Stimulators

11.2
Morbidität

Bisher verstarb perioperativ keiner von 136 z. Z. beschriebenen Patienten mit TAR [17, 18, 23]. Die perioperative Morbidität schwankt zwischen 18 und 37% [18, 24], abhängig davon, ob eine Grazilisplastik mit oder ohne Elektrostimulation durchgeführt wurde. Die anfängliche Komplikationsrate von über 50% senkt sich mit zunehmender Erfahrung. Die Hauptkomplikation bildete die perineale Sepsis, gefolgt von neoanaler Stenose und Nekrose des distalen Kolons. Hardwarekomplikationen waren häufig [24]. Die Reoperationsrate in der größten publizierten Serie von Cavina (81 Patienten) betrug 30% [18]. 37% der Patienten hatten eine schwere perioperative Komplikation. Eine temporäre protektive Kolostomie reduzierte die Komplikationsrate nicht. 20 von 59 Patienten (34%) erlitten trotz Kolostoma eine Komplikation im Vergleich zu 10 von 22 Patienten (45%) ohne Protektion. In 12 von 81 Fällen (15%) war man gezwungen, die Grazilisplastik rückgängig zu machen. Allgemeine, systemische Komplikationen traten in 10% auf.

Zweifellos ist die Morbidität auch in erfahrenen Händen noch sehr hoch. Weniger Risiken bietet die ESG einzig als Augmentationsplastik zur Behandlung der analen Sphinkterinsuffizienz bei Stuhlinkontinenz [9].

11.3
Onkologische Sicherheit

Die Lokalrezidivrate betrug in der Serie von Cavina 16% (Follow-up-Zeit: 2–121 Monate) [18]. Fedorov et al. [11] berichteten über 4 Lokalrezidive bei 30 Patienten (12%) mit einer Nachbeobachtungszeit zwischen 6 und 42 Monaten. Diese lokalen Rezidivraten entsprechen den Daten nach koloanaler Rekonstruktion ohne adjuvante Therapie (s. Kap. 3.2). Die Überlebensdaten nach TAR sind mit denen nach APR und AR vergleichbar [18]. Die TAR hat den gleichen onkologischen Grundsätzen zu folgen wie die sphinktererhaltende koloanale Rekonstruktion, d. h.:

- total mesorektale und weit laterale Rektumresektion
- High-Ligation der AMI
- »distal margin« mindestens 2 cm
- gut bis mäßig differenzierter Tumor
- maximales Stadium uT2 ohne- bzw. T3 mit neoadjuvanter Radiotherapie

Ob diese Grundsätze bei allen Patienten mit TAR angewandt wurden, ist aus den bisher publizierten Serien nicht ersichtlich. Deshalb ist eine definitive Beurteilung der onkologischen Sicherheit nach TAR und die darausfolgende selektive Indikationsstellung (Tumorstadien?) z. Z. unmöglich und sie bedürfen größerer Untersuchungkollektive mit längerer postoperativer Beobachtungszeit.

11.4
Anorektale Funktion

Die Defäkationsqualität nach TAR wird durch die Parameter Kontinenz, Diskriminationsvermögen, d.h. anorektale Empfindung, und Vollständigkeit der Entleerung, bestimmt. Immerhin fehlt der genuine Kontinenzapparat mitsamt seiner sensomotorischen Kompetenz. Der elektrisch stimulierte Muskel vermag den Stuhlaustritt nur partiell zu verhindern, denn die Diskrimination zwischen Stuhl- und Gas bzw. die Empfindung der neorektalen Füllung ist nur mangelhaft gewährleistet. Dadurch ist trotz guter muskulärer Funktion und trotz Rektumersatz mit Reservoir eine Überlaufinkontinenz zu erwarten.

11.4.1
Defäkationsqualität

Kontinenz (Tabelle 11.1)

Eine volle Kontinenz erreichten zwischen 35 und 52 % der Patienten. Bisher sind keine Patienten bekannt, welche wegen Inkontinenz einer permanenten Kolostomie bedurften.

Sensorische Funktion

Der Verlust der anorektalen Sensibilität scheint das Hauptproblem nach TAR. Abercombie et al. [25] berichteten über einen vollständigen Verlust der anorektalen Empfindung nach TAR. Pescatori et al. [26] zeigten, daß bei Ballondistensionstests im Neorektum einzig Schmerzen provoziert werden. Nur 2 Patienten wiesen eine anale Empfindung auf. Bei beiden waren Teile des Anoderms erhalten. Andererseits berichteten Cavina [18] und Simonsen [13] über eine normale ano- und neorektale Empfindung bei den meisten ihrer Patienten. Letztere Daten sind schwierig zu interpretieren, da sie nicht auf quantitativ erhobenen Meßdaten der Empfindungsschwelle beruhen.

Evakuation

Tägliche oder 2tägliche Irrigation des Neorektums mußten 75 % der Patienten in der Serie von Cavina [18] durchführen, um Stuhlschmieren und Überlaufinkontinenz beherrschen zu können. Evakuationsprobleme wurden auch nach ESG zur Inkontinenzbehandlung beobachtet. Korsgen u. Keighley [27] berichteten kürzlich über derart schwere Evakuationsstörungen bei 3 von 4 Patienten nach ESG, daß in 2 Fällen ein permanentes Stoma angelegt werden mußte. Zur Behandlung der inkompletten Entleerung entwickelten Hughes u. Williams [28] ein kontinentes Kolonconduit. Dieses kann regelmäßig intubiert werden und erlaubt eine antegrade Kolonirrigation zur Entleerung des Neorektums. Der Preis dafür ist ein Verlust der abdominalen Körperintegrität. Ob sich dieses komplexe Verfahren, in Konkurrenz zur APR, durchsetzen wird, bleibt abzuwarten.

11.4.2
Anorektale Physiologie

Zur Zeit sind wenige objektive Meßdaten zur Beurteilung der anorektalen Funktion nach TAR verfügbar. Simonson [13] zeigte am unstimulierten Grazilismuskel, daß ein neoanaler Druck von 50 mm Hg erreicht

Tabelle 11.1.
Kontinenz nach TAR

	Patienten (n)	Kontinent	Schmieren (<3/Woche)	Inkontinenz für flüssigen Stuhl/Gas	Inkontinenz für festen Stuhl
Simonsen[91]	23	8 (35%)		9	5
Elias[103]	22		11	10	
Cavina[96]	37	19 (52%)		16	2

werden kann. Wee u. Wong [29] berichteten über einen Patienten, der einen Preßdruck von 100 mm Hg über 2,5 min anhalten konnte. Williams et al. [30] zeigten, daß der elektrisch stimulierte Grazilismuskel eine Sphinkterkraft von 120 mm Hg mit andauerndem und unbewußtem Verschluß des Neoanus leisten kann. Cavina [18] führte bei 37 Patienten nach elektrisch stimulierter Grazilisplastik eine anorektale Manometrie und eine konzentrische Nadel-EMG durch. Der Ruhedruck lag dabei an der unteren Norm bei normalem Sphinkterpreßdruck. Kein Patient wies eine Denervation des M. gracilis auf. Die elektrische Stimulation bewirkte eine Erhöhung des intraanalen Druckes, und zwar aufgrund einer physiologischen Muskelkonversion, welche zur höheren und kontinuierlichen Sphinkterleistung führte. Weitere Meßdaten sind aus der Inkontinenzchirurgie bekannt [9]. Dabei zeigte sich ein normaler Ruhedruck und ein Preßdruck knapp über der Norm. Beide wurden innerhalb 1 Jahres postoperativ signifikant besser.

11.5
Lebensqualität

Alle Serien berichteten über eine postoperativ gute Lebensqualität. Sogar Patienten mit Inkontinenz für flüssigen und teilweise für festen Stuhl akzeptierten das »perineale Stoma« und wünschten keine Rekonversion zum abdominalen Stoma [9, 18, 24]. Trotz der Entleerungsprobleme des Neorektums und der Notwendigkeit des täglichen Tragens von »Einlagen« fühlten sich diese Patienten in der Körperintegrität weniger gestört und waren dadurch sozial weniger isoliert. Inwieweit dabei kulturelle Elemente mitspielen, d.h. daß ein »Erfolg« in Italien anders gewertet wird als in angelsächsischen Ländern, ist nicht abschätzbar.

11.6
Zusammenfassung

Die totale anorektale Rekonstruktion mit elektrisch stimulierter Grazilisplastik als Neosphinkter führt zu einer knapp akzeptablen Defäkationsqualität und zu grenzwertiger anorektaler Funktion. Hauptprobleme sind der Verlust der anorektalen Sensibilität und die Stuhlimpaktion, welche zu Überlaufinkontinenz, Diskriminationsstörungen und Verlust der Warnungsperiode führen. Eine tägliche Irrigation des Neorektums vermindert diese Probleme.

Die Morbidität nach ESG ist besonders bei geringer Erfahrung unakzeptabel hoch. Sie liegt klar über 30 %.

Wegen implantierten Fremdmaterials besteht ein schwer einzuschätzendes Langzeitrisiko. Erstaunlicherweise sind in den 2 größten Serien auch Patienten mit objektiv schlechtem Resultat und trotz der täglichen Inkonvenienzen, offenbar zufrieden und lehnen ein permanentes Kolostoma ab.

Die TAR mit ESG sollte vorerst nur einem streng selektionierten Patientengut vorbehalten bleiben. Aus onkologischen und funktionellen Gründen ergeben sich die folgenden Selektionskriterien:

- jüngere und sozial aktive Patienten, die eine APR mit endgültiger Kolostomie vehement ablehnen
- wenig fortgeschrittene Karzinome (T1, T2, G1-2)
- Patienten, welche über Risiken und postoperative Defäkationsprobleme der TAR informiert sind und diese akzeptieren

Ein Vergleich der Risiken mit der Defäkationsqualität und den objektiven funktionellen Resultaten führt zum Schluß, daß heute vermutlich nur wenige Patienten von einer TAR wirklich profitieren. Trotzdem zieht die Mehrheit diesen teils unbefriedigenden Zustand einer Aufhebung der Grazilisplastik vor. Der rein objektive Betrachter sieht wohl in der totalen anorektalen Rekonstruktion eher noch mehr Illusion als wahren Gewinn. Weitere Anstrengungen müssen versuchen, die Probleme der anorektalen Sensibilität und der Evakuation zu lösen.

Literatur

1. Miles WE (1908) A method of performing abdominoperineal excision for carcinoma of the rectum and of the terminal portion of the pelvic colon. Lancet 2: 1812–1813
2. Williams NS, Durdey P, Johnston D (1985) The outcome following sphincter-saving resection and abdominoperineal resection for low rectal cancer. Br J Surg 72: 595–598
3. Thomas C, Madden F, Jehu D (1987) Psychological effects of stoma. 1. Psychological morbidity one year after surgery. J Psychosom Res 31: 311–316
4. Pryse-Phillips W (1971) Follow-up study of patients with colostomies. Am J Surg 122: 27–32
5. Pickrell KL, Broadbent TR, Masters FW, Metzger JT (1952) Construction of a rectal sphincter and restoration of anal continence by transplanting the gracilis muscle: report of four cases in children. Ann Surg 135: 853–862
6. Yoshioka K, Keighley MRB (1988) Clinical and manometric assessment of gracilis muscle transplant for fecal incontinence. Dis Colon Rectum 31: 767–769
7. Leguit P, van Baal JG, Brummelkamp WH (1985) Gracilis muscle transposition in the treatment of fecal incontinence: long-term follow-up and evaluation of anal pressure recordings. Dis Colon Rectum 28: 1–4
8. Konsten J, Baeten CGM, Havenith MG, Soeters PB (1993) Morphology of dynamic graciloplasty compared with the anal sphincter. Dis Colon Rectum 36: 559–563

9. Baeten CG, Geerdes BP, Adang EM et al. (1995) Anal dynamic gracilloplasty in the treatment of intractable fecal incontinence. N Engl J Med 332: 1600–1605
10. Chiotasso P, Schmitt L, Juricic M, Lazorthes F (1992) Acceptation des stomies perineales. Gastroenterol Clin Biol 16: 200
11. Fedorov VD, Shelygin YA (1989) Treatment of patients with rectal cancer. Dis Colon Rectum 32: 138–145
12. Chittenden AS (1930) Reconstruction of the anal sphincter by muscle slips from the glutei. Ann Surg 92: 152–154
13. Simonsen OS, Stolf NAG, Aun F, Raia A, Habr-Gama A (1976) Rectal sphincter reconstruction in perineal colostomies after abdominoperineal resection for cancer. Br J Surg 1976; 63: 389–391.
14. Pickrell K, Broadbent R, Masters F, Metger J (1952) Construction of a rectal sphincter and restoration of anal continence by transplanting the gracilis muscle. Ann Surg 135: 853–862
15. Cavina E, Seccia M, Evangelista G (1987) Construction of a continent perineal colostomy by using electrostimulated gracilis muscles after abdominoperineal resection: personal technique and experience with 32 cases. Ital J Surg Sci 17: 305–314
16. Seccia M, Menconi C, Balestri R, Cavina E (1994) Study protocols and functional results in 86 electrostimulated gracilloplasties. Dis Colon Rectum 37: 897–904
17. Mercati U, Trancanelli V, Castagnoli GP, Mariotti A, Ciaccarini R (1991) Use of the gracilis muscles for sphincteric construction after abdominoperineal resection: technique and preliminary results. Dis Colon Rectum 34: 1085–1089
18. Cavina E (1996) Outcome of restorative perineal gracilloplasty with simultaneous excision of the anus and rectum for cancer. Dis Colon Rectum 39: 182–190
19. George BD, Williams NS, Patel J, Swash M, Watkins ES (1993) Physiological and histochemical adaptation of the electrically stimulated gracilis muscle to neoanal function. Br J Surg 80: 1342–1346
20. Williams NS (1993) Abdominoperineal excision of the rectum. In: Keighley MRB, Williams NS (eds) Surgery of the Anus, Rectum and Colon 1. Saunders, Philadelphia, pp 993–1005
21. Williams NS (1993) Construction of the electrically stimulated gracilis neoanal sphincter. In: Fielding LP, Goldberg SM (eds) Rob&Smith's Operative Surgery. Butterworth-Heinemann, Oxford, pp 758–772
22. Patel J, Shanahan D, Riches DJ, Sinnatamby CS, Williams NS (1991) The arterial anatomy and surgical relevance of the human gracilis muscle. J Anat 176: 270–272
23. Williams NS, Hallan RI, Koeze TH, Watkins ES (1989) Construction of a neorectum and neoanal sphincter following previous proctocolectomy. Br J Surg 76: 1191–1194
24. Abercombie JE, Williams NS (1996) Total anorectal reconstruction. Br J Surg 82: 438–442
25. Elias D, Lasser P, Leroux A, Rougier P, Comandella MG, Deraco M (1993) Colostomies perineales pseudo-continente apres amputation rectal pour cancer. Gastroenterol Clin Biol 17: 181–186
25. Abercombie JF, Rogers J, Williams NS (1994) Complete anorectal sensory loss following total anorectal reconstruction. Br J Surg 81: 761
26. Pescatori M, Mattana C (1990) Factors affecting anal continence after restorative proctocolectomy. Int J Colorectal Dis 1: 256–258
27. Korsgen S, Keigley MRB (1995) Stimulated gracilis neosphincter - not as good as previously thought. Report of four cases. Dis Colon Rectum 38: 1331–1333
28. Hughes SF, Williams NS (1995) Continent colonic conduit for the treatment of faecal incontinence associated with disordered evacuation. Br J Surg 82: 1318–1320
29. Wee JTK, Wong CSK (1983) Functional anal sphincter reconstruction with the gracilis muscle after abdomino-perineal resection. Lancet II: 1245–1246
30. Williams NS, Hallan RI, Koeze TH, Watkins ES (1990) Restoration of gastrointestinal continuity and continence after abdominoperineal excision of the rectum using an electrically stimulated neoanal sphincter. Dis Colon Rectum 33: 561–565

Sachverzeichnis

Abklärungsalgorithmus 4
Adenome
- Adenom-Karzinom-Sequenz 1
- rektumerhaltende Resektion 139, 143
- – villöse Adenome 143
- Rezidivrate, rektumerhaltende Resektion 143
adjuvante Therapieformen 43 ff.
Ailerons latéraux 26
Amputationen, abdominoperineale 1
anale / anorektale Winkel
- ileozäkale Interposition, Rektumersatz 104
- Ileum-J-Pouch-anale Rekonstruktion 89
Analkanal, Dilatation, Sphinktererhaltung 17
Anästhesie, totale mesorektale Rektumresektion 29
Anastomose, anale
- ileozäkale Interposition 107
- – Anastomoseninsuffizienz 132
- – Radio- / Strahlentherapie 44
Anatomie, chirurgische 23 ff.
- Blutversorgung (*siehe dort*) 26
- Faszien und Schichten im kleinen Becken des Mannes (*siehe dort*) 24–26
Antidiarrhoika 86
AP transversalis dexter, ileozäkale Interposition, Rektumersatz 109
Arterien / Arteria
- A. ilecolica 95
- A. mesenterica
- – inferior, Höhe der Gefäßligatur 12
- A. rectalis 26
- – inferior 26
- – media 26
- – superior 26

bildgebende Verfahren 35 ff.
- Computertomographie (CT) 37
- Magnetresonanztomographie (MRI) 37
- Sonographie, endoluminale 35, 36
Biofeedback
- ileozäkale Interposition, Rektumersatz, Biofeedbacktraining 126
- rektumerhaltende Resektion 144
Blasenkomplikationen
- Blasenlähmungen, permanente 23
- postoperative, Rektumkarzinom 11
Bluttransfusion, perioperative, Rektumkarzinom 13, 14
Blutversorgung (*siehe auch* Arterien) 26

- A. rectalis 26
- – inferior 26
- – media 26
- – superior 26
- Venen, präsakrale 26
Box- & Whisker-Darstellung, ileozäkale Interposition, Rektumersatz 101
Brachytherapie, endokavitäre 46
- *Papillon*-Empfehlung 46
- Kurzdistanzbestrahlung 46
Brooke-Verfahren, Ileum-J-Pouch-anale Rekonstruktion 86
Buess, endoskopische Mikrochirurgie 2, 148
- transanal-endoskopische Mikrochirurgie, rektumerhaltende Resektion 148

Chemo- / Radiotherapie, kombiniert 46, 48, 49, 155
Chemotherapie 48, 49
Colitis ulcerosa, Ileum-J-Pouch-anale Rekonstruktion 73, 83
Compliance
- ileozäkale Interposition, Rektumersatz 115, 129
- Ileum-J-Pouch-anale Rekonstruktion 88, 89
- Rektumersatz 62, 63
- Zäkum 4
Computertomographie (CT) 37
Crohn-Krankheit, Ileum-J-Pouch-anale Rekonstruktion 83
Cumming« 43

Defäkationsleistung 60
- ileozäkale Interposition, Rektumersatz 133
Defäkationsqualität
- ileozäkale Interposition, Rektumersatz 95, 101–103, 111
- Ileum-J-Pouch-anale Rekonstruktion 85, 86, 89
- Kolon-J-Pouch-anale Rekonstruktion 67, 68
- Rektumersatz 59, 61, 63
- totale anorektale Rekonstruktion 160
Defäkographie, ileozäkale Interposition, Rektumersatz 104
Denonvillier-Faszie 26, 145
- rektumerhaltende Resektion 145
Denonvillier-Raum 106
Dilatation des Analkanals, Sphinktererhaltung 17
Diskrimination 61, 86
- Ileum-J-Pouch-anale Rekonstruktion 86

Dissektion, pelvine 31
- lateral 31
- präsakral 31
- ventral 31
Dopplerkontrolle, Ileum-J-Pouch-anale Rekonstruktion 78
Drang, imperativer 53
Dukes-A-Stadien (»down-staging«) 43

Empfindungsschwelle, Ileum-J-Pouch-anale Rekonstruktion 88
endopelvine Faszien 24, 25, 33
- parietale pelvine 25
- rektosakrale 25
- *Waldeyer*-Faszie 25
endorektale Sonographie (EUS) 1
endoskopische Mikrochirurgie nach *Buess* 2
Entleerung, ileozäkale Interposition, Rektumersatz 129
EORTC (»European Oranization for Research and Treatment«) 48
Erythrozytenkonzentrat, ileozäkale Interposition, Rektumersatz 129
Evakuation / Evakuationsstörung
- gerade kolonale bzw. rektale Rekonstruktion 61
- ileozäkale Interposition, Rektumersatz 104, 112, 116, 124, 129
- Ileum-J-Pouch-anale Rekonstruktion 89
- Kolon-J-Pouch-anale Anastomose 68, 70, 71
- Rektumersatz, Verfahren 63
- totale anorektale Rekonstruktion 160
Evakuationszeit, Kolon-J-Pouch-anale Anastomose 71
extrinsisches System 96
Exzision
- lokale, rektumerhaltende Resektion, Indikation 139
- transanal lokale nach *Parks* 2

Faszien und Schichten im kleinen Becken des Mannes 24
- endopelvine (*siehe dort*) 24, 25, 33
- Präsakralfaszie 30
- viszerale pelvine (*siehe dort*) 25, 26
Feinkontinenzstörung (*siehe auch* Kontinenz) 59, 101
- ileozäkale Interposition, Rektumersatz 101
- Rektumersatz 59
Ferguson-Retraktor, rektumerhaltende Resektion 141

Sachverzeichnis

Fistel 56
- ileozäkale Interposition, Rektumersatz 110, 122
- Kolon-J-Pouch, Spätfistel 67
- rektovaginale, rektumerhaltende Resektion 150
»flap-valve-theory« 53
»frozen pelvis«, ileozäkale Interposition, Rektumersatz 132
Funktionsscore (Interdisziplinäre Koloproktologie, KSB), ileozäkale Interposition, Rektumersatz 102

Gefäßligatur, Höhe, Rektumkarzinom 12
- »high ligation« 12
- »low ligation« 12
GIA-Klammerapparat (GIA-60-Stapler) 31, 79, 107
- ileozäkale Interposition, Rektumersatz 107
- Ileum-J-Pouch-anale Rekonstruktion 79
GITSG (»Gastrointestinal Tumor Study Group«) 49
Grazilismuskelplastik, totale anorektale Rekonstruktion 157, 158
- elektrisch stimulierte (ESG) 157, 161

H₂O-Instillation, Ileum-J-Pouch-anale Rekonstruktion 79
Hämorrhagie, pelvine 23
Hartmann-Verfahren, ileozäkale Interposition, anorektale Resektion 131
Heald, Mesorektum 10
Historie, koloanale Rekonstruktion 7, 8
Hohenfellner, koloanale Rekonstruktion 7

Ileostoma 74
Ileostomaverschluß / Ileostomie 73, 158
ileozäkale Interposition, Rektumersatz 95 ff.
- Alter 116, 117
- Anamnese, funktionelle 111
- Anatomie 95, 96
- anorektale Funktion im Vergleich zu chirurgischen Alternativverfahren 126
- Bewertung 121
- Compliance 115, 129
- Defäkographie 104
- Evakuation 104, 112, 116, 124, 129
- Funktion
- - nach 6 Monaten 111–117
- - nach 12 Monaten 117–120
- Geschlecht 116, 117
- Indikation 121, 134
- Interposition, ileozäkale, zwischen Sigma und Anus 3
- Kasuisitik und Normkollektiv 98
- Kolontransitzeit 104, 117
- Kontinenz 118
- Lebensqualität 103, 126
- Manometrie, anale 103
- metachrones Rektumkarzinom nach anteriorer Resektion und Bestrahlung 120
- Morbidität 110
- Operationsrisiko 121
- Operationstechnik 104
- Pathophysiologie 97
- Patienten 98
- Proktometrographie 103
- Rektumersatz 132, 133
- Resektion, intersphinktäre 132
- Reservoircharakteristika 99
- Risikoanalyse 121
- Sonographie, endoanale 103
- Sphinkterleistung 127
- »staging, clinical« 98
- Statistik 99
- Strahlenproktitis 130–132
Stuhlregulation 118, 119
- Untersuchungsprotokoll 99
- Untersuchungstechnik 101
- Zäkumreservoirkonstruktion 106, 107
ileozäkales Segment 2, 97
- Isolation 97
Ileozäkalklappe 95, 97
Ileum-J-Pouch-anale Rekonstruktion 54, 71–89
- anale Rekonstruktion 54, 74
- Compliance 88, 89
- Defäkationsqualität 85, 86
- Diskrimination 86
- Dopplerkontrolle 78
- Evakuation 89
- Grunderkrankung 73
- H₂O-Instillation 79
- Hochdruckzone 88
- Ileus 83
- Indikation 89
- Inhibitionsreflex, rektoanaler 87
- Klammerapparat, GIA 79
- Kolonpropulsionseffekt 54
- Kontinenz 85
- Längengewinn 78
- Lone-Starr-Retraktor, Analkanaldarstellung 81, 82
- M. Crohn 83
- Manometrie, anorektale 82
- Morbidität 74, 83
- Operationsablauf 75–77
- Operationsverfahren, Brooke / Kock 86
- Pouchform 74
- Pouchischämie 83
- Pouchitis 83, 84
- Pouchkonstruktion 76
- - Reservoirkonstruktion 80
- Rektumresektion 76
- Reservoirkapazität 88
- Scheitelspitze 78
- Schwangerschaft 73
- Sepsis 83, 84
- Sexualität 73
- Spätkomplikationen 84
- Sphinkterleistung 87
- Stapleranastomose 81
- Stoma 85
- Stuhlfrequenz 86
- Stuhlinkontinenz 85
- Urge 86
Ileus, Ileum-J-Pouch-anale Rekonstruktion 83
Impotenz, Rektumkarzinom 11
Infekte
- ileozäkale Interposition, Rektumersatz 110, 122
- pelviner Infekt 110
- rektumerhaltende Resektion 143
Inhibitionsreflex, rektoanaler 62
- ileozäkale Interposition, Rektumersatz 103
- Ileum-J-Pouch-anale Rekonstruktion 87
Inkontinenz, ileozäkale Interposition, Rektumersatz 133
Innervation, anorektale (Sphinkter und Beckenboden) 27–29
- hypogastrische Nerven 28
- somatische pelvine Nerven 28
- Plexus hypogastricus 28
- Plexus pelvicus 28
intersphinktäre Resektion 31, 32
Irrigation, intrarektale, Rektumkarzinom 13

karzinoembryonales Antigen (CEA) 38
karzinologische Grundlagen und Grenzen der Sphinktererhaltung 9 ff.
- Rektumkarzinom, kurative Resektion, prognostische Faktoren (siehe dort) 9–14
- Rektumresektion mit Sphinktererhaltung (siehe dort) 14–19
Karzinom (siehe Rektumkarzinom)
Kauter 30
Kirwan-Kontinenzbeurteilung, ileozäkale Interposition, Rektumersatz 102
Klammeranastomosen, ileozäkale Interposition, Rektumersatz 111
- »high-anal« 111
- »low-anal« 111
Klammerapparat, GIA 31, 79, 107
Kocher
- Pouchkonstruktion 76
- Rektumresektion 7
Kock-Verfahren, Ileum-J-Pouch-anale Rekonstruktion 86
koloanale Rekonstruktion, Historie 7, 8
- Hohenfellner 7
- Kolon-J-Pouch 7
- Lazorthes 7
- Mainz-Pouch 7
- Nicholls 7
- Nissen 7
- Parks 7
Kolon-J-Pouch-anale Anastomose 7, 18, 54, 64–71, 125
- abdominale Phase 64, 65
- Anastomoseninsuffizienz 66
- Anastomosenstriktur 67
- Compliance 70
- Defäkationsqualität 67, 68
- Evakuation 68, 70, 71
- Hochdruckzone 69
- ileozäkale Interposition, Rektumersatz 125, 132
- Inhibitionsreflex, rektoanaler 69
- koloanale Rekonstruktion 7
- Kolonpropulsionseffekt 54, 71
- Kolostoma 67
- Kontinenz 67
- maximal-tolerables Volumen 70
- Morbidität 66
- Neorektum 64
- perianale Phase 65
- Proktographie 70
- Resektion 18
- Spätfistel 67
- Sphinkterruhe- und Preßdruck 69
- Spinkterleistung 69

- Stuhldrang 68
- Stuhlfrequenz 68
- Transversostoma 65
Kolonlavage 29
Kolonnekrose 57
Kolonoskopie, ileozäkale Interposition, Rektumersatz 100
Kolonpropulsionseffekt, Rektumersatz 54
- gerade kolonale bzw. rektale Rekonstruktion 54
- Ileum-J-Pouch *(siehe auch dort)* 54, 71-89
- Kolon-J-Pouch *(siehe auch dort)* 54, 64-71
Kolontransitstudie, ileozäkale Interposition, Rektumersatz 100
Kolontransitzeit, ileozäkale Interposition, Rektumersatz 99, 104
Kolostomie 58, 123
- ileozäkale Interposition, Rektumersatz 123
Kontinenz 59, 60
- Feinkontinenzstörung *(siehe auch dort)* 59, 101
- ileozäkale Interposition, Rektumersatz 118, 123, 133
- - Kontinenzscore, Mayo-Clinic 102, 113
- Ileum-J-Pouch-anale Rekonstruktion 85
- rektumerhaltende Resektion, Kontinenzleistung 150
Kontinzenzapparat / Kontinenzleistung 16, 18

Lagerung, *Lloyd-Davis*-Steinschnittlagerung 157
Laparotomie 29
Laxativa, ileozäkale Interposition, Rektumersatz 125
Lazorthes, koloanale Rekonstruktion 7
Lebensqualität 102, 103, 113, 119, 126, 161
Lebermetastasen 29
Levator 23
Lig. anococcygeum, rektumerhaltende Resektion 145
Lone-Starr-Retraktor 33
- Analkanaldarstellung 81, 82
- rektumerhaltende Resektion 141
»Low-risk«-pT1-Karzinome 2
Lymphabflußsystem 1 27
Lymphadenektomie 2, 3, 30
- erweiterte pelvine 2, 3
- Rektumchirurgie 11
- - pelvine 11
- - radiakle abdominopelvine (RLA) 11, 12
Lymphknotenbefall, rektumerhaltende Resektion 139
lymphovaskulärer Stiel
- ileozäkale Interposition, Rektumersatz 105
- Präparation 30
Lymphknotendissektion 31

Magnetresonanztomographie (MRI) 37
Mainz-Pouch, koloanale Rekonstruktion 7

Manometrie
- anale, ileozäkale Interposition, Rektumersatz 103
- anorektale 38, 82
Martinsarm, rektumerhaltende Resektion 149
Mason
- parasakraler Zugang 2
- rektumerhaltende Resektion 144
mesorektale, totale Rektumresektion 29-33
- Anästhesie 29
- intersphinktäre Resektion 31, 32
- pelvine Dissektion 31
- perioperatives Management 29
- Rektumtumoren, extraperitoneale 155
- Sigmamobilisation und Präparation des lymphovaskulären Stiels 30
- Ro-Resektion 13, 29
Mesorektum 10, 26
- *Heald* 10
Metastasen
- Lebermetastasen 29, 37
- Lymphknotenmetastasen 37
Mikrochirurgie, transanal-endoskopische, rektumerhaltende Resektion 148, 149
- *Buess* 148
Miles, Rektumresektion 7
Milzflexur, ileozäkale Interposition, Rektumersatz 95
monoklonale Antikörper 49
Monometrie, anale 18, 39
- Kontraktionsdruck 39
- Sphinkterruhe- und Preßdruck 18, 39, 61, 87, 121
Morbidität
- gerade koloanale Anastomose 58
- ileozäkale Interposition, Rektumersatz 110
- Ileum-J-Pouch-anale Rekonstruktion 74, 83
- Kolon-J-Pouch-anale Anastomose 66
- Rekonstruktion 56, 58
- - totale anorektale 157
- Rektumkarzinom 11
- Resektion 143, 147, 150
Morbus *Crohn*, Ileum-J-Pouch-anale Rekonstruktion 83
Motilität / Kolonmotilität, ileozäkale Interposition, Rektumersatz 124
Mukosektomie 73
- ileozäkale Interposition, Rektumersatz 107, 114
- Ileum-J-Pouch-anale Rekonstruktion 87
- rektumerhaltende Resektion 145
Muskeln / Musculus
- M. adductor longus 157
- M. glutaeus maximus 157
- M. gracilis 157
- M. levator 106
- M. puborectalis 106, 145
Muskeltransposition, totale anorektale Rekonstruktion 157

Naht
- Allschichtnahttechnik, rektumerhaltende Resektion 149
- Kolon-J-Pouch; Stapleranastomose 65
- - Tabaksbeutelnaht 65

- Sphinktererhaltung 17
- - Handnaht 17
- - Staplernaht 17
NCCTG (»North Central Cancer Treatment Group«) 48
Neorektum 4, 64
- ileozäkale Interposition, Rektumersatz 130, 131
Nervenversorgung 28
- hypogastrische Nerven 28
- parasympatische 96
- Plexus
  P. coeliacus 96
- - P. hypogastricus 28, 75
- - P. pelvicus 28
- somatische pelvine Nerven 28
- sympathische 96
Nicholls, koloanale Rekonstruktion 7
Nissen, koloanale Rekonstruktion 7
NSABP (»National Surgical Adjuvant Bowel and Breast Project«) 15, 48
- Rektumresektion, NSABP-Studie 15

Omentum majus, Ileum-J-Pouch-anale Rekonstruktion 73
Onkogene 1
Operationsrisiko 35
Operationssystem, endorektales für TEM 149

palliative Situation, ileozäkale Interposition, Rektumersatz 119
Papillon-Empfehlung, endokavitäre Brachytherapie 46
Parks
- koloanale Rekonstruktion 7
- transanal lokale Exzision 2, 141, 142
Pathy-Funktionsscore, ileozäkale Interposition, Rektumersatz 101, 113
Perforationen, rektumerhaltende Resektion 143
Perforationsrisiko, Radio- / Strahlentherapie 45
Perfusionskathetertechnik, ileozäkale Interposition, Rektumersatz 103
Perineum 23
Plexus
- P. coeliacus 96
- P. hypogastricus 11
- P. pelvinus 11
Polyposis coli, Ileum-J-Pouch-anale Rekonstruktion 73, 83
Por-8-Lösung, Ileum-J-Pouch-anale Rekonstruktion 81
J-Pouch
- Ileum-J-Pouch-anale Rekonstruktion *(siehe dort)* 54, 71-89
- Kolon-J-Pouch-anale Anastomose *(siehe dort)* 7, 18, 54, 64-71, 125, 132
Pouchitis, ileozäkale Interposition, Rektumersatz 130
Proktographie 70
- rektumerhaltende Resektion 150
Proktokolektomie 73, 74
- restaurative 74
- totale 73
Proktometrographie, ileozäkale Interposition, Rektumersatz 100, 103, 115
Proktoskopie, rektumerhaltende Resektion 141
Prostaglandin-E2 14

Sachverzeichnis

Quellmittel 83

Radiomarkertest, ileozäkale Interposition, Rektumersatz 100
Radiotherapie 43–47
- Anastomoseninsuffizienzrisiko 44
- endokavitäre Brachytherapie 46
- fraktioniert 43
- hyperrefraktionierte Bestrahlung 45
- intraoperativ 47
- »flap«-Technik 47
- kombinierte Radio- / Chemotherapie (*siehe* Chemo- / Radiotherapie) 46, 48, 49, 155
- postoperativ 44, 45
- präoperativ 43
- – Mehrfeldertechnik 45
- – »shrinking-field«-Technik 45
- – Spinktererhaltung 18, 19
- präoperativ vs. postoperativ 45, 46
- Ureterobstruktion 47
Rekonstruktion
- gerade koloanale 54–59
- – Anastomoseninsuffizienz 57, 59
- – Anastomosenstriktur 57
- – Flexur, linke 55
- – *Kirwan-Parks*-Klassifikation 59
- – Kolostomie 58
- – Morbidität 56, 58
- – perianale Phase 55, 56
- – – »high-anal«-Anastomose 55, 56
- – – »low-anal«-Anastomose 56
- – Rekonstruktionsmethode 53
- – Technik 54, 55
- Historie (*siehe* koloanale Rekonstruktion) 7, 8
- Ileum-J-Pouch-anale Rekonstruktion (*siehe auch dort*) 54, 71–89
- Kolon-J-Pouch-anale Anastomose 7
- rektale Rekonstruktion 61
- Rektumresektion (*siehe dort*) 2
- totale anorektale 157–161
- – Defäkationsqualität 160
- – Entleerungsprobleme 161
- – Evakuation 160
- – Grazilismuskelplastik 157–159, 161
- – Ileostomaverschluß 158
- – Implantation des Stimulators 159
- – Kontinenz 160
- – Lebensqualität 161
- – *Lloyd-Davis*-Lagerung 157
- – Morbidität 157
- – onkologische Sicherheit 159, 160
- – Physiologie, anorektale 160
- – Rezidiv 159
- – sensorische Funktion 160
- – Sphinkterinsuffizienz 159
- – Technik 157
Rektumamputation, abdominoperineale, ileozäkale Interposition, Rektumersatz 131
Rektumcuff, Ileum-J-Pouch-anale Rekonstruktion 73
rektumerhaltende Resektion (*siehe* Resektion) 139 ff.
Rektumersatz
- ileozäkale Interposition (*siehe dort*) 95 ff.
- Verfahren 53 ff.
- – Bewertung und Indikation 63
- – Compliance 62
- – Defäkationsqualität 59
- – Evakuation 63
- – Funktion des analen Sphinkters 53
- – Rektum- bzw. Kolonpropulsionseffekt 54
- – Rekonstruktion, gerale koloanale 54
- – Reservoircharakterisitka 62
- – Reservoirkapazität 53
- – Spinkterleistung 61, 62
Rektumfüllung 53
Rektumkapazität, ileozäkale Interposition, Rektumersatz 128
Rektumkarzinom
- Diagnostik 155, 156
- kombinierte Radio- / Chemotherapie 155
- kurative Resektion, prognostische Faktoren 9–14
- – Anastomosentechnik 9
- – Blasenkomplikationen, postoperative 11
- – Bluttransfusion, perioperative 13, 14
- – Gefäßligatur, Höhe 12
- – »high-grade«-Tumoren 27
- – Impotenz, postoperative 11
- – Irrigation, intrarektale 13
- – »low-risk«-Karzinome 15
- – Lymphknotenexzision, pelvine 11
- – Morbidität und Mortalität 11
- – Resektionsausmaß 10
- – Sicherheitsabstand 10
- – Tumordifferenzierungsgrad 9
- – Tumorgrading 9
- – Tumorstadium 9
- – Überlebensrate 9, 10, 12
- – zytotoxische Substanzen 9, 13
- Management 155
- metachrones, ileozäkale Interposition, Rektumersatz 120
- präoperatives Staging 35 ff.
- – bildgebende Verfahren (*siehe auch dort*) 35, 36
- – Charakterisierung, funktionelle präopeative 38, 39
- – endoskopisches Staging des Primärtumors 35
- – karzinoembryonales Antigen (CEA) 38
- – klinisches Staging 35
- – rektumerhaltende Resektion 139, 151
- – pT1-Karzinome 151
- – pT2-Karzinome 151
- Sicherheitsabstand des Rektumkarzinoms 155
- Therapie 155, 156
Rektumperforation 23
Rektumresektion
- Anatomie, chirurgische 23 ff.
- anorektale, *Hartmann*-Verfahren, ileozäkale Interposition 131
- Ausmaß 2
- Blutversorgung (*siehe dort*) 26
- Historie 7
- – *Kocher* 7
- – *Miles* 7
- ileozäkale Interposition, Resektionslinien 105
- Ileum-J-Pouch-anale Rekonstruktion 76
- Innervation, anorektale (*siehe dort*) 27–29
- intersphinktäre Resektion 31, 32
- Kolon-J-Pouch-anale Anastomose 18
- kurative Resektion, prognostische Faktoren (*siehe* Rektumkarzinom) 9–14
- intersphinktäre Resektion 31, 32
- Lymphabfluß 27
- mesorektale Rektumresektion 4, 29–33, 155
- – Anästhesie 29
- – intersphinktäre Resektion 31, 32
- – pelvine Dissektion 31
- – perioperatives Management 29
- – Sigmamobilisation und Präparation des lymphovaskulären Stiels 30
- – totale 4
- Methode 2
- Prinzipien und Technik 23 ff.
- Rekonstruktionsart 2
- rektumerhaltende, Indikation und Methoden 139 ff.
- – Adenome 139
- – Indikation 139, 140, 148
- – – lokale Exzision 139, 140
- – Insuffizienzrate 147, 148
- – Intussuszeption 151
- – Karzinome 139, 151
- – – pT1-Karzinome 151
- – – pT2-Karzinome 151
- – Komplikationsrate 150
- – Kontinenzleistung 150
- – Methoden 141
- – Mikrochirurgie, transanal-endoskopische 148
- – Morbidität 143, 147, 150
- – Naht, Allschichtnahttechnik 149
- – Operationssystem, endorektales für TEM 149
- – parasakrale trans-suprasphinktäre Resektion 144
- – postoperatives Management 147
- – Rektumsegmentresektion 147
- – Rezidivrate 143, 148, 151
- – Staging 139, 140, 148
- – Technik 141
- – transanal-lokale Exzision nach *Parks* 141, 142
- R0-Resektion 13, 29
- Sexualstörungen 23
- mit Sphinktererhaltung (*siehe auch dort*) 14, 15
- – Differenzierungsgrad 14
- – Kriterien (*siehe dort*) 16–19
- – Lokalrezidivrate 14, 15
- – »low-risk«-Karzinome 15
- – NSABP-Studie 15
- – Resektionsausmaß 14
- – Sicherheitsabstand 15
- – Sphinkterinfiltration 14
- – Überlebensrate 15
Rektumsegmentresektion 147
Rektumstumpflänge 54
Resektion (*siehe* Rektumresektion)
Reservoircharakteristika
- ileozäkale Interposition, Rektumersatz 99, 115
- Rektumersatz 62
- – Empfindungsschwelle 62
Reservoirkapazität / -leistung
- ileozäkale Interposition, Rektumersatz 128
- Ileum-J-Pouch-anale Rekonstruktion, Reservoirkonstruktion 80
- Rektumersatz 53, 63
- – maximal tolerables Volumen 63

Rezidiv, lokoregionales / Lokalrezidivrate 14, 15
RO-Resektion 13, 29

SAE 33
SAI 33
Samenblasen 106
Schallkopf 39
Schwangerschaft, Ileum-J-Pouch-anale Rekonstruktion 73
Sepsis, Ileum-J-Pouch-anale Rekonstruktion 83, 84
SER 9
Sexualstörungen 11, 23, 73
- Ileum-J-Pouch-anale Rekonstruktion 73
- Rektumkarzinom 11
- Rektumresektion 23
Sigmamobilisation und Präparation des lymphovaskulären Stiels 30
Sonographie 1, 35-37, 45, 132
- endoluminale 35-37
- endoanale, ileozäkale Interposition, Rektumersatz 132
- endorektale (EUS) 1, 45
- Genauigkeit 36
- ileozäkale Interposition, Rektumersatz 103, 105
- - endoanale 103
- - intraoperative 105
- Lebermetastasen 37
- Lymphknotenmetastasen 37
Sonomorphologie, ileozäkale Interposition, Rektumersatz 127
Sphinktererhaltung
- chirurgische, Historie 7 ff.
- karzinologischen Grundlagen und Grenzen 9 ff.
- Rektumresektion, Kriterien 16-19
- - Allgemeinzustand 16
- - Alter 16
- - anale Monometrie 18
- - Dilatation des Analkanals 17
- - intersphinktäre Resektion 16-18
- - Naht 17
- - - Handnaht 17
- - - Staplernaht 17
- - präoperative Sphinkterfunktion 16
- - - anorektale Empfindung 16
- - - Inhibitionsreflex 16
- - - Kontinenzleistung 16
- - Radiotherapie, präoperative 18, 19

Sphinkterfunktion / -leistung (Sphinkterruhe- und Preßdruck) 18, 39, 61, 69, 87, 121
- anale Manometrie 18, 39
- anale, Rektumersatz 53
- gerade koloanale Rekonstruktion 61
- Hochdruckzone 62
- ileozäkale Interposition, Rektumersatz 114, 121, 127
- Ileum-J-Pouch-anale Rekonstruktion 87
- Inhibitionsreflex, rektoanaler 62
- Kolon-J. Pouch-anale Anastomose 69
- Rektumersatz 59
- Sphinkterruhe- und Preßdruck 18, 39, 61, 69
Staging / Tumorstaging 29, 35 ff., 43
- Algorithmus 39
- *Dukes*-A-Stadien (»down-staging«) 43
- endoskopisches Staging 35
- ileozäkale Interposition, Rektumersatz 98
- präoperatives, Rektumkarzinom 35 ff.
- Resektion, rektumerhaltende 139, 140, 148
Stimulatorimplantation, totale anorektale Rekonstruktion 1509
Stoma 59, 85
- Ileum-J-Pouch-anale Rekonstruktion 85
Strahleneffekt, ileozäkale Interposition, Rektumersatz 134
Strahlenproktitis, ileozäkale Interposition, Rektumersatz 119, 130, 131
Strahlentherapie (*siehe auch* Radiotherapie) 43-46, 120
- ileozäkale Interposition, Rektumersatz 120
Strikturen 56, 111
- ileozäkale Interposition, Rektumersatz 111
Student-t-Test, ileozäkale Interposition, Rektumersatz 101
Stuhldrang, imperativer (»urgency«) 61
Stuhlfrequenz 60
- ileozäkale Interposition, Rektumersatz 112, 123
Stuhlinkontinenz, Ileum-J-Pouch-anale Rekonstruktion 85
Stuhlregulation, ileozäkale Interposition, Rektumersatz 112, 118

TNM-Klassifkation 36
transanal-endoskopische Mikrochirurgie, rektumerhaltende Resektion 148, 149
Transposition
- anale 95
- ileozäkale 95
Transversostoma 65
Treitz-Band, Pouchkonstruktion 76
Triple-Stapling-Technik, ileozäkale Interposition, Rektumersatz 106
Tumorpenetrationstiefe, rektumerhaltende Resektion 139
Tumorstaging (*siehe* Staging) 29, 35 ff., 43

Überlebensrate
- Rektumkarzinom 9, 10, 12
- Rektumresektion 15
ultrasound« (*siehe* Sonographie) 35-37
Ureterobstruktion, Radio- / Strahlentherapie 47
Urge, ileozäkale Interposition, Rektumersatz 124

Venen, präsakrale 26
Verfahren zum Rektumersatz (*siehe* Rektumersatz) 53 ff.
viszerale pelvine Faszien 25, 26
- *Ailerons* latéraux 26
- *Denonvillier*-Faszie 26
- Fascia propria 25
Vollwandexzisat, rektumerhaltende Resektion 140, 142, 145
- Technik 145, 150

Waldeyer-Faszie 25
Wisker- & *Box-*Darstellung, ileozäkale Interposition, Rektumersatz 101

Zäkum, Compliance 5
Zäkumreservoir, ileozäkale Interposition, Rektumersatz 128
Zugang, parasaktraler nach *Mason* 2
zytotoxische Substanzen, Rektumkarzinom 9, 13

Springer und Umwelt

Als internationaler wissenschaftlicher Verlag sind wir uns unserer besonderen Verpflichtung der Umwelt gegenüber bewußt und beziehen umweltorientierte Grundsätze in Unternehmensentscheidungen mit ein. Von unseren Geschäftspartnern (Druckereien, Papierfabriken, Verpackungsherstellern usw.) verlangen wir, daß sie sowohl beim Herstellungsprozess selbst als auch beim Einsatz der zur Verwendung kommenden Materialien ökologische Gesichtspunkte berücksichtigen.
Das für dieses Buch verwendete Papier ist aus chlorfrei bzw. chlorarm hergestelltem Zellstoff gefertigt und im pH-Wert neutral.

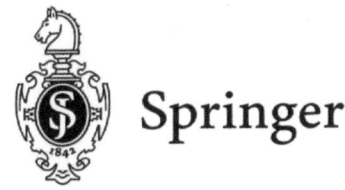

If you have any concerns about our products,
you can contact us on
ProductSafety@springernature.com

In case Publisher is established outside the EU,
the EU authorized representative is:
Springer Nature Customer Service Center GmbH
Europaplatz 3, 69115 Heidelberg, Germany

Printed by Libri Plureos GmbH
in Hamburg, Germany